中医护理
理论与实践精编

主 编 蒋运兰 王 芳

人民卫生出版社
·北 京·

图书在版编目（CIP）数据

中医护理理论与实践精编／蒋运兰，王芳主编. —
北京：人民卫生出版社，2021.12
ISBN 978-7-117-32137-2

Ⅰ．①中… Ⅱ．①蒋… ②王… Ⅲ．①中医学–护理
学–研究 Ⅳ．①R248

中国版本图书馆 CIP 数据核字（2021）第 194816 号

人卫智网	www.ipmph.com	医学教育、学术、考试、健康，购书智慧智能综合服务平台
人卫官网	www.pmph.com	人卫官方资讯发布平台

中医护理理论与实践精编
Zhongyi Huli Lilun yu Shijian Jingbian

主　　编：蒋运兰　王　芳
出版发行：人民卫生出版社（中继线 010-59780011）
地　　址：北京市朝阳区潘家园南里 19 号
邮　　编：100021
E - mail： pmph @ pmph.com
购书热线：010-59787592　010-59787584　010-65264830
印　　刷：北京铭成印刷有限公司
经　　销：新华书店
开　　本：710×1000　1/16　印张：26
字　　数：480 千字
版　　次：2021 年 12 月第 1 版
印　　次：2022 年 1 月第 1 次印刷
标准书号：ISBN 978-7-117-32137-2
定　　价：72.00 元

打击盗版举报电话：**010-59787491　E-mail：WQ @ pmph.com**
质量问题联系电话：**010-59787234　E-mail：zhiliang @ pmph.com**

编委会

主　编　蒋运兰　王　芳

副主编　云　洁　楚　鑫　刘晓春　孙　姝　肖国锦

编　者（按姓氏笔画排序）

丁若兰　王　芳　王会芳　云　洁　石　镜　史兰辉
包尚懿　孙　姝　安雪梅　刘　娟　刘　婧　刘芮寒
刘晓春　李健琼　杨　梅　杨　慧　吴伦卉　肖国锦
陈凤鸣　陈文英　陈思宇　张　韵　范润平　罗莎莎
岳　燕　侯丽明　蒋　慧　蒋运兰　税毅冬　楚　鑫
廖　昕

前　言

中医护理是在中医理论体系指导下,运用整体观念的理念、辨证施护的方法、传统的护理技术,指导临床护理、预防、保健、康复、养生的一门学科。由于中医护理在理论及方法上的独特优势,护理效果显著且突出,中医护理学的发展越来越受到关注和重视。《全国护理事业发展规划(2016—2020 年)》《关于加强中医护理工作的意见》《中医药发展"十三五"规划》均明确提出要大力发展中医护理。加强中医护理人才培养,不断提高中医护理水平,充分发挥中医护理特色、优势,进而推进中医护理全面、长足的发展。

本书围绕护士培训过程中教与学的这一环节,严格遵循中医护理教学特点与需求,从中医护理学基础、中医护理技术操作、中医护理管理等方面进行系统讲解,旨在提高护理人员专业理论水平及临床操作技能,可作为护理人员系统学习中医药知识和中医护理技能的参考书。我们真诚地希望本书对从事中医护理工作的同仁有所裨益,对促进中医护理水平的发展起到积极作用。

书稿的编写出版是相互学习和提高的过程,如有不当之处,敬请护理同仁指正,以便进一步修订、完善。

编　者
2021 年 12 月

目 录

理 论 篇

实　践　篇

理　论　篇

第一章 绪 论

中医学有着数千年的历史，是中华民族在长期的生产与生活实践中认识生命、维护健康、战胜疾病的宝贵经验总结，是我国民族文化遗产的一个重要组成部分。中医学在长期的医疗实践中积累了丰富的防治疾病的经验，具有独特的理论体系、丰富的临床经验和科学的思维方法，是以自然科学为主体、与人文社会科学等多学科知识相交融的医学科学。

中医学传播到世界各地，对当地民族医学的诞生和发展产生了极为重要的促进作用，因而在世界传统医学中占有非常重要的地位。中医学的某些理论和认识，正在影响着现代医学的发展。

第一节 中医学发展概况

中国医药学有着非常悠久的历史。早在两千多年前，商代的甲骨文中就有关于疾病和医药卫生的记载，周代已有食医（营养医）、疾医（内科）、疡医（外科）和兽医的分科，并开始进行除虫、灭鼠、改善环境卫生等防病活动。

战国至两汉时期，中医学理论体系已经形成。中医学理论体系是以整体观念为主导思想，以精气、阴阳、五行学说为哲学思想和思维方法，以脏腑经络及精、气、血、津液为生理病理学基础，以辨证论治为诊治特点的独特的医学理论体系。

一、中医学理论体系的形成与发展

（一）战国至两汉时期

战国至两汉时期，《黄帝内经》（简称《内经》）《难经》《伤寒杂病论》《神农本草经》等医学专著的成书，标志着中医学理论体系的初步形成。

1.《黄帝内经》 一般认为成书于春秋战国时代，包括《素问》和《灵枢》两部分。书中系统论述了人体的结构、生理、病理以及疾病的诊断和防治等，为中医学理论体系的确立奠定了基础，对中医学理论与实践方面的继续发展也产生了巨大的影响。其内容包括藏象、经络、病因、病机、诊法、辨证、治则、针灸和汤液治疗等。在阐述医学理论的同时，还对当时哲学领域的一系列重大问题，诸如阴阳、五行、精气、天人相应、形神关系等，进行了深入的探讨。《内经》对人体骨骼和血管的长度，内脏器官的大小和容量等记载，基本是符合实际情况的。如书中所述食管和肠的比例为1∶35，现代的比例是1∶37，二者十分相近。书中还提出了血液循环的概念，认为"心主血脉"，血液在脉管内"流行不止，环周不休"，这些认识在当时都处于世界领先地位。

2.《伤寒杂病论》 为东汉末年张仲景所著。该书问世不久，因战乱离散散佚，后经王叔和搜集整理成现今的《伤寒论》与《金匮要略》。前者以六经辨伤寒，后者以脏腑论杂病。二者为中医辨证论治建立了较为系统的理论体系，成为历代医家辨证论治的楷模。

3.《神农本草经》 为我国现存最早的药物学专著。书中载药365种，并根据毒性的大小将药物分为上、中、下三品，又将药物分为寒、凉、温、热四性和酸、苦、甘、辛、咸五味。书中还明确提出了"疗寒以热药，疗热以寒药"的用药原则，为后世中药学的理论体系奠定了基础。

（二）魏晋隋唐时期

自魏、晋、南北朝、隋唐至五代，前后七百余年，在这一阶段，医学理论与技术随着当时经济和文化的发展而有新的提高，出现了众多名医名著，推动了中医学理论体系的发展。

晋代王叔和编撰的《脉经》，是我国第一部脉学专著。该书首次从基础理论到临床实践对脉学进行了全面系统地论述，是脉学研究的最高成就。

皇甫谧编撰的《针灸甲乙经》，是我国现存最早的针灸学专著。该书集魏晋以前针灸、经络理论之大成，对后世针灸的发展贡献很大。

隋代巢元方编撰的《诸病源候论》，是我国第一部病因病机证候学专著，对1 729种病候的病因、病机、症状、诊断进行了详尽地论述。

唐代孙思邈编撰的《备急千金要方》和《千金翼方》可称为我国第一部医学百科全书。两书详述了唐以前的医学理论、方剂、诊法、治法、食养方法等，代表了盛唐的医学发展水平。他提出"大医精诚"的医德要求，开创了中国医学伦理学之先河。

（三）宋金元时期

宋金元时期是我国科学技术发展较快和成果较多的时期。医学发展迅速且流派纷呈，建树较多，对后世医学的发展影响很大。

1. 宋代陈无择的《三因极一病证方论》，将中医病因归纳为外因、内因、不内外因三大类，提出了著名的"三因学说"。这是对宋代以前病因理论的总结，对其后病因学的发展影响极为深远。

2."金元四大家"——刘完素(河间)、张从正(子和)、李杲(东垣)、朱震亨(丹溪)等人对中医学理论的发展作出了重要贡献。刘河间倡导火热论,主张"六气皆能化火"说,在治疗中力主寒凉清热,后人称其为"寒凉派"。张子和则认为"病由邪生,攻邪已病",弘扬"汗、吐、下"三法,而成"攻邪派"之代表。朱丹溪在"相火论"的基础上力倡"阳常有余,阴常不足"之说,治疗上倡导"滋阴降火",后人称之为"滋阴派"。李东垣强调"百病皆由脾胃衰而生",善用温补脾胃之法,后人称其为"补土派"。金元四大家之论,各有创见,从不同角度丰富和发展了中医学理论。

(四)明清时期

明清时期,是中医学理论的综合汇通和升华发展阶段,既有许多新的发明和创见,又有对医学理论和经验的综合整理,编撰了大量的医学全书、丛书和类书。

明清时期,温病肆虐,促进了温病学的发展。温病学说的形成和发展,是对中医学理论的创新与突破。其中明代的吴有性及清代的叶桂、薛雪、吴瑭等都做了卓越的贡献。

清代王清任著《医林改错》,改正了古医籍中在人体解剖方面的某些错误,发展了瘀血理论,创立了多个治疗瘀血病证的有效方剂,对中医学气血理论的发展做出了一定贡献。

(五)近代与现代

随着社会制度的变更和西方科技文化的传入,中医学理论的发展呈现出新旧并存的趋势。一是传承、收集和整理前人的学术成果之路,二是出现了中西汇通和中医学理论科学化的思潮。新中国成立后,国家大力提倡中西医结合,继而倡导以现代多学科方法研究中医,这使中医的理论体系得到很快的发展。科学技术的日新月异,也给传统的中医学带来了更多的机遇和挑战。

二、中医护理学发展概况

(一)发展历史

几千年来,中医治病,医、药、护不分,所以中医护理始终未能形成独立专业。但作为一种存在形式,有关护理方面的记述散见于浩瀚的历代中医文献之中。在中医临床中,护理的职责一般由医者、医者的助手及患者的家属所分担,呈现出医中有护,医护结合的特征。

中医历来主张"三分治,七分养",养即护理。诸如将护、调护、调理、调摄、抚养、侍候等具有护理含义的词汇散见于大量的中医文献之中。如《礼记》记载:"炮生为熟,令人无腹疾",为食物的消毒灭菌提供了资料。战国初期成书的《五十二病方》,作为我国现存最早的古医书,已有了对伤口冲洗和消毒的记载。

秦汉时期,《黄帝内经》《伤寒杂病论》《神农本草经》等医药典籍提出了许多具有护理含义的原则规范。如《黄帝内经》提出的"人与天地相应也""四时阴阳者,万物之根本也,所以圣人春夏养阳,秋冬养阴,以从其根"等思想,至今对生活起居护理有重要的指导意义。"肾病毋多食咸""热病少愈,食肉则复,多食则遗",则为饮食护理提供了依据。"怒伤肝,喜伤心,忧伤肺,悲伤脾,恐伤肾""告之以其败,语之以其善,导之以其所便,开之以其所苦",说明了情志过激可影响内脏并可引发各种疾病,而重视心理护理对患者的康复起着很重要的作用。《伤寒杂病论》在形成中医辨证论治理论体系时,也为中医护理的辨证施护开创了先河。其中汗、吐、下、和、温、清、消、补八法不仅是医疗,也是护理的重要原则,如所载服桂枝汤后,"服已须臾,啜热稀粥一升余,以助药力""凡服汤发汗,中病即止,不必尽剂也"。

唐宋时期,"葱管导尿术"的出现标志着护理技术渐臻成熟,这一方法比1860年法国人发明的橡皮管导尿术要早1200年。《备急千金要方》对消渴病的护理提出"所慎者有三:一饮酒,二房事,三咸食及面"的主张,强调了饮食护理对消渴病的重要性。许多著作还对临床各科的多种疾病提出了特殊调护方法。

明清时期,随着对医药认知程度的深入,中医学对疾病护理重要性的认识亦逐步加深。如明代王肯堂《证治准绳·疡医》有专门一节"将护",陈实功《外科正宗》有"调理须知"一节,清代袁开昌《养生三要》有"病家须知"等,这些论述都充分体现了中医辨证施护的传统特色。汪绮石的《理虚元鉴》对虚劳证调护方法多有发挥,吴师机的《理瀹骈文》则集其以前中药外治法的应用护理之大成。而叶天士、吴鞠通等温病大家开创了温病护理的新局面。叶氏于《温热论》中提出对温病孕妇以"井底泥或蓝布浸冷盖腹上"的护理措施。吴氏于《温病条辨》中指出"阳明温病,下后热退,不可即食,食则必复",以昭示饮食调摄在温病治疗中的作用。其以"雪梨浆"治温病口渴更是饮食疗法在护理学应用的例证。《中医古籍珍本集成》所载《学海类编》收录的《修龄要旨》"起居调摄"中提出的"养生十六宜",即"面宜多擦,发宜多梳,目宜常运,耳宜常凝,齿宜常叩,口宜常闭,津宜常咽,气宜常提,心宜常静,神宜常存,背宜常暖,腹宜常摩,胸宜常护,囊宜常裹,言语宜常缄默,皮肤宜常干沐。"可谓养生术的经验之谈,至今对护理和养生有着重要的指导意义。

中医护理学的发展与现代护理学的发展历程相似。在护理学尚未成为一门独立的学科以前,护理学和医学原本是"混沌"一体的。所不同的是现代护理学成为一门独立的学科始于19世纪中叶,而中医护理学在医学中具有独立地位则始于20世纪50年代以后。新中国成立以后,全国大力开展对中医药学的继承发扬和研究工作,为中医护理学的发展和提高创造了良好的条件。随着中西医结合的发展,中医及中西医结合护理领域积累了许多经验。如在基础护理方面,重视中医的生活起居、饮食、情志护理;将辨证施护的理论和方法应用于临床各科护理;在护理中应用针灸、推拿、拔火罐、刮痧、气功等简便而有效的中医传统疗法;外敷中药预防并消除肌注硬结和静脉炎等。

(二) 现代中医护理发展现状及趋势

1. 中医护理起步阶段 1956 年,南京中医学院附属卫校率先在全国开设了中医护理专业;1958 年,中国第一部中医护理专著《中医护病学》问世,供中医护士学校教学所用;经两年护理教学实践,又积累了许多新经验,编者对该书进行了补充,并于 1960 年撰写了《中医护理学概要》,为中医护理学成为一门独立的学科奠定了基础。

2. 中医护理发展阶段

(1)人才队伍培养:1979 年,南京中医学院附属医院卫校在全国率先恢复了中医护理班的招生;至 1990 年,全国已有 7 所中医护士学校,培养了 1 531 名中医护士;至 2000 年,已有 11 所高等中医院校开设了中医高等护理专业,2007 年全国已有 22 所高等中医院校招收护理本科学生;2003 年南京中医药大学率先开始招收中西医结合护理学硕士研究生;2009 年开始招收中西医结合护理博士研究生,突出中医护理特色,培养中西医结合高等护理人才。

(2)学术交流、科研、专著:1984 年 6 月在南京第一次召开了全国中医、中西医结合护理学术交流会,收到学术论文 517 篇,内容包括临床各科护理、基础护理、病房管理、护理科研、中医传统技术的临床应用、中医护理理论探讨及建设性意见等,会上还成立了中华护理学会中医、中西医护理学术委员会。从此,中医护理学正式成为一门独立的学科。1985 年,卫生部中医司下发了《中医护理常规和技术操作规程》,对中医护理工作提出了初步的规范和要求,实行了中医护理查房制度和中医护理病历书写规范。

(3)"十二五"期间,《中国护理事业发展规划纲要》中明确提出"大力发展中医护理",其目标和任务是:提高中医护理水平,发挥中医护理特色和优势,注重中医药技术在护理工作中的应用,突出中医整体观和辨证施护。中医护理在临床护理、古代文献整理、传统护理技术的规范化研究、护理质量标准体系的研究和建立、食疗应用、疼痛的情志护理、疮疡中药调护、社区慢病管理及运动养生等方面均取得了一定的成果,并逐渐形成养生康复、中医食疗、社区慢病管理等不同发展方向。

3. 中医临床护理面临的机遇和挑战

(1)2009 年国家中医药管理局第一次将"中医护理学"列为重点学科建设项目;2010 年在中医医院管理年活动方案中专门印发了《中医医院中医护理

工作指南》，明确提出：西医院校毕业的护理人员系统学习中医理论比例≥95％，每个中医医院开展中医护理操作至少8项（艾灸、拔火罐、刮痧、熏洗法、药熨法、穴位贴敷、穴位按摩、耳穴埋豆），每个护理单元开展中医护理操作不少于2项，2013年对每个护理单元的操作要求上升为4项。

（2）2011年国家中医药管理局在"十二五"重点专科建设项目中将中医护理列入重点专科建设项目，为临床重点专科专病中医护理规范化研究提出了要求，为中医临床护理的发展指明了方向。

（3）2012年世界中医药学会联合会护理专业委员会成立，为中医护理搭建了国际交流平台，为中医护理走向国际提供了契机，将有力地推动中医临床护理学科的发展，也是中医护理未来的发展方向。

第二节　中医护理的基本特点

中医护理的基本特点有两个：一是整体观念，二是辨证施护。

一、整体观念

整体观念是中医学关于人体自身的完整性及人与自然、社会环境的统一性的认识。整体观念认为，人体是一个由多层次结构构成的有机整体。脏腑、器官、经络、肌肉、皮毛、筋脉、四肢百骸、气血津液等，在结构上不可分割，功能上相互协调、相互为用，病理上相互影响。人生活在自然和社会环境中，人体的生理功能和病理变化，必然受到自然环境、社会条件的影响。人类在适应和改造自然、与社会环境的斗争中维持着机体的生命活动。所以中医的整体观念，主要体现在人体自身的整体性、人与自然和社会环境的统一性两个方面。

（一）人体是一个有机的整体

整体观念认为，人是一个以五脏为中心，通过经络把各脏腑、组织、器官联系在一起的有机整体。如心与小肠相表里，主血脉和神志，其体合脉，其华在面，开窍于舌。心主血脉功能正常，则神清气爽，面色红润光泽，脉搏和缓有力。如脾与胃相表里，主运化和肌肉、四肢，其在体合肉，其华在唇，开窍于口。再如脾之运化功能正常，则能为化生精、气、血等提供充足的养料，脏腑、经络、四肢百骸以及筋肉皮毛等组织就能得到充足的营养而发挥正常的生理活动。五脏又分别与喜、怒、忧、思、恐等情志活动有关，各种不同的情志活动可以对不同的脏腑产生一定影响。在护理上，可以通过各脏腑与器官、肌肉、皮毛、筋脉、四肢百骸之间的关系，观察病情变化，找出所属脏腑之间的关系，有的放矢地进行护理。通过情志护理，可以调畅脏腑气机，发挥各自的生理功能。

这种整体性也同时表现在病理方面，人体是一个内外紧密联系的整体，因而,内脏有病,可反映于相应的形体官窍,即所谓"有诸内,必形诸外"。如肝(阴)血不足,则会导致两目干涩、视物不清,因"肝开窍于目";心火上炎,可出现口舌生疮或糜烂,因"心开窍于舌"。脏腑之间在病理上也相互影响,如肝的疏泄功能失常,不仅会出现本脏的病变,而且会影响到脾胃的功能,出现脘腹胀满、不思饮食、腹痛腹泻等症。五脏之中,一脏有病,可影响到他脏。因此护理患者时不能孤立地只看局部病症,单纯地进行对症处理,而要根据脏腑与组织器官之间的关系全面整体地护理患者,如通过清心泻火缓解口舌糜烂,通过疏肝理气来健脾和胃等。

(二) 人与外界环境的统一性

1. 人与自然环境的统一性　中医历来十分重视人和自然环境的联系,对季节、昼夜、地理环境等对人体的影响论述尤多。如《灵枢·邪客》中说:"人与天地相应也。"自然界的任何变化,如时令的交替、气象的变迁、地理环境和生活环境的改变等,均可使人体产生一定的生理和病理反应。人体为适应自然界的变化,在生理上必须做出适应性的调节。如一年间气候变化的规律是春温、夏热、秋凉、冬寒。在夏热之时,人体以出汗散热来适应,而天气寒冷时,人体为了保温,腠理就密闭而少汗。所以在护理上应注意:夏天人体腠理开泄,解表不可发汗太过,而冬令季节则要保暖。

昼夜的变化,对疾病也有一定的影响。由于阳气在白昼偏盛且趋于表,夜间偏衰而趋于里,故疾病在一日内也就呈现"旦慧、昼安、夕加、夜甚"的规律,为护理及加强夜间病情观察提供了依据。

地理环境是人类生存环境的要素之一。地域气候的差异,地理环境和生活习惯的不同,在一定程度上也影响着人体的生理活动和脏腑功能。如江南地区地势低平,气候温暖而湿润,人体的腠理多疏松;西北地区地势高而多山,气候寒冷干燥,人体的腠理多致密。故东南应慎用辛热之品,西北应少用寒凉之药。在起居护理方面则要注意使居住环境保持一定的温度和湿度。

2. 人与社会环境的统一性　人生活在纷纭复杂的社会环境中,其生命活动必然受到社会环境的影响。人与社会环境是统一的,相互联系的。一般说来,良好的社会环境和融洽的人际关系,可使人精神振奋,勇于进取,有利于身心健康;不利的社会环境,可使人精神压抑或紧张恐惧,危害身心健康。所以在护理工作中,不但要做好患者本身的护理,而且要注意家庭、社区、社会等给患者造成的影响并给予相应的指导。

(三) 整体护理与整体观念

整体护理是一种护理行为的指导思想或称护理理念,是以人为中心,以现代护理观为指导,以护理程序为框架,对护理服务的对象实施包括生理、心理、社会、文化、精神等各方面的护理。

整体观念首先将人体看成一个以五脏为中心,通过经络把六腑、五体、五官、九窍、四肢百骸等全身组织器官联系成的有机整体,同时还高度强调人与自然和社会的统一性。健康教育作为整体护理的一个重要特征,始终贯彻着预防为主的思想,力求做到"防治结合,以防为重",而中医学早就提出了"不治已病治未病"的思想,强调"未病先防,既病防变"。这都是对现代整体护理所强调"人是生理的、心理的、社会的、文化的、精神的统一体"的补充与完善。所以护理学以人为中心的整体护理的概念与传统中医学的整体观念是完全相通的。了解中医学的整体观念对于学习整体护理的概念和在临床中更好地对患者进行整体护理有着十分重要的意义。

"整体护理"理念起源于中国。早在几千年前,中医学就提出整体观念和辨证施护的理念。但中医护理虽然起源早,却发展缓慢,未形成自己独立的理论体系,因而整体护理的理念在护理界未能被普遍接受。这就要求我们护理人员在开展整体护理的过程中,不要照搬国外的经验和模式,而应立足于本国,在传承中医学的基础上继续开拓创新,将中西医护理理念融会贯通,实施具有中医特色的整体护理。

二、辨证施护

辨证论治是中医诊断和治疗疾病的基本原则,是中医学的一个重要基本特点。按照辨证论治的原则去护理患者,称为辨证施护,是中医护理学的基本特点之一。

证,又称证候,它既不是症状,也不是病名,而是中医学特有的诊断学概念,是疾病过程中某一阶段或某一类型的病理概括。如风寒感冒、肝阳上亢、心血亏虚、心脉瘀阻等,都属证候的概念。

辨证施护分为辨证和施护两部分。所谓辨证,就是将四诊所收集的有关疾病的各种现象和体征等加以分析、综合、概括,诊断为某种性质的证候。施护即是根据辨证的结果,遵循辨证的理论确定相应的护理措施。辨证是施护的前提和依据,施护则是护理疾病的方法,同时也是检验辨证是否正确的手段。辨证施护的过程,就是认识和护理疾病的过程。只有力求辨证准确,才能有效地实施护理。辨证和施护在诊断和护理疾病过程中,既相互联系而又相互依赖,是理论和实践相结合的体现,是中医护理工作的基本法则。

辨证施护强调根据不同的证候给予相应的护理。如寒证患者要注意防寒保暖,饮食药物均宜偏热服,可给予助阳散寒食品,忌食生冷瓜果,局部可给予热敷、艾灸、拔火罐等;热证患者起居要通风凉爽,饮食宜清淡易消化,可给予水果、绿豆汤等清热生津之品,应做好降温护理,忌艾灸、拔火罐、热敷等。

辨证施护既不同于"对症护理",也不同于"辨病护理"。其主要特点是能辩证地看待病和证的关系,既可看到一种病包括几种不同的证,又可看到不同的病在发展过程中可以属于同一种证,从而能对各种疾病采取灵活的护理方法。

对同一疾病,根据其病程各个时期所表现出的不同的证候给予不同的护理,称为"同病异护";对不同的病,由于其病机相同而出现了相同的证候,则采取同一种护理方法,称为"异病同护"。中医最终决定治疗和护理原则的主要依据是证候。

除此之外,中医还很重视个体差异和自然环境对人体的影响,强调疾病的诊治和护理要因时、因地、因人而异,从而决定了辨证施护是一种动态的体系。这种对疾病发展过程中不同质的矛盾采用不同的方法去解决的原则,是辨证施护的实质,是中医护理的精髓。

第二章 中医基础理论

中医基础理论,是中医学的基本概念、基本知识、基本原理和基本规律的理论体系。其内容主要包含阴阳五行学说、精气血津液神、藏象学说、体质、病因病机、防治原则等。

第一节 阴阳五行学说

一、阴阳学说

阴阳,是中国古代的一对重要哲学范畴。阴阳学说是研究自然界事物的运动规律,并用以解释宇宙间事物的发生发展变化的一种古代哲学理论;是中国古代朴素的对立统一论,是人们借以认识世界和解释世界的一种世界观和方法论。

阴阳,是对自然界相互关联的某些事物和现象对立双方属性的概括,它既可以代表两个相互对立的事物,也可以代表同一事物内部存在的相互对立的两个方面。阴阳最初的含义甚为朴素,是指日光的向背而言,即向日光者为阳,背日光者为阴。向阳的地方光明、温暖;背阳的地方黑暗、寒冷,于是古人即以光明、黑暗、温暖、寒冷分阴阳,经过漫长的历程,其含义被渐次引申。

阴阳学说认为:世界本身是阴阳对立统一的结果。宇宙间一切事物都包含着阴阳相互对立的两个方面,如白昼和黑夜,晴天与阴天,炎热和寒冷等。由于阴阳的变化构成了一切事物,并推动着事物的发生发展。故《素问·阴阳应象大论》说:"阴阳者,天地之道也,万物之纲纪,变化之父母,生杀之本始,神明之府也。"

阴阳是对自然界一切事物对立统一双方的概括,它并不局限于某一特定的事物。具体事物和现象的阴阳属性见表2-1。

表 2-1　事物阴阳属性归纳表

属性	空间	时间	温度	湿度	季节	重量	性状	亮度	事物的运动状态
阳	上 外 左 南 天	白天	湿热	干燥	春夏	轻	清	光亮	上升 运动 兴奋 亢进
阴	下 内 右 北 地	黑夜	寒凉	湿润	秋冬	重	浊	晦暗	下降 静止 抑制 衰退

事物的阴阳属性不是绝对的,而是相对的。其相对性包括两方面的内容:一方面表现在一定条件下,阴阳之间可以相互转化,即阴可以转化为阳,阳也可以转化为阴;另一方面则体现了事物的无限可分性,即阴阳之中还可以再分阴阳。故《素问·阴阳离合论》说:"阴阳者,数之可十、推之可百,数之可千、推之可万,万之大,不可胜数,然其要一也。"

(一) 阴阳学说的基本内容

阴阳学说的基本内容,主要包括相互间密切联系着的四个方面:阴阳的对立制约,阴阳的互根互用,阴阳的消长平衡,阴阳的相互转化。阴阳之间,既相互对立,又相互依存、促进,这是中医学中阴阳之间最基本的关系。而阴阳的相互消长与互相转化,是阴阳的基本运动形式。在阴阳对立、互根、消长、转化的过程中,不断发生由量的变化到质的变化,从而推动事物的向前发展,维持着阴阳之间的相对协调与平衡。

1. 阴阳的对立制约　指自然界的一切相关事物和现象,都存在着相互斗争和相互抑制的两个方面。

阴阳对立制约的观点,一方面是指自然界的一切事物或现象在特定的条件下,都存在截然相反的两种属性,其属性双方是相互对立的、相互排斥的。如上与下、动与静、升与降、出与入、昼与夜、明与暗,以及寒与热、水与火等,这是自然界普遍存在的阴阳对立的特性。另一方面是指在属性相互对立的基础上,阴阳之间的相互制约。如夏季本应炎热,但夏至以后,阴气却渐次而生,用以制约炎热的阳;冬季本应严寒,但冬至以后则阳气渐复,用于制约严寒的阴。相互对立着的双方,一方总是通过斗争对另一方起制约作用。在人体的正常生理状态下,阴阳两个对立面,不是平静和互不相关地共处于一个统一体中,而是在相互排斥、相互斗争的过程中完成着人生的生长壮老的变化。

2. 阴阳的互根互用　即阴阳双方互为存在的条件。阴阳的互根互用是指相互对立的事物或现象之间,始终存在着相互依存和相互为用的关系。

阴阳互根互用的观点,即阴或阳的任何一方都不能脱离对方单独存在。如上为阳,下为阴,没有上也就无所谓下,没有下也就无所谓上。所以说,阳依存于阴,阴依存于阳,每一方都以其相对的另一方的存在为自己存在的条件。

对人体而言,亦存在这种阴阳互根互用的关系。《医贯砭·阴阳论》指出:"阴阳又各互为其根,阳根于阴,阴根于阳;无阳则阴无以生,无阴则阳无以化。""阳统阴而基于阴"(《医原》),这是人体生命活动的必然条件。就气血而言,气为阳,血为阴,气能生血,血能养气,二者缺一不可。如果阴阳双方失去了互为存在的条件,互根互用关系遭到破坏,即出现"孤阴不生,独阳不长",甚至出现"阴阳离决,精气乃绝"的情况,生化和滋长消失了,人的生命也就停止,这就是阴阳互根互用的道理。

3. 阴阳的消长平衡　阴阳的消长,是指阴阳的运动形式,或者说量的变化。消长平衡是指阴阳双方的数量、比例总是处于不断消减与增长的变化之中。此长彼消、此消彼长、此长彼亦长、此消彼亦消。阴阳消长变化维持在一定范围内,是阴阳处在相对的动态平衡中,实质上是阴阳双方和谐有序的状态,称为阴阳平衡、阴平阳秘,在人体则表现为生命活动的正常状态。如果阴阳消长变化超过一定范围,阴阳平衡遭到破坏,称为阴阳失调、阴阳失衡。

以人体的生理功能而言,各种功能活动(阳)与营养物质(阴)之间,也不断处于阳长阴消和阴长阳消的运动变化之中。如果这种消长过程超过一定的限度,不能保持相对的平衡,就会出现阴阳的偏盛偏衰,在人体则呈现"阴盛则阳病"或"阳盛则阴病"的病理状态。

4. 阴阳的相互转化　指对立双方在一定条件下,可以各自向其相反的方向转化,即阴转化为阳,阳转化为阴。如果说阴阳消长是一个量变的过程,则阴阳转化是在量变的基础上的一个质变的过程。

《素问·阴阳应象大论》说"重阴必阳,重阳必阴""寒极生热,热极生寒"。如自然界的气候,属阳的夏天可以转化为属阴的冬天,属阴的冬天可以转化为属阳的夏天;人体的病证,属阳的热证可以转化为属阴的寒证,属阴的寒证可以转化为属阳的热证。在疾病的发展过程中,也不乏由实转虚、由虚转实、由表入里、由里入表等阴阳转化的例子。

(二) 阴阳学说在中医护理学中的应用

1. 说明人体的组织结构　人体是一个有机的整体,它的组织结构既是有机联系的,又可以划分为相互独立的阴阳两部分。人体脏腑组织结构的阴阳属性,就部位而言,上部为阳,下部为阴;体表为阳,体内属阴;背为阳,腹为阴;四肢外侧为阳,内侧为阴。以脏腑来说,六腑属阳,五脏属阴。五脏之中,上部的心肺属阳,下部的肝肾属阴。具体到每一脏腑,则又有阴阳之分,如心有心阴、心阳,肾有肾阴、肾阳等。所以,《素问·宝命全形论》说"人生有形,不离阴阳"。

2. 解释人体的生理功能　人体各部的生理功能以及整个生命活动的正常运行,都是阴阳双方保持着对立统一的协调关系的结果,如属于阳的功能活动和属于阴的物质基础之间的关系就是这种对立统一的协调关系的体现。人体的生理活动是以物质为基础的,没有物质就无以产生生理功能,而生理活动的结果,又不断促进着物质的新陈代谢。人体功能与物质的关系,也就是阴阳相互依存、相互消长的关系,如果阴阳不能相互为用而分离,人的生命活动也就终止了。正如《素问·生气通天论》所说:"阴平阳秘,精神乃治;阴阳离决,精气乃绝。"

3. **解释人体的病理变化** 疾病的发生是正邪相争,阴阳失去相对平衡,出现偏盛偏衰的结果。病邪有阴邪、阳邪之分,正气包括阴精和阳气两个部分。病邪侵入人体,可出现阴阳偏盛的病理变化,阳邪致病,可以使阳偏盛而阴伤,从而出现热证;阴邪致病,则使阴偏盛而阳伤,从而出现寒证,即所谓"阳胜则阴病,阴盛则阳病"。人体的正气不足,就会出现阴阳偏衰的病理变化,阳气虚不能制阴则出现寒证,阴液亏虚不能制阳则出现虚热证,即所谓"阳虚则寒,阴虚则热"。若机体阴阳双方虚损到一定的程度,常可致对方的不足,而出现阴损及阳或阳损及阴的病理变化,最终引起阴阳两虚。

4. **指导疾病的诊断** 由于疾病的发生、发展的根本原因是阴阳失调,所以尽管疾病的临床表现错综复杂,但都可以用阴证或阳证加以概括。正确的诊断首先要分清阴阳,才能执简驭繁,抓住本质。

5. **确立疾病的治疗和护理原则** 由于阴阳的偏盛、偏衰是疾病发生、发展的根本原则,因此,调整阴阳、补其不足、泻其有余、恢复阴阳的相对平衡就是治疗和护理的基本原则。如寒证用温热药、热证用寒凉药、虚证用滋补药、实证用攻下药等治疗原则和所采用的护理措施,都是在调整阴阳这一基本原则指导下确立的。

6. **指导养生防病** 人生活在自然界中,与自然界环境息息相关,外界环境中的阴阳消长势必影响人体阴阳的变化。要保持体内阴阳协调,必须适应自然界的阴阳变化规律,春夏季节要保养阳气,秋冬季节需固护阴精,并采取相应的护理措施,维持体内外环境的统一,达到养生防病保健的目的。

二、五行学说

五行学说属古代哲学范畴,是以木、火、土、金、水五种物质的特性及其运动变化规律来认识世界、解释世界和探求宇宙规律的一种世界观和方法论。

五行学说认为宇宙间的一切事物,都是由木、火、土、金、水五种物质所构成,事物的发展变化,都是这五种物质不断运动和相互作用的结果。中医学的五行学说,是以五行的生克乘侮规律来解释人体的生理、病理及其外在环境的相互联系,从而指导临床诊断和治疗。

(一) 五行的基本概念

五行,"五"是指木、火、土、金、水五种物质。"行"即运动变化。五行就是指木、火、土、金、水五种物质的运动变化。

古人根据五行的抽象特性,运用取象比类和推演络绎法,将自然界各种事物和现象归纳于五行之中,并用五行之间生、克、制、化理论来阐释各种事物和现象发生、发展、变化的规律。

(二) 五行学说的基本内容

1. 木 古人称"木曰曲直"。曲,屈也;直,伸也。曲直,即有屈有直之义。是指树木的生长形态,其枝干曲直,有向上向外自然舒展的特性。引申为凡具有生长、升发、条达舒畅等作用或性质的事物,均属于木。

2. 火 古人称"火曰炎上"。炎,热也;上,向上。是指火具有温热、上升的特性。引申为凡具有温热、升腾作用或性质的事物,均属于火。

3. 土 古人称"土爰稼穑"。春种曰稼;秋收曰穑。"稼穑",是指土具有承载和生化农作物的作用。引申为凡具有生化、承载、受纳作用或性质的事物,均属于土。故称"土载四行""土为万物之母"。

4. 金 古人称"金曰从革"。从,顺从、服从;革,革除、改革、变革。"从革",是指"变革"的意思。引申为凡具有清洁、肃降、收敛等作用或性质的事物,均属于金。

5. 水 古人称"水曰润下"。"润",湿润;下,向下。是指水具有滋润、向下的特性。引申为凡具有寒凉、滋润、向下运行等作用或性质的事物,均归属于水。

由此看出,哲学上的五行,不是指木、火、土、金、水五种具体物质的本身,而是物质不同属性的抽象概括。

(三) 事物属性的五行归类

五行学说,将自然界各种事物和现象进行广泛的比较和联系,运用"取象比类""推演络绎"的方法,按照事物的不同性质、作用与形态等,分别归属于木、火、土、金、水"五行"之中,借以阐述人体脏腑组织之间的生理、病理联系,以及人体与外界环境之间的关系(表2-2)。

表2-2 事物属性的五行归类表

自然界							五行	人体				
五音	五味	五色	五化	五气	五方	五季		五脏	五腑	五官	五体	五志
角	酸	青	生	风	东	春	木	肝	胆	目	筋	怒
徵	苦	赤	长	暑	南	夏	火	心	小肠	舌	脉	喜
宫	甘	黄	化	湿	中	长夏	土	脾	胃	口	肉	思
商	辛	白	收	燥	西	秋	金	肺	大肠	鼻	皮毛	悲
羽	咸	黑	藏	寒	北	冬	水	肾	膀胱	耳	骨	恐

1. 五行的生克制化规律 五行生克制化,是在正常状态下五行系统所具有的自我调节机制。由于五行之间存在着相生、相克与制化的关系,从而维持五行系统的平衡与稳定,促进事物的生生不息。

(1)相生规律:相生是指木、火、土、金、水之间存在着有序的依次递相资生、助长和促进的关系。

五行相生次序是:木生火,火生土,土生金,金生水,水生木。在五行相生关系中,任何一行都具有"生我"和"我生"两方面的关系。《难经》将此关系比喻为母子关系:"生我"者为母,"我生"者为子。因此,五行相生,实际上是五行中的某一行对其子行的资生、促进和助长。以火为例,木生火,故"生我"者为木,木为火之母;火生土,故"我生"者为土,土为火之子。木与火是母子关系,火与土也是母子关系(图2-1)。

(2)相克规律:相克是指木、火、土、金、水之间存在着有序的依次递相克制、制约的关系。

五行相克的次序是:木克土、土克水、水克火、火克金、金克木。在五行相克关系中,任何一行都具有"克我"和"我克"两方面的关系。《内经》把相克关系称为"所胜""所不胜"关系:"克我"者为我"所不胜","我克"者为我"所胜"。因此,五行相克,实际上是五行中的某一行对其所胜行的克制和制约。如以木为例,由于木克土,故"我克"者为土,土为木之"所胜";由于金克木,故"克我"者为金,金为木之"所不胜"(图2-1)。

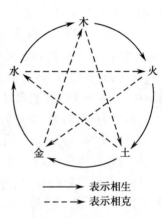

表示相生
------ 表示相克

图2-1 五行生克示意图

(3)五行制化:制化是五行之间既相互资生又相互制约,生中有克(化中有制),克中有生(制中有化),维持事物动态平衡的规律。所以说五行相生与相克是密切关联而又不可分割的两个方面。如水生木,木生火,而水又克火,这就是生中有克;金克木,木克土,而土又生金,这就是克中有生。

2. 五行的乘侮规律 五行之间正常的生克制化关系遭到破坏时,就会出现异常的乘侮关系。

(1)五行相乘:相乘,指五行中所不胜一行对其所胜一行的过度制约或克制。五行相乘的次序与相克相同,即木乘土,土乘水,水乘火,火乘金,金乘木,只是相克是正常的、生理的现象,相乘为异常的、病理的现象(图2-2)。

导致五行相乘的原因有"太过"和"不及"两种情况。太过导致的相乘:五行中的所不胜一行过于亢盛,对其所胜一行进行超过正常限度的克制,引起其所胜一行的虚弱,从而导致五行之间的协调关系失常。以木克土为例,正常情况下,木能克土,土为木之所胜。若木气过于亢盛,对土克制太过,可致土的不足。这种由于木的绝对亢盛而引起的相乘,称为"木旺乘土"。不及所致的相乘:五行中所胜一行过于虚弱,难以抵御其所不胜一行正常限度的克制,使其本身更显虚弱。仍以木克土为例,若土气绝对不足,即使木处于正常水平,土仍难以承受木的克制,因而造成木乘虚侵袭,使土更加虚弱。这种由于土的不足而引起的相乘,称为"土虚木乘"。

如以肝木和脾土之间的相克关系为例,阐述病机相互影响的相乘传变,有太过导致的相乘"木旺乘土"(即肝气犯脾)和不及所致的相乘"土虚木乘"(即脾虚肝乘)两种情况。由于肝气郁结或肝气上逆,影响脾胃的运化功能而出现胸胁苦满、脘腹胀痛、泛酸、泄泻等表现时,称为"木旺乘土";反之,先有脾胃虚弱,不能耐受肝气的克伐,而出现头晕乏力、纳呆嗳气、胸胁胀满、腹痛泄泻等表现时,称为"土虚木乘"。

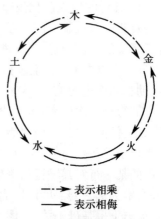

一--▶ 表示相乘
——▶ 表示相侮

图 2-2 五行相乘相侮示意图

(2)五行相侮:侮,即欺侮,有恃强凌弱之意。相侮是指五行中的任何一行本身太过,使原来克它的一行,反而被它克制,即反克,又称"反侮"。五行相侮的次序与相克相反,即木侮金,金侮火,火侮水,水侮土,土侮木。

导致五行相侮的原因,亦有"太过"和"不及"两种情况。太过所致的相侮:五行中的所胜一行过于强盛,使原来克制它的一行不仅不能克制它,反而受到它的反向克制。如木气过于亢盛,其所不胜一行的金不仅不能克木,反而受到木的欺侮,出现"木反侮金"的逆向克制现象,这种现象称为"木亢侮金"。不及所致的相侮:五行中所不胜一行过于虚弱,不仅不能制约其所胜一行,反而受到其反向克制。如当木气过度虚弱时,则所胜一行的土会因木的衰弱而反向制约,这种现象称为"木虚土侮"。

如肺金本能克制肝木,由于暴怒而致肝火亢盛,太过导致相侮,肺金不仅无力制约肝木,反遭肝火之反向克制,而出现急躁易怒、面红目赤,甚则咳逆上气、咳血等肝木反侮肺金的症状,称为"木火刑金"。如脾土虚衰不能制约肾水,不及导致相侮,出现全身水肿,称为"土虚水侮"。

五行相乘和相侮,都是相克关系的异常,两者之间既有区别又有联系。相乘与相侮的主要区别是:前者是按五行的相克次序发生过度的克制,后者是与五行相克次序发生相反方向的克制现象。相乘与相侮的联系是:在发生相乘时,也可同时发生相侮;发生相侮时,也可同时发生相乘。如木气过强时,既可以乘土,又可以侮金;金虚时,既可受到木侮,又可受到火乘。如《素问·五运行大论》说:"气有余,则制己所胜,而侮所不胜;其不及,则己所不胜,侮而乘之,己所胜,轻而侮之。"五行乘侮体现事物发展过程中的反常变化,对人体而言则为病理现象(图2-3)。

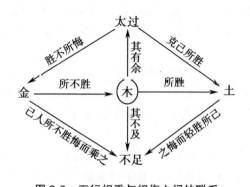

图2-3 五行相乘与相侮之间的联系

(四) 五行学说在中医学中的应用

1. 说明五脏的生理特点及相互关系

(1)概括五脏的生理特点:五行学说,将人体的内脏分别归属于五行,以五行的特性来说明五脏的生理功能。如木有生长、升发、条达、舒畅的特性,肝喜条达而恶抑郁,故肝属于木;火有温热、向上的特性,类比心阳的温煦作用,心主行血,有温养全身的功能,故心属于火;土性敦厚,有化生万物的特性,脾主运化水谷以营养全身,为气血生化之源,故以脾属土;金性清肃、收敛,肺有清肃之性,以清肃下降为顺,故以肺属金;水具有滋润、下行、闭藏的特性,肾有藏精、主水的功能,故以肾属水。

(2)说明五脏之间的相互关系:五行学说运用五行生克制化理论来说明五脏生理功能的内在联系,即五脏之间存在着既有相互资生又相互制约的关系。

以五行相生说明五脏之间的资生关系:肝生心即木生火,肝藏血以济心,肝藏血功能正常有助于心主血脉功能的正常发挥;脾生肺即土生金,如脾主运化,升清至肺;肾生肝即水生木,如肾藏精以化生肝血。

以五行相克说明五脏之间的制约关系:肾制约心即水克火,如肾水上济于心,可以防心火亢烈;肺制约肝即金克木,如肺气的肃降制约肝气的升发太过;脾制约肾即土克水,如脾运化水湿,可防肾水泛滥等。

(3)说明五脏与自然界的联系:五行学说将人体的脏腑组织结构分别配属五行,构成了以五脏为中心的生理病理系统。同时也将自然界的五方、五时、五气、五味、五色等也分别归属于五行。以心为例,"南方生热,热生火,火生苦,苦生心,心生血,血生脾,心主舌"(《素问·阴阳应象大论》)。将五行中同一行的自然界现象和人体的组织器官联系起来,体现了人与自然界的统一性,表达了人与天地相应的整体观念。

2. 说明五脏病变的相互影响　五脏在生理上相互联系,病理上相互影响,某脏有病可以传至他脏,他脏疾病也可以传至本脏,这种病理上的相互影响称之为传变。以五行学说来说明五脏病变的传变,可以分为相生关系的传变和相克关系的传变。

(1)相生关系的传变:包括"母病及子"和"子病犯母"两个方面。

母病及子:又称"母虚累子",指疾病的传变从母脏传及子脏。如肾属水,肝属木,水能生木,肾病及肝,即是母病及子。如肝肾精血不足,水不涵木等。

子病犯母:又可称"子盗母气",是指疾病的传变从子脏传及母脏。如肝属木,心属火,木能生火,心病及肝,即是子母犯病,如心肝火旺等。

(2)相克关系的传变:包括"相乘"和"相侮"两个方面。

相乘:是相克太过为病。如肝属木,脾(胃)属土,木能克土,若木气有余,相克太过,其病由肝传脾(胃),即是"木旺乘土"。

相侮:是反克为害。如肝属木,肺属金,金能克木,若肝木太过,反侮肺金,其病由肝传肺,即是"木火刑金"。由于肝火偏旺,影响肺气清肃,则见胁痛、口苦、烦躁易怒、咳嗽甚至痰中带血等症。

3. 指导诊断、治疗、护理

(1)指导诊断:当内脏有病时,人体内脏功能活动及其相互关系的异常变化,可以反映到体表相应的组织器官,出现色泽、声音、形态、脉象等诸方面的异常变化。因此,在诊断疾病时,可以综合望、闻、问、切四诊所得的资料,根据五行的归属及其生克乘侮的变化规律来推断病情。

(2)指导治疗和护理:运用五行生克乘侮关系可以推断和概括疾病的传变规律,并能确定预防性治疗原则和护理措施。《难经·七十七难》中"见肝之病,则知肝当传之于脾,故先实其脾气",就是运用五行生克关系指导治疗护理的具体体现。在临床上还经常用五行的生克规律来确定治疗、护理原则,如肺气虚的咳喘,用健脾的方法治疗,称"培土生金法"等。

第二节　精气血津液神

精、气、血、津液是构成人体的基本物质,是脏腑、经络等组织器官进行生理活动的物质基础。精、气、血、津液为脏腑功能活动所化生,在脏腑功能活动中,不断地被消耗,同时又不断地得到补充,从而维持机体的生命活动。

神,是人体生命活动的主宰及其外在总体表现的统称。神以精、气、血、津液为物质基础,又对这些基本物质的生成、运行等发挥调节作用。

一、精

(一)精的基本概念

精是构成人体和维持人体生命活动的基本物质。广义之精,泛指构成人体和维持人体生命活动的基本物质,包括水谷精微、血及津液等。狭义之精,指肾所藏之精,是促进人体生长发育和生殖等功能的基本物质。

(二)精的生成

精,根源于先天而充养于后天。就精的来源而言,有先天和后天两个方面,故精又分为先天之精和后天之精两类。

先天之精禀受于父母,来源于肾,是构成胚胎的原始物质。父母生殖之精结合,形成胚胎之时,便转化为胚胎自身之精,此即禀受于父母以构成脏腑组织的原始生命物质。《景岳全书·小儿补肾论》说:"精合而形始成,此形即精也,精即形也。"可见,父母遗传的生命物质是与生俱来的精,谓之先天之精。

后天之精来源于水谷,由脾胃运化的水谷精微所产生,是人出生后赖以维持生命活动的精微物质。脾胃运化的水谷之精由脾气转输至全身各脏腑形体官窍,以维持脏腑的生理活动。

人体之精的来源,以先天之精为本,先天之精不断为后天之精提供活力资助,后天之精不断充实先天之精,二者相互促进、相互依存。无论是先天之精还是后天之精的匮乏,均能产生精虚不足的病理变化。

(三)精的功能

1. 繁衍生命　由先天之精与后天之精合化而成生殖之精,具有繁衍生命的作用。人体之精主要藏于肾,生殖之精由肾精所化。肾精充盛而产生"天癸",使人体具备生殖功能,有利于繁衍后代。肾精不足,就会影响到生殖功能。

2. 促进生长发育　人之生始于精,如《灵枢·经脉》说:"人始生,先成精,精成而脑髓生,骨为干,脉为营,筋为刚,肉为墙,皮肤坚而毛发长。"在人体生长发育过程中,精是促进其生长发育的物质基础,其中肾中精气起着十分重要的作用。如果肾精不足,就会出现生长发育障碍或发育异常。

3. 濡养作用　精能滋润濡养各脏腑组织。先天之精与后天之精充盛,则脏腑之精充盈,因而全身各脏腑组织官窍得到精的濡养,各种生理功能才能得到正常发挥。若先天之精不足,或后天之精化生有碍,则五脏六腑之精不足,脏腑组织官窍得不到精的濡养,则其功能不能正常发挥。故精不足,机体会呈现虚弱状态。

4. 生髓化血　人体之精,主要藏于肾,肾精可以化生髓汁,髓充养骨骼,使骨骼健壮,牙齿坚固。脑为髓海,肾精充盛,则脑髓充足而肢体行动灵活,耳目聪敏。因此,肾精不足,可导致髓的亏虚,进而影响脑和骨的生理功能。此外,精也是生成血液的主要物质之一。一方面水谷之精可以通过心肺而化赤为血;另一方面肾精可通过肝或化生骨髓后生成血液。故精亏可导致血虚的病理变化。

5. 化气养神　精可化气。先后天之精充盛,则其化生的一身之气就充足,故精足则气充,正气旺盛,抗病力强,不易受病邪侵袭。同时精也能化神养神,精旺则神明,精衰则神疲。

二、气

(一) 气的基本概念

气,是细小难见、运动迅速,具有很强活力的精微物质。

在古代,气是人们对于自然现象的一种朴素认识。早在春秋战国时期的唯物主义哲学家就认为"气"是构成世界的最基本物质,并指出宇宙间的一切事物都是由气的运动变化而产生的。这种朴素的唯物主义观点被引进医学领域,形成了中医学中的精气学说。

中医学认为"气"是构成人体和维持人体生命活动的最基本物质。

(二) 气的生成

人体的气,来源于三个方面:一是禀受父母的先天之精气;二是饮食物中的营养物质(水谷之精气);三是自然界的清气。通过肾、脾胃和肺等脏的综合作用,将三者结合起来而生成。

先天之精气,依赖肾藏精气的作用,才能充分发挥先天之精气的生理效应,即化生元气;脾胃化生的水谷之精气,与肺吸入之自然界的清气,在胸中气海结合而成宗气。元气和宗气布散全身以生成一身之气。

在气的生成过程中,脾胃的运化功能尤为重要。因为水谷精气由脾胃所化生,先天之精气,又必须依赖于水谷精气的充养,才能发挥其生理作用。

(三) 气的功能

气是维持人体生命活动的最基本物质,概括起来,主要有五个方面。

1. 推动作用　指气的激发和推动的功能。气是活力很强的精微物质,它能激发和促进人体的生长发育以及各脏腑、经络等组织器官的生理功能;气能推动血的生成、运行,以及津液的生成、输布、排泄等。当气的推动作用减弱时,可影响人体的生长、发育,或出现早衰,亦可使脏腑经络等组织器官的生理活动减退,出现血和津液的生成不足,行动迟缓,输布、排泄障碍等病理变化。

2. 温煦作用　气是人体热量的来源。人体正常体温的恒定,需要气的温煦作用来维持;各脏腑、经络等组织器官的生理活动,需要在气的温煦作用下进行;血和津液等液态物质,也需要在气的温煦作用下才能正常地循环运行。故说"血得温而行,得寒而凝"。当气的温煦作用失常时,可出现四肢不温、脏腑功能衰退、血和津液的运行迟缓等寒性病理变化。

3. 防御作用 气的防御作用指气有护卫肌表、抗御邪气的作用。气的防御作用,体现在三个方面:一是抵御外邪的入侵;二是可以驱邪外出,减轻、消除病邪对机体的损害;三是有助于机体的康复。所以,气的防御功能正常时,邪气不可侵入;或虽有邪气侵入,也不易发病;即使发病,也易康复。当气的防御功能减弱时,机体抵御邪气的能力就会降低,易于感邪发病。

4. 固摄作用 气的固摄作用指气对体内精、血、津液等液态物质具有防止其无故流失的作用。具体表现在固摄血液,可使血液循脉而行,防止其逸出脉外;固摄汗液、尿液、精液等,控制其分泌排泄量,以防止其无故流失。若气的固摄作用减弱,能导致体内液态物质大量丢失。如气不摄血,可导致各种出血;气不摄津,可致自汗、多尿等症;气不固精,可出现遗精、滑精等症。

5. 气化作用 所谓气化,是指通过气的运动而产生的各种变化。具体地说,是指精、气、血、津液各自的新陈代谢及其相互转化。例如:精、气、血、津液生成,都需要将饮食物转化成水谷之精气,然后再化生成精、气、血、津液等;津液经过代谢,转化成汗液和尿液;饮食物经过消化和吸收后,其残渣转化为糟粕等,都是气化作用的具体体现。如果气化作用失常,则能影响整个物质代谢过程。如影响饮食物的消化吸收,影响精、气、血、津液的生成、输布,影响汗液、尿液和粪便的排泄等。

(四)气的运动

气的运动称为气机。其运动形式即是升、降、出、入。气的升降出入运动,是人体生命活动存在的标志,气的运动一旦停止,也就意味着生命活动的终止。《素问·至真要大论》说:"故非出入,则无以生长壮老已;非升降,则无以生长化收藏。是以升降出入,无器不有。"

气的升降出入运动之间的协调平衡,称为"气机调畅"。升降出入的运动失调,即是"气机失调"的病理状态。"气机失调"有多种表现形式。气的运动受阻,在某些局部发生阻滞不通时,称作"气滞";气的上升太过或当降而反升者,称为"气逆";气的上升不及或当升而反降者,称为"气陷";气不能内守而外越,称为"气脱";气不能外达而结聚于内,称为"气结"或"气闭"。

(五)气的分类

人体的气,从总体上说,是由肾中精气、饮食水谷精气和自然界清气三个部分在肾、脾胃、肺等脏腑的共同作用下生成的。根据其来源、分布部位和功能特点的不同又可划分为元气、宗气、营气、卫气。

1. 元气

(1)含义:元气,又名"原气""真气",是人体生命活动的原动力。与其他气相比,元气是最根本、最重要的气。

(2)生成:元气禀受先天之精气,经肾的化生作用和水谷精微的滋养而成。

(3)分布:元气通过三焦而流行于全身,内至脏腑,外达肌肤腠理,作用于机体各个部分。

(4)主要功能:元气可维持机体的生命活动,推动人体的生长发育,温煦和激发各个脏腑、经络等组织器官的生理活动,是人体生命活动的原动力,是维持生命活动的最基本物质。因此,人体元气充沛,则脏腑组织器官的功能正常;元气不足,则易于出现生长发育迟缓,各脏腑组织器官功能低下。

2. 宗气

(1)含义:宗气是积于胸中之气。宗气在胸中积聚之处,称作"气海",又称"膻中"。

(2)生成:宗气由脾胃化生的水谷之气和肺吸入的自然界的清气相结合而成。

(3)分布:宗气聚集于胸中,贯注心肺。上出于肺,循喉咙而走息道;横贯于心而入于脉。

(4)主要功能:宗气的功能主要表现在两个方面:一方面司呼吸。宗气上走息道,促进肺的呼吸运动,并与语言、声音的强弱有关。另一方面行气血。宗气横贯心脉,协助心气推动血液运行,并影响着肢体的活动和寒温。宗气不足在临床上多表现为心、肺两脏的功能衰退,如呼吸微弱、语声低微、心动异常、血行缓慢及肢冷、倦怠等。

3. 营气

(1)含义:营气是行于脉中,富有营养作用的气。由于营气与血同行脉中,故常"营血"并称。营气与卫气相对而言属于阴,故又称"营阴"。

(2)生成:营气是脾胃运化水谷精微中的精华部分进入脉道所生成。

(3)分布:营气运行于脉中,循脉上下,内入五脏六腑,外达肢节,周而复始,环周不休。

(4)主要功能:营气的功能主要表现在两个方面:一方面化生血液。营气经肺注入脉中,成为血液的组成部分,是化生血液的主要物质基础。另一方面营养全身。营气随血液运行于全身,是脏腑、经络等生理活动所必需的营养物质。故《灵枢·邪客》说:"营气者,泌其津液,注之于脉,化以为血,以荣四末,内注五脏六腑。"

4. 卫气

(1)含义:卫气是行于脉外、具有保卫功能的气。卫气与营气相对而言,属于阳,故又称"卫阳"。

（2）生成:卫气是由脾胃运化的水谷精微中慓疾滑利的部分所生成。《灵枢·营卫生会》说:"谷入于胃,以传与肺,五脏六腑,皆以受气,其清者为营,浊者为卫,营在脉中,卫在脉外。"

（3）分布:由于卫气"慓疾滑利",活力特强,流动迅速。所以,它不受脉管的约束,运行于脉外,与营气相伴而行,环周不休。

（4）主要功能:卫气的功能主要表现在三个方面:一方面护卫肌表,既可以抵御外邪的入侵,又可驱邪外出;一方面温养脏腑、肌肉、皮毛等;一方面调节汗孔的开合,协助维持体温的相对恒定。所以《灵枢·本藏》说:"卫气者,所以温分肉,充皮肤,肥腠理,司开合者也。"当卫气不足时,人体肌表失于固护,防御功能低下,易被外邪侵袭。

营气与卫气,都以水谷精气为其主要的生成来源。但在性质、分布和功能上,又有一定的区别。营行脉中,卫行脉外;营主内守而属于阴,卫主卫外而属于阳。二者的运行必须协调,不失其常,才能维持腠理开合、正常体温以及防御外邪的能力。反之,若营卫不和,即可出现恶寒发热、无汗或汗多,以及抵御外邪能力低下等病理表现。

三、血

（一）血的概念

血是循行于脉管中的红色液体,是构成人体和维持人体生命活动的基本物质之一。

脉是血液循行的通道,又称"血府"。在某些因素的作用下,血液逸出脉外时,即是出血。因血已离开脉道,故又称"离经之血",离经之血积于体内则成为"瘀血"。

（二）血的生成

水谷精微和肾精是血液化生的基础物质。在脾胃、心肺、肾等脏腑的共同作用下,化生为血液。

1. 物质基础

（1）水谷之精:《灵枢·决气》说:"中焦受气取汁,变化而赤,是谓血。"中焦脾胃受纳、运化饮食水谷,吸收精微物质,即所谓"汁",包含营气和津液,两者进入脉中,变化而成红色的血液。因此,由水谷之精化生的营气和津液是血液的主要构成成分。

（2）肾精、髓:《诸病源候论·虚劳精血出候》说:"肾藏精,精者,血之所成也。"肾所藏的精是生成血液的原始物质。肾精化生血液,主要通过骨髓和肝脏的作用而实现。肾藏精,精生髓,髓充于骨,可化为血。《素问·生气通天论》说："骨髓坚固,气血皆从。"肾精输于肝,在肝的作用下,化以为血。《张氏医通·诸血门》说："气不耗,归精于肾而为精;精不泄,归精于肝而化清血。"精与血之间存在着相互资生和相互转化的关系,肾精充足,可化为肝血以充实血液。

2. 相关脏腑　血液的化生是在多个脏腑的共同作用下完成的,其中,脾胃的生理功能尤为重要。

(1)脾胃:脾胃为血液生化之源。脾胃运化的水谷精微所产生的营气和津液,是血液的主要构成成分。脾胃运化功能正常与否,饮食水谷充足与否,均直接影响着血液的化生。

若脾胃功能虚弱或失调,水谷精微化生不足,则可致血液化生不足,形成血虚证。故临床治疗血虚,首先应调理脾胃。

(2)肾肝:肾藏精,精生髓,髓化血。肾精充足,则血液化生有源。若肾精不足,则可导致血液生成亏少。此外,肝藏血,精血同源,与血液的化生密切相关。《素问·六节藏象论》说："肝者……以生血气。"临床上治疗血虚证,可采用补益肝肾治法,促进血液化生。

(3)心肺:脾胃运化的水谷精微,由脾气上输于心脉,在心气的作用下变化成红色血液。清·张志聪《侣山堂类辨·辨血》说："血乃中焦之汁……奉心化赤为血。"说明心参与血液的生成,故《素问·阴阳应象大论》明确提出"心生血"。

肺对于血液的生成也有着重要作用。《灵枢·营卫生会》说："此所受气者,泌糟粕,蒸津液,化其精微,上注于肺脉,乃化而为血。"水谷精微上注于肺脉,与肺吸入的清气相融合,化生血液。

总之,血液的化生以水谷之精以及肾精为物质基础,主要依赖于脾胃的运化功能,并在肾、肝、心、肺等脏的配合作用下完成。

(三) 血的运行

血在脉管中运行不息,流布于全身,其正常运行受多种因素影响,同时也是多个脏腑共同作用的结果。

1. 影响血液运行的因素

(1)气的作用:血属阴而主静。血的正常运行,依赖于气的推动、固摄和温煦作用,三者的协调平衡,是维持血液正常运行的基本条件。脏腑之气对血的推动和固摄作用是相辅相成的,既能推动血液的运行,防止血液运行不畅,又能固摄血液,防止血溢脉外。气的温煦作用对血液的寒温和正常运行也有一定的影响。阳气充足,机体寒温适度,血液才能正常运行。《素问·调经论》曰："血气者,喜温而恶寒,寒则泣不能流,温则消而去之。"说明血液得温则行,遇寒则凝。

(2)脉道情况:脉为"血府",是一个相对密闭的管道系统,有约束血液运行的作用。《灵枢·决气》称脉有"壅遏营气,令无所避"的功能。因此,脉管的完好无损和通畅无阻是保证血液正常运行的重要因素。

(3)血液的质与量:血液的清浊、黏稠状态等因素,可影响血液的运行。若血液中痰浊较多,或血液黏稠,可导致血行不畅而涩滞。血量不足,也会导致血行涩滞。

(4)病邪:阳邪侵袭或内生火热,可致阳热亢盛,阳盛则推动血行力量太过,血液妄行,溢出脉外而出血。阴邪侵袭或寒从内生,可致阴寒偏盛,阴盛则脉道涩滞不利,血行缓慢,甚至出现瘀血。

2. 相关脏腑功能

(1)心:心主血脉,心气是推动血液运行的动力,在血液循行中起着主导作用。心气充沛,则行血有力。

(2)肺:肺朝百脉,主治节,能辅心行血。肺气宣发肃降,调节一身气机,通过气的升降出入运动而推动血液运行至全身。宗气贯心脉而行气血的功能,也体现了肺在血行中的推动作用。

(3)肝:肝主疏泄,调畅气机,是保证血行正常的又一重要环节。肝贮藏血液、调节血量,可根据人体各部位的生理需要,在肝气疏泄功能的协调下,调节脉道中循环的血量,维持血液循环的正常运行。

(4)脾:脾主统血,脾气健旺则能固摄血液在脉中运行,防止血逸脉外。同时,肝藏血的生理功能也可以防止血逸脉外,避免出血的发生。

由上可见,心主血脉、肺朝百脉、肝主疏泄是推动和促进血液运行的重要因素,脾的统血及肝的藏血是固摄血液运行的重要因素。这两种力量的协调平衡,维持着血液的正常循环。任何一个脏腑的功能失调,都可以导致血液的运行失常。如心气不足,血运无力,形成血瘀;脾气虚弱,血溢脉外,形成出血。

(四) 血的功能

血的功能主要表现在两个方面。

1. 营养和滋润作用 血在脉中循行,内至脏腑,外达皮肉筋骨,如环无端,运行不息,不断地将营养物质输送到全身各组织器官,发挥营养和滋润作用,以维持其正常的生理活动。当血虚不足时,濡养作用衰退,除脏腑功能低下外,还可见到面色不华或萎黄、肌肤干燥、肢体麻木等临床表现。

2. 血液是神志活动的物质基础 人的气血充盈,血能养神,才能神志清晰,精神旺盛。《素问·八正神明论》说:"血气者,人之神。"《灵枢·平人绝谷》说:"血脉和利,精神乃居。"都指出了血和神志活动的密切关系。所以,不论何种原因所形成的血虚、血热或血液运行失常,均可出现精神衰退、健忘、多梦、失眠、烦躁,甚则可见神志恍惚、惊悸不安,以及谵妄、昏迷等神志失常的临床表现。

四、津液

(一) 津液的概念

津液,是体内一切正常水液的总称,包括各脏腑组织器官的内在体液及其正常的分泌物,如胃液、肠液、涕、泪等。津液也是构成人体和维持人体生命活动的基本物质。

津与液虽同属水液,但在性状、功能及其分布部位等方面又有区别。一般地说,性质清稀,流动性大,主要布散于体表皮肤、肌肉和孔窍等部位,且易于耗散者,称为津;性质稠厚,流动性较小,灌注于骨节、脏腑、脑、髓等组织,且不易耗散者,称为液。故《灵枢·五癃津液别》说:"津液各走其道,故三焦出气,以温肌肉,充皮肤,为其津;其流而不行者,为液。"

总之,津和液本属一体,同源于饮食水谷,均有赖于脾和胃的运化功能形成。

两者在运行、代谢过程中可以相互转化,在病变过程中又可以互相影响,伤津可致耗液,脱液必定伤津,所以常津液并称。但"小肠主液""大肠主津"必须严格区分。而且,"伤津"和"脱液"的病理变化,在辨证论治时必须严格区别。

(二) 津液的生成、输布和排泄

津液的生成、输布和排泄是一个由多个脏腑共同参与的复杂的生理过程。《素问·经脉别论》说:"饮入于胃,游溢精气,上输于脾,脾气散精,上归于肺,通调水道,下输膀胱,水精四布,五经并行。"这就是对津液的生成、输布、排泄过程的简明概括。

1. 津液的生成　津液的生成来源于饮食水谷。其生成是通过脾胃、小肠和大肠吸收饮食水谷中的水分和营养而生成。其中,脾胃运化水谷精微而升清;"小肠主液"泌别清浊,吸收水液;"大肠主津",吸收少量水液,共同影响津液的生成。

2. 津液的输布　主要通过脾、肺、肾、肝和三焦等脏腑生理功能的综合作用而实现。

(1)脾主升清:脾主运化而升清,将津液上输于肺,通过肺气的宣发肃降运动将津液布散全身。

(2)肺气宣降:肺主行水,接受从脾转输来的津液之后,一方面,靠其宣发运动将津液输布至人体上部和体表;另一方面,通过肃降运动,将津液向下、向内输布,并将代谢后产生的浊液向下输送至肾和膀胱。

(3)肾主水:肾阳气化水液,使肺下输至肾的津液,清者蒸腾,经三焦上输

于肺而布散全身,浊者下输至膀胱。另一方面,肾对津液的主宰作用,主要表现在肾脏阳气的蒸腾气化作用,是脾胃、肺、小肠等的原动力。

(4)肝主疏泄:调畅气机,同利三焦,气行则水行,促进了津液的输布环流。

(5)三焦通行水液:为输布津液的道路。三焦水道通畅,水行无阻,则津液流通。

3. 津液的排泄　津液的排泄途径主要是汗、尿、呼出、粪便,其中汗、尿的排泄是其重要途径。其中,肺气宣发,呼出浊气,司汗孔之开合,排泄汗液。肾与膀胱气化水液,形成尿液排出体外。肾司二阴之开合,加之肺气肃降,促进大肠传导,随粪便排出少量水液。

总之,津液的代谢过程,是诸多脏腑相互协调、密切配合而完成的,其中以肺、脾、肾三脏的作用尤其重要。故《景岳全书·肿胀》说:"盖水为至阴,故其本在肾;水化于气,故其标在肺;水惟畏土,故其制在脾。"

(三)津液的功能

1. 滋润濡养作用　输布于肌表、孔窍等处的津,能滋润皮毛肌肤和眼、鼻、口等孔窍;灌注于内脏、骨髓、脑等处的液,能濡养内脏,充养和濡润骨髓、脊髓、脑髓等。

2. 参与血液的生成　津液入于血脉之中,具有化生血液的作用。而且津液又是组成血液的基本物质。

五、神

中医学关于神的理论,是研究人体之神的概念、生成、生理功能与分类的学说。

(一)人体之神的基本概念

人体之神有广义、狭义之分。广义之神,指人体生命活动的主宰及其外在总体表现的统称,包括形色、眼神、言谈、表情、应答、举止、精神、情志、声息、脉象等方面;狭义之神,指意识、思维、情志等精神活动。

神依附于形体而存在。如《灵枢·天年》说:"黄帝曰:何者为神? 岐伯曰:血气已和,荣卫已通,五脏已成,神气舍心,魂魄毕具,乃成为人。"形为神之质,神为形之用。形存则神存,形亡则神灭。

(二)人体之神的生成

先天之神,称为"元神",是神志活动的原动力,由先天精气所生,为生命之根本。《灵枢·本神》说:"两精相搏谓之神。"形具而神生。元神藏于脑,故脑为"元神之府"。

精、气、血、津液是神产生的物质基础。如《素问·八正神明论》说:"血气者,人之神。"《素问·六节藏象论》说:"气和而生,津液相成,神乃自生。"精、气、血、津液不仅是构成和维持人体生命活动的基本物质,也是神赖以产生的物质基础。

五脏内藏精、气、血、津液,故五脏皆藏神。如《灵枢·本神》说:"肝藏血,血舍魂……脾藏营,营舍意……心藏脉,脉舍神……肺藏气,气舍魄……肾藏精,精舍志。"五脏精、气、血、津液充盈,则五神安藏守舍;五脏精、气、血、津液亏虚,不能化生或涵养五神,则神志活动异常。

（三）人体之神的功能

神对人体生命活动具有重要的调节作用。故《素问·移精变气论》说:"得神者昌,失神者亡。"

1. 主宰生命活动　神是人体生理活动和心理活动的主宰,其盛衰是生命力盛衰的综合体现,《素问·灵兰秘典论》说:"心者,君主之官也,神明出焉。"强调神在生命活动中的主宰地位。呼吸运动、血液循行、消化吸收、津液输布与排泄、生长发育、生殖功能等,只有在神的统帅和调节下,才能发挥正常作用。因此,神是机体生命存在的根本标志,形与神俱则生,形与神离则死。

2. 主宰精神活动　意识、思维、情志等精神活动是人体生命活动的最高级形式。心神统率魂、魄、意、志,是精神活动的主宰,故《类经·疾病类》说:"心为五脏六腑之大主,而总统魂魄,兼赅意志。"神的生理功能正常,则意识清晰,思维敏捷,反应灵敏,睡眠安好,情志正常。神的生理功能异常,可见神疲健忘,思维迟钝,反应呆滞,失眠多梦,情志异常,甚则神昏、痴呆、癫狂等。

3. 调节精气血精液　神由精、气、血、津液等物质所产生,又可反作用于这些物质,对其生成、运行等具有统领、调节作用。《类经·摄生类》说:"虽神由精气而生,然所以统驭精气而为运用之主者,则又在吾心之神。"

4. 调节脏腑功能　脏腑精气产生神,神又通过对脏腑精气的主宰来调节其生理功能。"五脏藏五神"及"五脏主五志",体现了生命存在的形神统一。神是脏腑生理功能的反映。调摄精神,对脏腑生理功能的调整具有重要作用。

（四）人体之神的分类

人体之神有广义与狭义之分,而狭义之神又有五神、情志及思维活动之别。

1. 五神　即神、魂、魄、意、志,是对人的感觉、意识等精神活动的概括。五神分属于五脏,如《素问·宣明五气》所说:"心藏神,肺藏魄,肝藏魂,脾藏意,肾藏志。"魄是与生俱来的感知和运动能力;魂是人的意识活动;意、志是人类特有的理智、理性等精神活动。心神统率魂、魄、意、志诸神,是精神活动的主宰,故张介宾说:"心为五脏六腑之大主,而总统魂魄,兼赅意志。"

2. 情志　包括七情、五志,亦是精神活动的表现,属于神的范畴。七情,是喜、怒、忧、思、悲、恐、惊七种情志活动的概括。根据五行学说,情志分属于五脏:心在志为喜,肝在志为怒,肺在志为忧,脾在志为思,肾在志为恐,合称五志。情志是脏腑功能活动的表现形式,脏腑精气是情志活动产生的物质基础。如《素问·阴阳应象大论》说:"人有五脏化五气,以生喜怒悲忧恐。"五志虽分属五脏,但受心神统摄调节。

3. 思维　思维活动,《内经》概括为意、志、思、虑、智,是对客观事物的整个认识过程,是以心神为主导的各脏腑的功能活动协调的结果,即《灵枢·本神》所说:"所以任物者谓之心,心有所忆谓之意,意之所存谓之志,因志而存变谓之思,因思而远慕谓之虑,因虑而处物谓之智"。思维活动是以心神为主导的各脏腑功能活动协调的过程:心接受外界事物的信息进行思维活动;通过心的回忆形成对事物表象的感性认识;将记忆保存下来,累积事物表象的认识,形成理性认识,产生意志、志向;在此基础上酝酿思索,反复分析、比较事物;在反复思索的基础上,由近而远地谋划未来;并理智处理事物,支配行为方式,正确实施。

第三节　藏象学说

一、概述

藏象是中医学特有的概念,藏是指隐藏于体内的脏腑,象是表现于体外的现象。藏象学说是中医学对脏腑的生理功能、病理变化及相互关系的理论学说。

脏腑包括五脏、六腑、奇恒之腑。五脏,即肝、心、脾、肺、肾,五脏的主要生理功能是化生和贮藏精气。六腑,即胆、胃、小肠、大肠、膀胱、三焦,六腑的主要生理功能是受盛和传化水谷。奇恒之腑,即脑、髓、骨、脉、胆、女子胞,其功能类似于五脏,而形态却类似于六腑。

藏象学说的主要特点是以五脏为中心的整体观。这一整体观主要体现在:五脏与六腑相互配合,五脏与形体诸窍相互联系,五脏生理活动与精神情志相互影响。此外,五脏虽有各自的生理功能,但相互为用。

藏象学说虽然以一定的解剖学知识为基础,但主要是在中国古代哲学思想的指导作用下,通过整体观察,"以象测藏"而探知内脏的情况。因此,藏象学说中的脏腑,不单纯是一个解剖学的概念,更重要的是概括了人体某一系统的生理和病理学概念。中医藏象学说中,一个脏腑的生理功能,可能包含着现代解剖生理学中几个脏器的生理功能;而现代解剖生理学中一个脏器的生理功能,亦可能分散在中医藏象学说的几个脏腑的生理功能之中。

二、五脏

通过经络的联系和功能的配合使人体脏和腑成为一个整体,构成阴阳表里的配合关系。

(一) 心

心居于胸中,两肺之间,膈膜之上,外有心包护卫。心为阳中之阳,在五行中属火,与小肠相表里。心对整个人体生命活动起着主宰的作用,故称为"君主之官""五脏六腑之大主"。

1. 主要生理功能 主血脉,主藏神。

(1)心主血脉:是指心气推动血液在脉中运行,流注全身而发挥营养和滋润作用。心、脉、血组成一个循环于全身的系统,心起主导作用。血液在脉管中运行必须心气充沛、脉管通畅、血液充盈。心主血脉功能的外在表现,主要在面色、舌色、脉象、心胸部的感觉等方面。心主血脉功能正常,则面色红润有光泽,舌色淡红,脉和缓有力有序,胸部舒畅。心主血脉的功能异常,可在以下几个方面表现出来:若心火旺,则面色红赤,舌尖红,脉数,心中烦热;若心血虚,则面色淡白无华,舌色淡白,脉细无力,心悸;若心血瘀阻,则面色晦暗,舌色紫暗或有瘀斑,脉涩或结代,胸前区憋闷刺痛。

(2)心藏神:是指心具有主宰和协调人体一切生理活动和心理活动的功能。若心神正常,人体各部分功能互相协调;若心神不明,人体各部分功能紊乱,发生疾病。人的精神意识思维活动是在心主宰下,五脏共同参与完成的。

心主血脉与心藏神相互影响,心主血脉是心藏神的基础,而心藏神则是心主血脉的主宰。

2. 心与体、窍、志、液的关系 心在体合脉,其华在面,开窍于舌,在志为喜,在液为汗。

(1)在体合脉,其华在面:在体合脉是指全身的血脉都归属于心。其华在面是指面部的血脉极为丰富,心的功能是否正常,可以显露于面部色泽的变化。

(2)开窍于舌:是指舌为心之外候,舌为心之苗。舌的味觉功能和言语功能有赖于心主血脉和心藏神的功能。舌的色泽可以直接反映心主血脉的功能,舌的运动可以反映心藏神的功能。心有病,可以从舌反映出来。

(3)在志为喜:是指心脏与喜的情志有密切关系。喜为机体对外界良性刺激的反应,故喜一般是有益于心主血脉和心藏神功能的。但喜乐太过,则可使心神涣散不收,注意力难以集中,甚至心神错乱、精神失控或异常等,所以中医认为"喜伤心"。

(4)在液为汗:是指心脏与汗液有密切关系。出汗与心相关,由于心主宰人体的精神情志活动,因而将精神情志因素引起的出汗归于心。血与汗都和津液有关,汗出有无可以影响到血液。因心主血脉,故称"汗为心之液"。

(二) 肺

肺居胸中,左右各一。肺为阳中之阴,五行属金,与大肠相表里。肺为气之本。在脏腑中,肺位置最高,故为"华盖"。肺系通过鼻与外界相通,易受邪气侵袭,被称为"娇脏"。

1. 主要生理功能 主气司呼吸;主宣发和肃降;通调水道;朝百脉,主治节。

(1)肺主气、司呼吸:肺为五脏中与气关系最密切的内脏。肺吸入的清气是人体之气的来源之一,肺的呼吸运动对全身气机运动起重要的调节作用。肺司呼吸,肺是体内外气体交换的场所,人体通过肺的宣发、肃降运动,实现机体与外界环境之间的气体交换。宣发则呼出浊气,肃降则吸入清气,宣降正常则呼吸调匀。肺的清肃,使气道通畅,是肺司呼吸的重要条件。肺主气和肺司呼吸密不可分。

(2)宣发和肃降

肺主宣发:"宣发",是宣布和发散之谓。其生理作用有三:一是通过肺的气化,排出体内的浊气;二是将脾转到肺的水谷精气、津液宣散,向上向外布散;三是宣发卫气,调节腠理之开合。

肺主肃降:肺气具有向内向下运行,并且能清除体内异物,保持呼吸道畅通的功能。"肃降",即清肃、洁净和下降。其生理作用有三:一是吸入自然界的清气,将吸入体内的清气向内向下输送到全身;二是向下布散津液和水谷精微,将水谷精气中的水液部分和体内代谢出来的水液输送到肾;三是肃清肺和呼吸道内的异物,以保持呼吸道的洁净、通畅。

肺通过宣发肃降的运动形式维持了人体内外清浊之气的交换。肺主宣发和肃降,是相反相成的矛盾运动。在生理情况下相互依存和相互制约,在病理上则又常常相互影响。

(3)通调水道:肺的宣降运动对体内津液的输布和排泄起着疏通和调节的作用。通过宣发运动,水液向上、向外布散全身并外达皮毛,代谢后以汗的形式由汗孔排出。通过肃降运动,水液向下、向内输布,代谢后经肾的气化,以尿的形式贮存在膀胱,而后由前阴排出。由于肺的位置最高,又在水液代谢中发挥重要作用,故称"肺为水之上源"。如肺失宣散,水液不能外达皮毛腠理,则出现无汗或水肿等症。如肺失肃降,水液不能下输膀胱,则出现小便不利、水肿等症。

(4)肺朝百脉、主治节:所谓"肺朝百脉",是指全身的血液通过百脉流经于肺,经肺的呼吸,进行体内外清浊之气的交换,然后再将富含清气的血液通过百脉输送到全身。协助心完成血液在体内循环运行的生理作用。这也是肺主呼吸之气的具体体现。

"肺主治节",有治理、调节之意,是说人体各脏腑组织之所以依着一定的规律活动,有赖于肺协助心来治理和调节。故称肺为"相傅之官"。肺主治节,是对肺的主要生理功能的高度概括。

2. 肺与体、窍、志、液的关系　肺在体合皮,其华在毛,开窍于鼻,在志为忧(悲),在液为涕。

(1)在体合皮:皮,称之"皮肤",其表面有毛发、汗孔等附属物。皮肤的纹理和肌腠合称为腠理。皮肤依赖肺所宣布之卫气、津液的温养与润泽。

(2)其华在毛:是指肺具有润泽皮毛的作用,肺的生理功能是否正常,可以反映在毛发上。皮毛为一身之表,有防御外邪、调节津液代谢、调节体温和辅助呼吸的作用。

(3)开窍于鼻:肺司呼吸,鼻为呼吸出入的通道,鼻主司嗅觉而依靠肺气,故"鼻为肺窍"。肺的疾病常因外邪经鼻入侵所致。

(4)在液为涕:涕为鼻的分泌物,有润泽鼻窍的作用,鼻为肺之窍,故涕为肺液。肺寒则鼻流清涕,肺热则鼻流黄浊涕,肺燥则鼻干燥。

(5)在志为忧(悲):是指肺脏与悲或忧的情志有密切关系。悲与忧均是机体对不良刺激的情绪反应,两者都可以影响肺的宣发和肃降运动进而损伤肺气。如悲忧过度则出现呼吸气短等肺气不足的现象,故中医认为"悲忧伤肺"。反之,当肺气虚弱时,机体对外来不良刺激的耐受性下降,容易产生悲忧的情志变化。悲和忧两者虽然不同,但同属肺志。

(三) 脾

脾位于中焦,在膈之下。脾为阴中之至阴,五行属土,与胃相表里。脾为气血生化之源,为后天之本。脾与胃为"仓廪之官"。

1. 脾的主要功能　主运化,主升清,主统血。

(1)脾主运化:是指脾具有把水谷化为精微,并将精微物质吸收输布至全身的生理功能。脾的运化功能包括运化水谷和运化水液两个方面。

运化水谷:是指脾对饮食的消化以及对精微物质的吸收和输布作用。具体可分三个阶段:先帮助胃肠将饮食物消化分解成精微和糟粕两个部分,再帮助胃肠道吸收水谷精微,最后把吸收的水谷精微运送到全身。由于水谷精微是人出生以后维持生命的营养物质,也是气血生成的主要物质基础,故称脾为"后天之本""气血生化之源"。如果脾运化水谷功能旺盛,则气血充沛、身体健康。若脾运化水谷功能减退,则出现食欲不振、腹胀、便溏、消瘦、倦怠等气血不足的症状。

运化水液:是指脾有吸收、输布水液,防止水液在体内停滞的生理功能。

人体摄入的水液需经过脾的吸收和输送,以布散全身而发挥滋润濡养作用。脾能将人体多余的水液,及时输送给肺和肾而化为汗液和尿液排出体外。脾运化水液功能正常,既能使全身各部分得到水液充分的滋养,又能防止水液在体内发生不正常的停留。脾运化水液功能减退,必然导致水液不能布散而在体内停滞,产生水、湿、痰、饮及水肿等病理变化。

(2)脾主升清:是指脾气上升,将水谷精微向上输送至心、肺、头、目,并通过心、肺化为气血而营养全身。若升清不足,则头目失养,出现头晕目眩、神疲乏力、腹胀泄泻等症。脾主升清,还可维持内脏位置的相对恒定。若升举无力,中气下陷,则出现内脏下垂、久泄脱肛等症。

(3)脾主统血:是指脾有统摄血液在脉内运行,不使其逸出脉外的生理功能。脾主统血实际上是气的固摄作用,脾的运化水谷功能健旺则气血旺盛,气的固摄力强,血液不会逸出脉外。脾的运化水谷功能减弱则气血不足,气的固摄力弱,就会导致出血。由于脾统血,所以临床上多将气虚不能摄血的便血、尿血、崩漏等下部出血以及肌衄等称为脾不统血。

2. 脾与体、窍、志、液的关系 脾在体合肉,主四肢,开窍于口,其华在唇,在志为思,在液为涎。

(1)在体合肉,主四肢:脾胃能提供充足的水谷精微物质营养肌肉,是肌肉能量的来源。

(2)开窍于口:饮食口味及食欲是否正常与脾的运化功能密切相关,脾健运则食欲旺盛。

(3)其华在唇:口唇的色泽是否红润,不仅与全身气血是否充盈有关,也是脾的生理功能状态的反映。脾为气血生化之源。

(4)在液为涎:脾运化正常则津液上注于口而为涎,但涎不溢出口外。脾功能异常则出现口涎自出或口干等现象。

(5)在志为思:思发于脾,过思则伤脾。思虑太过影响脾的运化和升清功能,从而出现不思饮食、脘腹胀满等,又称思伤脾。

(四)肝

肝位于胁下。肝为阴中之阳,五行属木,与胆相表里。肝为罢极之本,魂之处,血之藏,筋之宗。肝又称为"将军之官"。

1. 肝的主要生理功能 主疏泄,藏血。

(1)肝主疏泄:是指肝具有保持全身气机疏通畅达,通而不滞,散而不郁的作用,反映了肝脏主升、主动、主散的生理特点。

肝主疏泄可以调畅气机,使气机疏通、畅达、升发。血的运行、津液的输布、脏腑的功能活动以及经络的通利,都依赖于气机的畅达。如果肝失疏泄导致气机郁滞不畅,出现胸胁、少腹胀痛不适,称为肝气郁结,进而还可形成瘀血、瘢积、膨胀等。

肝主疏泄可以调节脾胃升降,使两者之间的功能协调。若肝疏泄功能异常,影响脾的升清则见腹痛、飧泄,称肝脾不和;影响胃的和降则见嗳气、呃逆、呕吐、恶心、脘腹胀痛,称肝胃不和。

肝主疏泄可以调节情志,肝的疏泄功能正常则气机调畅、气血和调,心情开朗舒畅。若肝失疏泄,气机郁滞不畅,情志则为郁闷、压抑,称"因病致郁"。情志活动异常,导致气机失调,也能影响肝的疏泄功能。在人的情志中,对肝主疏泄影响最大的是怒,正所谓"怒伤肝"。郁闷或郁怒,情志不得发泄,可导致气郁、气滞使肝气郁结,进而影响脾胃升降,导致肝脾不和或肝胃不和,可称为"因郁致病"。

肝主疏泄可以调节胆汁分泌和排泄,胆汁的排泄有赖于肝的疏泄功能,也有赖于气机的调畅。肝的疏泄功能正常则胆汁分泌排泄正常。否则,胆汁的分泌、排泄则不畅,常出现口苦、胁痛、纳差、黄疸等症。

肝主疏泄可以调节男性排精、女子行经,肝的疏泄与肾的封藏相互合作协调,可使男子排精和女性月经正常。若肝失疏泄则出现排精不畅或经行不畅等症。

(2)肝主藏血:是指肝有贮藏血液、调节血量和防止出血的生理功能。肝可以将一定量的血贮存于肝内,以供机体各部分活动需要,同时营养肝脏自身,使肝体柔和。肝对人体各部分的血量分配起调节作用,人动则血运于诸经,人静则血归于肝脏。肝调节血量的功能,是以贮藏血液为前提的。如果肝贮藏血液不足,必然会影响其调节血量的功能。肝有使血液收藏于脉内而使血液不逸出脉外的作用,以防止出血。如肝气虚弱,收藏无力或者肝火旺盛,灼伤脉络,迫血妄行,都可使藏血的功能失职,从而导致各种出血,如吐血、衄血、咯血、月经过多、崩漏等,临床称为肝不藏血。

2. 肝与体、窍、志、液的关系 肝在体合筋,其华在爪,开窍于目,在志为怒,在液为泪。

(1)在体合筋,其华在爪:在体合筋是指肝脏与全身的筋有密切关系。其华在爪,是指爪甲的情况可以反映肝的生理功能。筋附于骨而聚于关节,筋和肌肉的收缩和张弛关系到人的运动,而筋又有赖于肝血的滋养。肝血充足,筋有所养,则肢体运动灵活有力。若肝血不足则筋失所养,肢体运动不利,甚则手足震颤,肢体麻木。由于肝血亏虚而筋骨活动无力,容易疲劳,故称"肝者罢极之本"。爪即爪甲,包括指甲和趾甲,肝血的盛衰可影响爪甲的荣枯。肝血充足则爪甲红润光亮。否则,爪甲色枯软薄且易折裂。故有"爪为筋之余"之说,认为爪是筋的延续,需要依赖肝血的滋养。

(2)开窍于目:是指肝的经脉上连目系,肝与目的关系密切。肝的功能是否正常,可以从目反映出来,而目又有赖于肝血的濡养。如肝的阴血不足则两目干涩,视物不清或者夜盲。肝火上炎则目赤肿痛,甚至生翳。肝阳上亢则目眩头晕。肝风内动则目斜上视。肝经风热则目赤痒痛等。

(3)在志为怒:是指肝脏与怒的情志有十分密切的关系。怒是机体对不良刺激的一种反应,是情绪激动的一种情志变化。如肝火上炎、肝阳亢盛者往往急躁易怒。大怒导致肝气上逆,甚则气血逆于头部而突然昏厥,故怒伤肝。

(4)在液为泪:是指肝开窍于目,泪从目出,肝与泪有密切的关系。在正常情况下,泪液滋养眼睛而不外逸。但在病理情况下,肝的病变可以从泪的分泌情况表现出来,如肝的阴血不足则两目干涩。肝经有风热时则目眵增多,迎风流泪等。

(五) 肾

肾位于腰部,在脊柱两侧,左右各一。肾为阴中之阴,五行属水,与膀胱相表里。肾为封藏之本,先天之本,精之处。肾又被称为"作强之官、水脏"等。

1. 肾的主要生理功能 主藏精;主水;主纳气。

(1)肾藏精:肾有储藏先天之精和后天之精的功能。精具有促进生殖繁衍、促进生长发育、参与血液生成、抵御外邪侵袭等生理作用。根据精的内涵划分:广义之精,泛指一切精微物质,狭义之精,肾所藏之精。肾所藏之精,一是来源于父母的生殖之精,称先天之精;二是来源于饮食物的水谷之精,称后天之精。两者相互交融,合为一体,藏于肾中,统称肾精。肾精所化之气,称为肾气,肾气即是肾的生理功能,它包括肾阴和肾阳两个方面。肾阴,又称元阴,是人体阴液的根本,对机体各脏腑组织起着滋养、滋润的作用。肾阳,又称元阳,是人体阳气的根本,对机体各脏腑组织起着推动、温煦作用。肾藏精不足会导致人体生长发育障碍,如五迟、五软。

(2)肾主水:肾有主持和调节人体津液代谢的生理功能。肾中精气的气化功能,对于体内津液的输布和排泄,维持体内津液代谢平衡,起着极为重要的调节作用。肾主水是依靠肾的蒸腾气化、肾对肺、脾功能的调节以及肾阳主开、肾阴主合的作用实现的。肾主水的功能出现障碍时,就会引起水液代谢障碍。

(3)肾主纳气:肾具有摄纳肺所吸入的清气,以保持呼吸的深度,防止呼吸表浅的作用。肾主纳气的本质是肾封藏功能在呼吸运动中的体现,其物质基础乃是肾中之精气。肾不纳气表现在上下两个方面:表现在上的时候,封藏摄纳无力,吸气表浅,或呼多吸少,动则气喘。表现在下的时候,不能约束盆腔中几个主要脏器的功能。

2. 肾与体、窍、志、液的关系　肾主骨生髓,其华在发,开窍于耳和二阴,在志为恐,在液为唾。

(1)主骨生髓,其华在发:是指肾脏与骨、髓有密切关系。其华在发,是指发的生长有赖于精和血的滋养。由于肾藏精,肝藏血,精血相互转化,故又有"发为血之余"之说。髓是肾中精气所化生,肾中精气的盛衰会影响骨髓、脊髓和脑髓的充盈和发育,进而影响智力发育。骨的生长发育,有赖于骨髓的充盈并对其提供营养。如肾中精气充盈则能充养骨髓,骨骼生长发育正常。否则,骨髓空虚,骨髓生长发育受到影响,可见小儿囟门迟闭,骨软无力以及骨质疏松、脆弱易折。

(2)开窍于耳及二阴:肾与耳、二阴有密切的关系。耳的听觉灵敏与否有赖于脑髓的充养,而脑髓则为肾中精气所化。如肾中精气充盈则脑髓充盈,耳得所养则听觉灵敏。若肾中精气虚衰则脑髓虚衰,耳失所养则听力减退,或见耳鸣,甚则耳聋等。二阴指前阴和后阴,其功能的实现依赖肾的气化,因此肾开窍于二阴。如尿频、遗尿、尿闭等与肾气化功能失常有关。肾阴不足时则肠液枯涸而便秘,肾阳虚损则气化无权而阳虚便秘或阳虚泄泻,肾的封藏失司则可见久泄滑脱等。

(3)在志为恐:是指肾脏与恐的情志有密切关系。恐是一种恐惧和害怕的情志活动,是机体对不良刺激的一种反应。肾藏精而居下焦,恐则气下,气迫于下而下焦胀满,甚至遗尿。因此认为恐伤肾。

(4)在液为唾:是指肾脏与唾液有密切的关系。唾为肾精所化之液,循肾经而上行于舌。肾阴不足、肾精亏虚则多有咽干、口燥、唾液分泌不足的表现。若平时多唾或久唾,则易耗伤肾中精气。所以,常以舌抵上腭,待津唾渗出至满后再咽下,可以养肾精。

三、六腑

六腑是胆、胃、小肠、大肠、膀胱、三焦的总称。《素问·五脏别论》说:"六腑者,传化物而不藏,故实而不能满也。"六腑多为囊状管腔性器官,共同特点是受盛和传化水谷,泄而不藏,实而不满。

(一) 胆

1. 胆的形态和部位　胆附于肝,肝与胆有经脉相络属,胆居六腑之首,又为奇恒之腑。

2. 胆的生理功能

(1)贮藏和排泄胆汁,胆汁以助饮食物消化。胆汁的生化与排泄有赖于肝的疏泄。

（2）胆主决断,是指胆在精神意识思维活动过程中,具有判断事物,作出决定的能力。

（二）胃

1. **胃的形态和部位** 胃位于腹腔上部,上接食管,下通小肠,又称胃脘。胃分上、中、下三部分,分别称上脘、中脘、下脘。胃和脾被称为"仓廪之官""后天之本"。胃又被称为"太仓""水谷之海""水谷气血之海""五脏之本"等。

2. **胃的生理功能**

（1）主受纳、腐熟水谷:胃能接受、容纳饮食物及将饮食物磨碎、腐熟消化,进而将饮食物分化为精微、水气与残存物三个部分,前二者由脾运化至全身,第三部分下达小肠。在胃中所生之饮食物精微,是人体气血的后天来源,故曰:"胃者,水谷气血之海"。

（2）主通降、以降为和:是指饮食物经胃腐熟形成食糜以后,还必须由胃下行入小肠进一步消化吸收。胃的通降和胃的受纳关系十分密切,胃不受纳则无以通降,胃不通降则不能受纳。如胃失和降则不仅影响食欲,而且可因浊气上泛而出现口臭、脘腹胀满、腹痛、便秘等症。如胃气上逆还可以出现嗳气、呃逆、恶心、呕吐等症。胃以降为和,胃必须通降才能与脾的升清保持协调平衡,才能保证消化系统生理功能活动的正常进行。此外,胃的通降还影响小肠将食物残渣下输于大肠,以及大肠传化糟粕的生理功能。

（三）小肠

1. **小肠的形态和部位** 小肠位于腹中,上口与胃相接,下口与大肠相连。被称为"受盛之官"。

2. **小肠的生理功能**

（1）主受盛和化物:小肠接受从胃中转移之饮食物,在小肠中进一步消化吸收。

（2）泌别清浊:小肠将饮食物进一步消化后变为水谷精微、残渣及废水两部分,并将水谷精微吸收,经脾、三焦等脏腑的作用输布于全身,而糟粕及废水输送至大肠和膀胱。中医学将小肠对饮食物的消化吸收功能纳入脾主运化的生理功能之中。

（四）大肠

1. **大肠的解剖形态** 大肠居于腹中,上口与小肠相连,下口紧接肛门,大肠属下焦。

2. **大肠的生理功能** 大肠居腹中,其上口在阑门处接小肠,其下端连肛门,是一个管腔性器官,呈回环叠积状。大肠与肺通过经脉相互络属而成表里关系。大肠以降为顺,以通为用,主要生理功能是传化糟粕和主津。

(1)传化糟粕:传化,即传导、变化。大肠接受由小肠下传的食物残渣,形成粪便,传送至大肠末端,并经肛门有节制地排出体外,故大肠有"传导之官"之称。如大肠传导糟粕功能失常,则出现大便秘结或泄泻。

(2)大肠主津:大肠接受由小肠下传的食物残渣,将其中的津液吸收,即所谓燥化作用。由于大肠吸收津液,参与体内的津液代谢,故说"大肠主津"。如大肠虚寒,津液不得吸收,则可出现肠鸣、腹痛、泄泻等症;若大肠实热,消烁津液,或大肠津亏,肠道失润,又会出现大便秘结不通。

(五) 膀胱

1. **膀胱的解剖形态**　膀胱位于小腹中央,被称为"州都之官"。

2. **膀胱的生理功能**　膀胱的生理功能是贮尿和排尿。膀胱的这种功能有赖于肾气的固摄功能和肾的气化作用。实现膀胱贮尿功能必须依赖肾气的固摄功能,如肾气不固则膀胱不约,可见遗尿,甚则小便失禁。膀胱的排尿功能依赖于肾和膀胱的气化作用,如气化失司则排尿不畅,甚至出现癃闭现象。

(六) 三焦

1. **三焦的解剖形态**　三焦是上焦、中焦、下焦的总称,为六腑之一。又被称为"决渎之官""孤府"。

三焦的阴阳属性属阳,三焦与心包络相互配属(手少阳三焦经)。对三焦的形态争论颇多,多数医家认为它是分布于胸腹腔的一个大腑,唯三焦最大,无与匹配,故有"孤府"之称。

2. **三焦的生理功能**

(1)通行元气,三焦是元气的通道,是气化的场所。

(2)运行水液,为水液运行之道路,三焦有疏通水道、运行水液的作用,是全身水液升降出入的道路。

3. **上、中、下三焦部位划分及生理特点**

上焦,膈以上为上焦,包括头面和心、肺两脏。上焦主气的升发和宣散,但亦主气之降。上焦具有布散水津之气和宗气的功能,故曰"上焦如雾"。

中焦,为膈至脐的上腹部,中焦包括脾、胃、肝、胆,中焦的功能特点为"泌糟粕、蒸津液",为升降之枢,气血生化之源,故曰"中焦如沤"。

下焦,脐以下之部位属下焦,包括肾、膀胱、大肠、小肠等脏腑。下焦功能特点是排泄糟粕和尿液,且与元气、精、血的化生、贮藏密切相关,故曰"下焦如渎"。

四、奇恒之腑

奇恒之腑包括脑、髓、骨、脉、胆、女子胞。它们多属于中空之脏器，与腑相似，但又不是饮食物消化排泄的通道，能贮藏精气又与脏之功能相似，它们没有脏腑表里配合关系，也没有五行相属，故曰"奇恒之腑"。

（一）脑

脑为髓之海。它与人体的视、听、嗅觉、语言、记忆、思维等功能密切相关，故曰"脑为元神之府"。

（二）髓

髓，存在于骨骼内、脊柱内、脑内，故有骨髓、脊髓、脑髓之分，三者同为肾中精气所化生。髓充盈着骨骼、脊柱和脑，发挥着各自的功能。髓的主要功能有充养骨髓，濡养脑髓，化生血液。

（三）女子胞

女子胞为主持月经和孕育胎儿之脏器。上述功能与天癸的促进，与冲任二脉的气血充盈和通畅，与心、肝、脾、肾四脏对气血的生化和调节均有密切关系。

第四节 体 质

中医学对于体质的认识始于《黄帝内经》，而中医体质学理论体系形成于现代。中医体质学说是以藏象理论为指导思想，研究正常人体的功能和形态的差异性，以及对疾病发生、发展和演变过程影响的学说。中医体质学说不仅有助于从整体上把握人体的生命特征，对于养生保健和防治疾病等方面均具有重要意义。

一、概述

（一）体质的基本概念

体质是指在人体生命过程中，在先天禀赋和后天获得的基础上所形成的形态结构、生理功能和心理状态方面综合的、相对稳定的固有特质，是个体在生长、发育和衰老的过程中所形成的，与自然、社会环境相适应的相对稳定的人体个性特征。

（二）体质的形成

体质秉承于先天，得养于后天。此外，体质还与个体的性别、年龄、水土等因素有关。

1. 先天因素 体质的先天因素取决于父母。《灵枢·天年》说："人之始生……以母为基,以父为楯。"也就是说,人之始生与父母的神、精、血、气密切相关。先天禀赋,是指子代出生以前在母体内所禀受的一切,包括父母生殖之精的质量,父母血缘关系所赋予的遗传性,父母生育的年龄,以及在母体内孕育过程中母亲是否注意养胎和妊娠期疾病所致的一切影响。先天禀赋是体质形成的基础,是人体体质强弱的前提。

2. 后天因素　人一生中体质并不是一成不变的,而是在后天各种因素的综合影响下逐步发展、变化的。后天因素主要包括饮食、生活起居、劳欲、疾病、情志等方面。其摄养有度者,则可补先天之不足,使体质由弱变强,尽其天年而得长寿。其摄养无节者,则先天禀赋虽足,而过度衰耗,精气日减,体质由强变弱,再加疾病,往往早衰,甚至夭折。

3. 其他因素　影响体质的其他因素,是指一些非人力可以改变的自然因素,他们的存在是正常的,所造成的体质差异也是正常的。主要包括年龄、性别、地理以及社会因素。认识这些因素造成的体质差异,可以因人而异采取不同的养生方法和治疗措施。

二、体质的分类

体质的分类方法是认识和掌握体质差异性的重要手段。体质分类的方法有数十种之多,都是站在不同的角度进行分析。运用阴阳对体质进行分类,如五分法见于《灵枢·通天》,将人分为太阴、少阴、太阳、少阳、阴阳和平五种;又如四分法见于《灵枢·行针》,分为重阳、重阳有阴、阴多阳少、阴阳和调四类。而运用阴阳五行学说对体质进行分类,又可见于《灵枢·阴阳二十五人》分为木、火、土、金、水五个主型。另外还有脏腑分类法、体态分类法、性情分类法、气血津液分类法等。

现代医家结合中医理论、临床实践、文献研究以及流行病学调研等,王琦、庞万敏、杨长青和赵志付分别提出了体质的七分法,而王琦、毋国成、林齐鸣则又提出了体质的九分法。众医家中,王琦的体质九分法得到了普遍的认同,并作为中华中医药学会标准在业内广为应用。王琦的体质九分法将体质分为平和质、气虚质、阳虚质、阴虚质、痰湿质、湿热质、血瘀质、气郁质、特禀质 9 种(表 2-3)。

三、体质调护

由于体质的差异性,形成了个体对疾病的发生、发展变化及治疗反应等方面的差异性。因此,体质与病因、发病、病机、辨证、治疗及护理等有着密切的关系。体质调护主要包括了精神、饮食、起居以及运动四个方面(表 2-4)。

表 2-3 王琦体质九分法

体质	成因	总体特征	形体特征	常见表现	心理特征	发病倾向	对外界环境的适应能力
平和质	先天禀赋良好，后天调养得当	阴阳气血调和，以面色红润、精力充沛等为主要特征	体形匀称健壮	面色、肤色润泽，头发稠密有光泽，目光有神，鼻色明润，嗅觉通利，唇色红润，不易疲劳，耐受寒热，睡眠良好，胃纳佳，二便正常，舌色淡红，苔薄白，脉和缓有力	性格随和开朗	平素患病较少	对自然和社会环境适应能力均较强
气虚质	先天不足，后天失养或病后气亏等所致	元气不足，以气短、疲乏、自汗等气虚表现为主要特征	肌肉松软不实	平素语音低弱，气短懒言，容易疲乏，精神不振，易出汗，舌淡红，舌边有齿痕，脉弱	性格内向，不喜冒险	易患感冒、内脏下垂等病；病后康复缓慢	不耐受风、寒、暑、湿邪
阳虚质	可由于先天禀赋不足；或因后天失调，营养不当，喂养不当，或中年后劳倦内伤，房事不节，到年老阳衰及肾等所致	阳气不足，以畏寒怕冷，手足不温等虚寒表现为主要特征	肌肉松软不实	平素畏冷，手足不温，喜热饮食，精神不振，舌淡胖嫩，脉沉迟	性格多沉静、内向	易患痰饮、肿胀、泄泻等病；感邪易从寒化	耐夏不耐冬；易感风、寒、湿邪

续表

体质	成因	总体特征	形体特征	常见表现	心理特征	发病倾向	对外界环境的适应能力
阴虚质	先天本弱，后天久病、失血、积劳伤阴等所致	阴液亏少，以口燥咽干、手足心热等虚热表现为主要特征	体形偏瘦	手足心热，口燥咽干，鼻微干，喜冷饮，大便干燥，舌红少津，脉细数	性情急躁，外向好动，活泼	易患虚劳、失精、不寐等病；感邪易从热化	耐冬不耐夏；不耐受暑、热、燥邪
痰湿质	先天遗传，或后天过食肥甘以及水湿停聚等所致	痰湿凝聚，以口黏苔腻等痰湿表现为主要特征	体形肥胖，腹部肥满松软	面部皮肤油脂较多，多汗且黏，胸闷，痰多，口黏腻或甜，苔腻，食肥甘甜黏，脉滑	性格偏温和、稳重，多善于忍耐	易患消渴、中风、胸痹等病	对梅雨季节及湿重环境适应能力差
湿热质	湿热蕴结不解，形成于先天禀赋或久居湿地等所致	湿热内蕴，以面垢油光、口苦、苔黄腻等湿热表现为主要特征	形体中等或偏瘦	面垢油光，易生痤疮，口苦口干，身重困倦，大便黏滞不畅或燥结，小便短黄，男性易阴囊潮湿，女性易带下增多，舌质偏红，苔黄腻，脉滑数	容易心烦急躁	易患疮疖、黄疸、热淋等病	对夏末秋初温热气候，湿重或气温偏高环境较难适应

续表

体质	成因	总体特征	形体特征	常见表现	心理特征	发病倾向	对外界环境的适应能力
血瘀质	多因先天遗传，后天损伤，起居失度，久病血瘀等所致	血行不畅，以肤色晦暗，舌质紫黯等血瘀表现为主要特征	胖瘦均见	肤色晦暗，色素沉着，容易出现瘀斑，口唇暗淡，舌暗或有瘀点，舌下络脉粗或增粗，脉涩	易烦、健忘	易患癥瘕及痛证、血证等	不耐受寒邪
气郁质	先天遗传及后天情志所伤等所致	气机郁滞，以神情抑郁，忧虑脆弱等气郁表现为主要特征	形体瘦者为多	神情抑郁，情感脆弱，烦闷不乐，舌淡红，苔薄白，脉弦	性格内向不稳定，敏感多忧	易患脏躁、梅核气、百合病及郁证等	对精神刺激适应能力较差；不适应阴雨天气
特禀质	先天因素，遗传因素，环境因素，药物因素等所致	先天失常，以生理缺陷，过敏反应等为主要特征	过敏体质者一般无特殊；先天禀赋异常者或有畸形，或有生理缺陷	过敏体质者常见哮喘、风团、咽痒、鼻塞、喷嚏等；患遗传性疾病者有垂直遗传，先天性、家族性特征；患胎传性疾病者具有母体影响胎儿个体生长发育及相关疾病特征	随禀质不同情况各异	过敏体质者易患哮喘、荨麻疹、花粉症及药物过敏等；遗传性疾病如血友病、先天愚型等；胎传性疾病如五迟（立迟、行迟、发迟、齿迟和语迟）、五软（头软、项软、手足软、肌肉软、口软）、解颅、胎惊等	适应能力差，如过敏体质者对易致敏季节适应能力差，易引发宿疾

表2-4　体质九分法的体质调护

体质	精神调摄	饮食调护	起居调适	运动养生
平和质	可培养一些兴趣爱好，保持平和心态，如琴棋书画，吹拉弹唱等，或打球、爬山、跑步、散步、太极拳（剑）等	第一原则是膳食平衡，食物多样化。在此基础上，还应注意气味调和，因时施膳，根据季节选择适宜的饮食，不宜过于偏食寒性或热性的食物	遵循年节律，季节律，月节律，昼夜节律等自然规律。起居有常，不妄作劳，顺应四时，调摄起居	根据年龄，性别，个人兴趣爱好的差异选择不同的，全面多样的锻炼方法。运动量以中等偏低的强度为宜，循序渐进，持之以恒
气虚质	不宜过思过悲。应培养乐观豁达的生活态度，避免过度紧张及身心疲劳，保持平和稳定的心态	脾主运化，为气血生化之源，可选用健脾益气之品，如粳米、小米、香菇、猪肚等。气虚者多有脾胃虚弱，饮食宜清淡易消化，避免滋腻之食，必要时可选用补气药膳调养	卫阳不足，易于感受外邪，应注意保暖，总汗出当风，防止外邪侵袭。可微动四肢，以流通气血，促进脾胃运化，但不可过于劳作，以免耗伤正气	可选用一些比较柔缓的传统健身功法，如八段锦，太极拳（剑）等。锻炼应少量多次，循序渐进。不宜做大出汗的运动，忌用猛动和做大动作的运动，总用力，以免耗损元气。可常按摩足三里穴健脾，补气，益气
阳虚质	平时应注重自觉调整情绪，和喜怒，去忧悲，防惊恐。要善于自我排遣或向他人倾诉，尽量减少不良情绪的影响	平时少食蟹，柚子，各种瓜，芹菜，绿豆以及少喝绿茶、冷饮等寒凉之品，宜多吃羊肉、狗肉、栗子、核桃，韭菜，茴香等温补脾肾阳气的食物。即使在盛夏也不要过食寒凉之品	秋冬季节要适当暖衣温食以养护阳气，尤其要注意下肢和腰部的保暖。夏季应尽量避免强力劳作，以免大汗伤阳，也不可贪凉饮冷。应避免在阴暗潮湿寒冷的环境下长期工作和生活，晴好天气多进行户外活动	应以振奋，提升阳气的锻炼方法为主，如"五禽戏"。锻炼时应注意保暖避寒，不宜在阴冷天气或潮湿之处锻炼，宜选择阳光充足的上午进行室外锻炼。运动量不宜过大，以防汗出伤阴，足三里，涌泉等穴位补肾助阳

续表

体质	精神调摄	饮食调护	起居调适	运动养生
阴虚质	在日常生活、工作中遵循"恬淡虚无……精神内守"之法则,少与人争,保持稳定的心态	饮食上少食辛辣燥烈、肥甘厚腻之品。少吃葱、姜、蒜等具有温热性味的调味品。应多食滋阴潜阳的食物,如龟、鳖、百合、牛奶、猪皮、鸭肉、乌梅等。多食蔬菜、水果、糙米等,以助排便	居室环境应安静,保持空气湿润,睡眠充足。节制房事,惜精。尽量避免工作紧张、熬夜,剧烈运动、高温酷暑的工作生活环境	宜选择八段锦、太极拳(剑)等,也可习练"六字诀"中的"嘘"字功,以涵养肝气,运动量以中小强度为宜,避免在炎热的夏天,或闷热的环境中运动,以免出汗过多、损伤阴液
痰湿质	适当增加社会活动,培养广泛的兴趣爱好,增加知识,开阔眼界。合理安排休息、娱乐,以舒畅情志,调畅气机,改善体质,增进健康	饮食宜清淡,多摄取能宣肺、健脾、益肾、化湿、通利三焦的食物,如山楂、荷叶、冬瓜、赤小豆、扁豆等。体型肥胖者,应少吃肥甘厚腻之品	保持居室干燥,平时多进行户外活动,可常常进行日光浴,以舒展阳气,通达的气候条件下,要减少户外活动,避免受寒雨淋	根据自身情况选择合适的运动方法,如慢跑、散步、羽毛球、网球、乒乓球、游泳、武术以及适合自己的各种舞蹈。时间宜在下午2:00—4:00阳气极盛之时,环境宜温暖
湿热质	应安神定志以舒缓情志,学会正确对待喜与忧、苦与乐,顺与逆,保持稳定的心态	宜食用清利化湿的食品,如茯苓、薏苡仁、莲子、苦瓜、绿豆等。禁忌辛辣燥烈之品,如辣椒、狗肉、牛肉、酒等	不宜长期熬夜,或过度疲劳。保持二便通畅,预防皮肤病变。戒烟禁酒	适合做大强度、大运动量的锻炼,如爬山、中长跑、游泳、各种球类、武术等,以消耗体内多余的热量,排泄多余的水分,达到清热除湿的目的

续表

体质	精神调摄	饮食调护	起居调适	运动养生
血瘀质	要加强心性修养和意志的锻炼。合理安排工作、学习，培养兴趣爱好，理性克制情感冲动	宜选用具有活血化瘀功效的食物，如山楂、黑木耳、洋葱等。对非饮酒禁忌者，可适量饮用葡萄酒，促进血液循环	避免寒冷刺激，日常生活中注意动静结合，不可贪图安逸，以免加重气血郁滞	多采用一些有益于促进气血运行的运动项目，如太极拳（剑）、易筋经、五禽戏及各种健身操等。运动时若有胸闷或绞痛、呼吸困难、疲劳、恶心、眩晕、头痛、四肢剧痛等症状，应立即停止运动，到医院做进一步检查
气郁质	注重培养乐观情绪，积极主动参加有益的社会活动，提高学习和工作热情，学会与人交往，培养兴趣爱好，以利气血和畅，营卫流通，改善不良情绪	应多食用具有疏肝理气功效的食物，如陈皮、金橘、佛手、萝卜、大麦、玫瑰花、菊花等，以利气机通畅	日常生活中应学会调畅情志，衣着宽松，适当增加户外活动和社会交往，以放松身心，和畅气血，减少抑郁情绪	应尽量增加户外活动，可选择登山、跑步、打球、游泳等运动量大强度、大负荷的运动，或选择下棋、打牌、瑜伽、打坐、放松训练，以利于鼓动气血，舒发肝气，促进食欲，改善睡眠，促进人际交流，改善抑郁情绪
特禀质	多数特禀质者因对外界环境适应能力差，会表现出不同程度的性格内向、敏感、多疑，焦虑、抑郁等心理反应，可酌情采取相应的心理保健措施	根据个体的实际情况制订不同的保健食谱。如过敏体质者饮食宜清淡，忌辛辣、生冷、肥甘油腻及鱼、虾、蟹、香菜、蛋、奶等各种"发物"，以免引动伏痰宿疾	应根据个体情况调护起居。过敏体质者在季节更替之时，及时增减衣被，增强机体对环境的适应能力。春季应减少户外活动，避免接触各种致敏的动植物，减少发病	可练"六字诀"中的"吹"字功，以调养肾精先天，培补各种禀质气。同时，可根据各种禀质的不同特征选择有针对性的运动锻炼项目，逐渐改善体质

第五节　病 因 病 机

病因病机学说是以阴阳、五行、精气学说为指导,以脏腑经络、气血津液理论为基础,探讨致病因素的特性与致病特点,阐明疾病发展的内在病理状态,以及病机间的彼此联系,从而揭示疾病的发生、形成、演变、转归的机制所在,为辨证论治提供理论依据。

一、病因

病因,是指导致疾病发生的原因。主要有六淫、疠气、七情、饮食、劳逸伤、外伤及病理产物性病因,如痰饮、瘀血等。现代根据病因类型与发病途径,分为外感病因、内伤病因、继发病因和其他病因四类。

(一) 外感病因

1. 六淫

(1)六淫的基本概念:六淫,即风、寒、暑、湿、燥、火(热)六种外感病邪的统称。"淫"即淫邪,有太过、异常致病之意。风、寒、暑、湿、燥、火(热)本是自然界的六种气候变化,正常的气候变化称"六气"。当气候变化异常,或太过,或不及,或非其时而有其气,或气候变化过于急骤使机体不能与之相适应,或在人体的正气不足而抵抗力下降时,六气即可成为致病因素,侵犯人体使人发病。此时致病的"六气"称为"六淫"。

(2)六淫致病的共同特点

外感性:六淫致病途径从外感受,多从肌表、口鼻而入,由于病邪在表,故所致疾病统称为外感病。

季节性:六淫致病常有明显的季节性,如春季多风病,夏季多暑病,长夏多湿病,秋季多燥病,冬季多寒病等。因其与季节时令有关,故所致疾病又称"时令病"。

区域性:六淫致病常与居处地区及环境有关。如东南地区多湿病、热病,西北地区多寒病、燥病,久居湿地易感受湿邪致病,高温环境作业易患燥火之病。

相兼性:六淫邪气既可单独使人致病,又可两种以上邪气同时侵犯人体而致病,如风寒袭表、风寒湿痹、暑湿泄泻等,就是多种邪气相兼致病。

转化性:六淫邪气在一定条件下可相互转化,多与体质和邪郁有关。

临床上还有一些因脏腑功能或气血津液失调而表现出类似风、寒、湿、燥、火的证候,因属内伤而非外感所致,故将此类证候称为内风、内寒、内湿、内燥、内火,统名"内生五邪"。

(2)六淫的性质和致病特征

1)风邪:空气流动则为风,风气淫胜,伤人致病,则为风邪。风为春季主气,故风邪为病,以春季多见,风邪是六淫中最常见最重要的病邪。

风邪的性质与致病特点:

风为阳邪,轻扬开泄,易伤阳位:风邪轻扬,具有升散、向上、向外的特性,故属于阳邪。风性开泄是指风邪侵犯人体易使腠理疏泄张开。阳位是指人体上部(头面)、阳经和肌表。故风邪致病多有头昏头痛、恶风寒、发热等症。

善行而数变:善行是指风邪致病有病位游移,行无定处的特性。如肌肉酸痛,或关节疼痛游走而无定处称为"风痹"或"行痹"。数变是指变化多端,风邪多变幻迅速无常。如风疹块具有起病急骤,此起彼伏,发无定处,时隐时现等特点。

风性主动:"动"指动摇不定。风邪为患,其症状体征具有动摇不定的特性,如眩晕、震颤、惊风、抽搐等。

风为百病之长:《素问·风论》说:"风者,百病之长也,至其变化,乃为他病也。无常方,然致有风气也。"风邪致病极为广泛,六淫之中的寒、暑、湿、燥、火多依附于风邪侵犯人体致病,如外感风寒、风热、风湿、风燥等。

2)寒邪:寒为寒冷,若寒冷太过,伤人致病,则为寒邪。寒为冬季主气,寒邪以冬季多见。

寒邪的性质与致病特点如下:

寒为阴邪,易伤阳气:寒与热相对而言,则寒为阴,热为阳。阴寒盛则易伤人体阳气,使证候呈现寒象。若寒邪伤表,卫阳郁遏,则出现恶寒发热,头身疼痛等症;若寒邪直中太阴,脾阳受损,则出现脘腹冷痛、呕吐清水、腹泻等症;寒邪直中少阴,心肾阳气受损,则出现四肢逆冷、畏寒、小便清长等症。

寒性凝滞而主痛:凝滞即凝结、阻滞不通之意。寒邪侵袭人体,令经脉气血凝滞不通,"不通则痛",从而出现各种疼痛的症状,其特点为疼痛剧烈,遇冷加重。寒邪束表,则头痛、身痛;寒伤中阳,则脘腹冷痛;寒邪阻滞经络,则肢体关节冷痛。故疼痛是寒邪致病的重要特征。

寒性收引:收引即收缩牵引之意。寒邪侵袭人体,易使气机收敛,腠理闭塞,筋脉收缩而挛急。如寒邪侵袭肌表,使腠理收缩,毛窍闭塞,卫气不得宣泄,则症见恶寒、无汗;如寒邪侵袭经络关节,则筋脉收缩挛急、四肢拘急、屈伸不利等症。

3)暑邪:暑为夏令炎热之气所化,暑气太过,伤人致病,则为暑邪。暑为夏季主气,独见于夏季,有明显的季节性。

暑邪的性质和致病特点如下:

暑为阳邪,其性炎热:暑为夏季火热之气所化,故为阳邪。暑邪为病多出现阳热症状,如高热、面赤、烦渴、汗多,脉洪大等。

暑性升散,易伤津气:暑邪属阳,易升易散。暑邪伤人,可致腠理开泄而多汗。汗出过多,易伤津液,使气随津耗而致气虚乏力等症。

暑多夹湿:暑令气候炎热,多雨潮湿,天暑下逼,地湿上蒸,故暑邪伤人,常兼湿邪。除见发热、烦渴等暑热症状外,常兼见头身困重、胸脘痞闷、恶心呕吐、大便溏泄等湿阻症状。

暑邪伤人还可使阳热内闭,轻症可见头晕恶心,重症暑热内传扰乱心神,则可突然昏倒,冷汗肢凉,不省人事,称为"中暑"。

4)湿邪:湿为潮湿之气,若湿气淫胜,伤人致病,则为湿邪。湿为长夏主气。长夏是指夏秋之间,即农历六月,为一年中湿气最重的时期,故多湿病。除与季节有关之外,还与工作、居住环境有关,如居住潮湿或长期冒雨涉水,或水中作业等都易导致湿邪侵袭。湿邪的性质和致病特点如下:

湿为阴邪,阻碍气机,易伤阳气:其性类水,故属阴邪。"阴胜则阳病",湿邪侵入人体,留滞脏腑经络,容易阻遏气机,使气机升降失常,而产生胸脘痞闷、小便短涩、大便溏而不爽等症。湿喜归脾,故湿邪最易阻遏脾阳,致脾失健运;水湿不化,泛于肌肤,则为水肿;脾不升清,水湿渗于肠间则为泄泻;湿邪流注经脉,经络阻滞,则肢体关节疼痛沉重。

湿性重浊:"重"即沉重之意。是指感受湿邪,常见头重如裹、周身困重、四肢酸软沉重等症。"浊",即秽浊,多指分泌物、排泄物秽浊不清。湿邪致病可出现各种秽浊症状,如面垢眵多、大便溏泄、下痢黏液脓血、小便浑浊、妇女白带过多、湿疹浸淫肌肤等症。

湿性黏滞:"黏",即黏腻;"滞",即停滞。湿为重浊有质之邪,有黏腻停滞的特点。一是指湿病症状多黏滞不爽,如舌苔垢腻,大便黏滞不爽,小便淋涩不畅等;二是指湿邪为病多缠绵难愈,病程较长或反复发作,如湿痹、湿疹、湿温等病。

湿性趋下:湿性为水,有趋下的特性,湿邪为病多见下部的症状,如下肢水肿、小便淋浊、阴囊湿疹、带下、泄泻、痢疾等病证。

5)燥邪:燥为干燥之气,燥气太过,伤人致病,则为燥邪。燥为秋季主气,故又称秋燥。燥邪致病,有温燥、凉燥之分。初秋有夏火之余气,或久晴无雨,秋阳以曝,多为温燥;深秋已凉,近于冬寒之凉气,多为凉燥。燥邪的性质和致病特点如下:

燥易伤津:燥邪为敛肃之气,其性干涩,最易伤人津液,出现津液不足之症,如皮肤干燥、咽喉干燥、干咳无痰、口唇皲裂、小便短少、大便干结、舌红少津等。

燥易伤肺:肺为娇脏,喜润恶燥。肺主气,司呼吸,开窍于鼻,外合皮毛。燥邪伤人,多由口鼻、皮肤而入,故极易伤肺。症见鼻燥咽干、干咳少痰或痰中见血丝、大便干燥等。

6) 火邪：火热之气太过，伤人致病，则为火热之邪。火为阳盛之气，包含温、热之邪。温、热、火三者性质相同而程度不同，温为热之渐，火为热之极，故火与热常并称。风、寒、暑、湿、燥等邪均能在其病理过程中化热成火，称"五气化火"。火邪的性质和致病特点如下：

火性炎上：火热为阳盛所生，火热之性，燔灼焚焰，升腾上炎，故谓火性炎上。证候特点为火热炽盛，位多居上。如出现高热、烦渴、目赤头痛、口舌生疮等症。又因火热之邪可上炎而扰动神明，故又可出现狂妄躁动、神昏谵语等临床表现。

火易伤津耗气：火为热之极，迫津外泄，常见大汗出，并见口干渴、小便短赤等伤津耗液的症状。气依附津液而存在，故汗多则气随汗泄，出现神疲乏力、少气等症。

火易生风动血：火热之邪易燔灼肝经，耗伤阴液，使筋脉失养，而致肝风内动，热极生风，出现高热、神昏谵语、四肢抽搐、两目上视、颈项强直、角弓反张等症。火灼伤脉络，迫血妄行，则出现各种出血证，如吐血、尿血、便血、崩漏等。火热之邪入于血分，可聚于局部，腐蚀血肉为痈肿疮疡。

火易扰心神：心属火，火热性躁动，与心相应，故火热之邪入于营血，尤易影响心神。出现心烦失眠、神昏谵语等症。

2. 疠气　疠气是一类具有强烈传染性的外感病邪，又称为疫气、戾气、时气、疫毒、异气等。疠气引起疾病，统称为"疫疠""疫病""瘟病"。《温疫论》说："夫温疫之为病，非风、非寒、非暑、非湿，乃天地间别有一种异气所感。"指出疠气是外来的致病因素之一，而又不同于六淫。总之，疠气致病，具有发病急剧、病情险恶、死亡率高、传染性强的特点。

(1) 疠气的发生与流行

有一定的发生与流行条件：疫疠的发生与流行，一是与自然界气候的特殊变化有关，如久旱、酷热、淫雨、洪水等；二是与环境卫生条件有关，如动物尸体未及时掩埋、秽恶杂物处理不善，日久腐败，均有利于疫毒的孳生；三是与预防隔离措施有关，因为疠气具有强烈的传染性，若预防和隔离疫疠病的措施不得力，往往可使疫疠病发生和流行；四是与社会因素有关，战乱和灾荒易造成瘟疫流行。若国家安定、经济繁荣、民众安居乐业，又注重卫生防疫工作，疫疠病发病率会显著下降，并不易发生流行。

传染方式各异：疫疠的传染，有从呼吸感受，有从饮食而入，有从肌表而袭。不同疫疠，具有不同的传染途径。

(2) 疫疠的性质和致病特点如下

传染性强，易于流行：具有传染性和流行性，疠气可以通过空气、食物、饮水等途径在人群中传播。具有强烈的传染性和流行性,是疠气最主要的特点。《温疫论》说:"此气之来,无论老少强弱,触之者即病。"《黄帝内经》说:"五疫之至,皆相染易。"《诸病源候论》说:"人感乖戾之气而生病,则病气转相染易,乃至灭门。"

发病急骤,病情危笃:疫疠致病,具有发病急骤,病情危重,死亡率高的特点,如霍乱等。《温疫论·杂气论》说:"疫气者······为病颇重。""缓者朝发夕死,急者顷刻而亡。"

一气一病,症状相似:疠气种类繁多,一种疠气引起一种疫疠病,同一疫疠,专入某脏腑、经络,专发为某病,故临床症状基本相似。如大头瘟、疫痢、霍乱、白喉、百日咳、水痘、天花等。《温疫论·杂气论》说:"大约病遍于一方,沿门固户,众人相同者,皆时行之气,即杂气为病也。为病种种,是知气之不一也。盖当时适有某气,专人某脏腑某经络,专发为某病,故众人之病相同。"

(二) 内伤病因

1. 七情　七情,即喜、怒、忧、思、悲、恐、惊七种情志活动,是人体对内外环境变化产生的情绪反应。在正常情况下,七情并不是致病因素。但突然、剧烈或持久的七情反应,超过了人体生理和心理的适应和调节能力,引起气机紊乱,脏腑阴阳气血失调,即可导致疾病的发生。因病从内发而称之为"七情内伤"。

(1)七情与内脏精气的关系:脏腑精气是产生各种情志活动的内在基础。《素问·天元纪大论》说:"人有五脏化五气,以生喜怒思忧恐。"《素问·宣明五气》说:"心藏神,肺藏魄,肝藏魂,脾藏意,肾藏志。"心主血藏神,在志为喜;肝主疏泄,藏血藏魂,在志为怒;脾主运化,藏意,在志为思;肺主气藏魄,在志为忧(悲);肾藏精、藏志,在志为恐。

(2)七情致病有以下的特点

以情志刺激过度为主因:所有七情内伤的病症,均是以外界刺激引起情志异常为主因,作用于内脏导致脏腑阴阳气血失调而发病。

损伤五脏:由于五脏与情志活动有相对应的关系,不同的情志变化,对人体内脏有不同的影响。肝在志为怒,过怒则伤肝;心在志为喜,过喜则伤心;脾在志为思,过思而伤脾;肺在志为忧,过忧则伤肺;肾在志为恐,过恐则伤肾。由于心主血而藏神,肝藏血而主疏泄,脾主运化为气血生化之源,故情志致病中,以伤及心、肝、脾三脏最为多见。

影响脏腑气机:七情致病主要是影响脏腑气机,导致气机升降失常,气血运行紊乱而发病。

怒则气上:指过度愤怒,可影响肝的疏泄功能,而使肝气横逆上冲,血随气逆,并走于上。临床常见头胀头痛、面红目赤、急躁易怒、呕血,甚则昏厥晕倒等症。

喜则气缓:暴喜过度,可使心气涣散不收,神不守舍,出现精神不集中,甚则失神狂乱等症状。

悲则气消:指过度悲忧损伤肺气,使肺气消耗,意志消沉抑郁,从而出现意志消沉、精神不振、气短胸闷、乏力懒言等症。

恐则气下:指恐惧过度,使肾气不固,气泄于下。临床可见二便失禁,遗精、滑精、骨痿等症。

惊则气乱:指突然受到惊吓,损伤心气,导致心气紊乱,心无所倚,神无所归,虑无所定,惊慌失措,从而出现心悸、惊恐不安等症状。

思则气结:指思虑劳神过度,伤神损脾导致气机郁结,脾的运化无力,胃的受纳腐熟失职,从而出现脘腹胀满、纳呆、大便溏泄、心悸、失眠、健忘等症状。

情志变化,影响病情:七情对疾病的演变的影响主要是两方面:一是有利于疾病的康复,如豁达乐观可使五脏安和、气机条畅,则促进疾病痊愈。二是诱发疾病或加重病情,如忧思郁怒,损伤五脏,影响气机,可使病情恶化。在临床治疗中,应重视患者的精神因素,采取多种措施,调理情志,促使疾病向有利于好转的方面发展。

2. 饮食失宜 饮食是人体生存和保持健康的必要条件。人体主要靠脾胃的运化作用对饮食物进行受纳、消化和水谷精微的吸收和转输,故脾胃为气血生化之源,后天之本。饮食所伤,主要病及脾胃,后累及其他脏腑。饮食失宜包括饮食不节、饮食不洁和饮食偏嗜三个方面。

(1)饮食不节:饮食要有节制,以适度为宜,过饥过饱或饮食无时均可导致疾病的发生。

过饥则气血化源不足,因而气血衰少,脏腑功能减退,久之则正气虚弱,御邪无力而生病。临床可见面色无华、心悸气短、少气乏力、眩晕、自汗等症。同时还可因正气虚弱而变生或易感他病。

相反,过饱,如饮食过量或暴饮暴食,则损伤脾胃,出现脘腹胀满、腹痛、嗳腐吞酸、厌食、呕吐、腹泻等症状。此外,过食肥甘厚味,易化生内热,甚至引起痈肿疮毒等。小儿由于脾胃功能较弱,加之食量不能自控,故常发生食伤脾胃的病证。

有规律地定时进食,则胃之腐熟、脾之运化、水谷精微化生有序。饮食无时,则胃之腐熟、脾之运化节奏紊乱,常损伤脾胃,变生他疾。

(2)饮食不洁:饮食不洁指食用了不清洁,或陈腐变质,或有毒的食物。饮食不洁引可起多种胃肠疾病,出现腹痛、腹泻、呕吐等症;或引起肠道寄生虫病,如蛔虫、绦虫等;若进食腐败变质、有毒食物,可致食物中毒,出现剧烈腹痛、吐泻等中毒症状,甚至昏迷或死亡。

(3)饮食偏嗜:若过分偏食或不食某些食物,易造成体内某些营养成分过剩或不足而发病。

寒热偏嗜:饮食应寒温适中,少食辛热,慎食生冷。若偏食生冷寒凉,久可损伤脾胃阳气,导致寒湿内生,出现腹中冷痛、泄泻等症;若偏食辛温燥热,则可使肠胃积热,或酿成痔疮等。

五味偏嗜:五味,即酸、苦、甘、辛、咸五种食味。五味与五脏各有其亲和性,若偏嗜其中一味,可使所喜入之脏腑功能偏盛,久之损伤内脏,发生病变。

肥甘厚味偏嗜:"肥则令人内热,甘则令人中满。"肥甘厚味偏嗜可生内热、脘腹胀满,或生疔疮、消渴、中风等。

3. 劳逸失度　正常的劳动有助于气血流通,增强体质。适当的休息可以消除疲劳,恢复体力和脑力。劳倦或过逸均可致病。

(1)过劳:过劳是指过度劳累,古称劳倦。包括劳力过度、劳神过度、房劳过度三个方面。

劳力过度(形劳):是指体力劳动负担过重,时间过长,积劳成疾;或病后体虚,勉强劳作。劳力太过一方面耗伤脾肺之气,出现少气懒言、体倦神疲、喘息汗出、形体消瘦等症;另一方面过度劳力而致形体损伤,即劳伤筋骨。

劳神过度(心劳):是指长期用脑过度,思虑劳神而积劳成疾。思虑劳神过度,可使心血暗耗,肝阴血受损,出现心悸、健忘、失眠、多梦等症状,脾失健运,出现纳呆、腹胀等症状。

房劳过度(肾劳):房事不节,易致肾精耗伤,出现腰膝酸软、眩晕耳鸣,男子遗精、早泄、阳痿,女子月经不调、宫冷不孕等症。

(2)过逸:过逸是指过度安逸,或好逸恶劳。人体须要适当的运动,以助气血流通。逸之为病,可使脾失健运,气血不足,正气减弱而致病,出现精神不振、纳呆、肢体软弱无力,甚则形体虚胖,动则心悸、气喘、出汗等。

(三) 继发病因

痰饮、瘀血、结石等,都是脏腑功能失调所产生的病理产物,但又能倒果为因,成为一种致病因素,直接或间接地作用于某些脏腑组织而引起疾病。

1. 痰饮　痰和饮都是脏腑功能失调,水液代谢障碍所形成的病理产物。临床上在许多情况下难以截然将痰饮和水湿分开,故常并称痰饮、痰湿、水湿、水饮等。

(1)痰饮的形成:痰饮多由外感六淫、疠气、饮食、劳逸、七情内伤等多种因素导致肺、脾、肾及三焦的功能失调,水液代谢障碍,以致水液停滞而成。肺主通调水道,宣发津液,脾主运化水湿,肾则蒸化水液,三焦是气和水液运行的通道,故痰饮的形成与肺、脾、肾及三焦关系密切,有"脾为生痰之源,肺为贮痰之器"和"肾虚水泛为痰"之说。

(2)痰饮的致病特点

阻滞气血运行:痰饮为有形实邪,可随气流行,或停滞于经脉,或留滞于脏腑,阻滞气机,妨碍血行。若流注于经络,可阻滞经络,气血运行不畅,出现肢体麻木、屈伸不利,甚则半身不遂。若结于局部,则形成瘰疬痰核、阴疽流注等。若停滞于脏腑,则阻滞气机,使脏腑气机失常。如痰饮阻肺,肺失宣降,可见胸闷气喘、咳嗽等;痰浊犯胃,可见恶心呕吐、脘闷;痰浊痹阻心脉,血气运行不畅,可见胸闷心痛等;痰与气结于咽喉,则形成"梅核气",胸膈满闷,善太息等。

影响水液代谢:痰饮本为水液代谢失常的病理产物,但是形成之后,可作为致病因素反过来作用于人体,进一步影响肺、脾、肾等脏腑的功能活动,影响水液代谢。如痰饮阻肺,肺失宣降,可致水液不布;痰湿困脾,脾气不升,可致水湿不运;痰饮停滞下焦,影响肾气的蒸化,可致水液停蓄。因此,痰饮可通过对肺、脾、肾的影响,加重水液代谢障碍。

易于蒙蔽心神:痰饮为浊物,而心神性清净。痰饮随气上逆,蒙蔽清窍,扰乱心神,可致头晕目眩、精神不振等。或痰浊上犯,与风、火相合,蒙蔽心窍,扰乱神明,可致神昏谵妄,或引起癫、狂、痫等疾病。

致病广泛,变幻多端:痰饮随气流行,内而五脏六腑,外而四肢百骸、肌肤腠理,可停滞而致多种疾病。由于痰饮所在部位不同,临床表现也不相同。痰饮致病,变幻多端,十分复杂。可伤阳化寒,可郁而化火,可夹风、夹热,可化燥伤阴,可上犯清窍,可下注足膝,且病势缠绵,病程较长。故有"百病多由痰作祟"之说。

2. 瘀血 瘀血是指体内血液停积而形成的病理产物。包括血液运行不畅,或血行受阻,滞留于经脉、组织之中,或体内存留离经之血未能消散者,都称为瘀血。

(1)瘀血的形成:一是由于内外伤,或其他原因引起出血,离经之血留于体内不能消散,形成瘀血;二是外感六淫、疠气,内伤七情,或饮食、劳倦、年老、久病等,导致人体气虚、气滞或血寒、血热,寒则血凝,热则血涸,使血行不畅而凝滞,从而产生瘀血。

(2)瘀血的致病特点

影响气机:瘀血阻滞于局部,影响气血运行,出现经络阻滞、气机失调及血运不畅等病理变化。如局部外伤,血出致瘀,局部出现青紫、肿胀、疼痛等症状。

阻塞经脉:无论瘀血滞于脉内或留积于脉外,均可影响心、肝、脉等脏腑功能,可致局部或全身血液不能正常运行。如瘀血阻滞于心,心脉痹阻,可致胸痹心痛;瘀血留滞于肝脏,可致肝脏脉络阻滞,气血运行障碍;瘀血阻滞于脉道,损伤脉络,血逸脉外,可致出血、血色紫暗有块等。

影响新血生成:瘀血阻滞体内,日久不散,气血运行失常,势必影响新血形成。"瘀血不去,新血不生。"久瘀之人常见肌肤甲错、毛发不荣。

病位固定,病证繁多:瘀血一旦停滞于某脏腑组织,一时难以消散,故其病位相对固定。而瘀滞部位不同,原因各异,兼邪不同,其病证亦不同。

3. 结石　结石,是指体内某些部位形成并停滞为病的砂石样病理产物。据性状而言,常见的结石有泥砂样结石、圆形或形状不规则的结石、结块样结石等,且大小不一。据部位而言,常见肾结石、输尿管结石、膀胱结石、胆结石、胃结石等。结石形成后,皆有致病性,导致新的病证,如石淋、黄疸等。

结石的形成与饮食不当、情志内伤、服药不当、体质差异或久病损伤有关。

气机壅塞不通为结石的基本病机,疼痛是结石的共同症状。结石的致病特点如下:

多发于肝、肾、胆、胃、膀胱等脏腑。

病程较长,病情轻重不一:结石小,病情较轻,有的可无任何症状;结石过大,病情较重,症状明显,发作频繁。

阻滞气机,损伤脉络:可见局部胀痛,程度不一。若结石嵌顿于狭窄部位,如胆道或输尿管中,常出现胆区或腹部绞痛。若损伤脉络,则可致出血,如尿血。

(四) 其他病因

1. 外伤　是指因受到外力或外在因素所致的机体损伤。包括外力损伤、烧烫伤、冻伤以及虫兽所伤。外伤致病,多有明显的外伤史。外伤病证,种类不同,表现也各不相同。

2. 寄生虫　进食了被虫卵污染的食物,或接触了被虫卵或幼虫污染的水土等,可引起寄生虫病。蛔虫、钩虫、绦虫、血吸虫等均是人体常见寄生虫。不同寄生虫,其感染途径及寄生部位不同,症状也不同。寄生虫寄居于人体,消耗气血津液,损伤脏腑组织,引发疾病。

3. 胎传　是先天因素。包括胎弱和胎毒两方面。胎弱是胎儿禀受父母精血不足或异常所致先天禀赋薄弱。胎毒是胎儿从母体带来的热毒。胎传可致遗传、疾病(如血友病)及先天性疾病(如兔唇)。

4. 诸毒　是对导致各种中毒性疾病的病因总称。除疠气(疫毒)、食物中毒、胎毒外,还包括各种服毒、吸毒、药物中毒、化学中毒等因素,是导致中毒性疾病的致病因素。不同的毒邪,性质和致病特点不同,所致病证也各不相同。

二、发病

中医以"平人"指称健康人,以"阴平阳秘"来说明人体的健康状态。疾病与健康是相对而言的。发病,是机体处于邪气的损害和正气抗损害之间的相搏交争过程。

(一)发病原理

正邪相搏是疾病发生、发展到结局的最基本的原理。因此,疾病的发生,总体而言,主要是两个方面:一是机体自身的功能状态,即正气;二是致病因素对机体的损害和影响,即邪气。

1. 发病的基本原理

(1)正气:正气,是相对于邪气而言。正气是精、气、血、津液、脏腑、经络等组织结构正常功能活动的总称。正气的强弱与精气血津液等物质充足与否以及脏腑经络等组织器官的功能正常与否有关。精、气、血、津液是产生正气的物质基础,也是维持脏腑经络等组织器官功能活动的物质基础。只有人体内精气血津液充足,脏腑经络等组织器官的功能正常,人体内的正气才强盛。

正气的防御作用,主要体现在抵御外邪、祛除病邪、修复调节、维持身体功能的协调四个方面。正气是决定发病的关键内因。邪气之所以致病,是因为正气虚弱。正气的强弱对于疾病的发生、发展及转归起着主导作用。

正气在发病中的作用如下:

正虚感邪而发病:正气不足,抗邪无力,外邪乘虚而入,疾病因之发生。

正虚生邪而发病:正气不足,调节能力下降,使得脏腑功能紊乱,精气血津液代谢失常,"内生五邪"而发病,或促使病理产物积聚从而引起新的病变。人体正虚程度与发病轻重相关。

正气强弱可决定发病的证候性质:人体正虚的程度与发病轻重相关。若正气较强,邪气侵入,正气即奋起抗邪,病位较浅,病邪易被祛除;若正气虚衰,往往要病邪侵入到一定程度,正气才能被激发,因此病位常较深,病情较重。《医原纪略》说:"邪乘虚入,一分虚则感一分邪以凑之,十分虚则感十分邪。"

(2)邪气:邪气的概念来源于《内经》。邪气,泛指各种致病因素,简称"邪"。邪气入侵,对人体的损害主要体现在导致机体生理功能失常、造成脏腑组织的形质损害、改变人体体质三个方面。邪气在发病中起着重要作用:

形成疾病发生的原因:若无邪气入侵,人体一般不会生病。但若邪气过强,正气虽不虚,仍可使人生病。

影响发病的性质、类型和特点:不同的病邪入侵人体,或入脏腑,或入筋骨,病因不同,病位不同,故病症各异。

影响病情和病位:邪气的性质、感邪的轻重、入侵的部位均与发病的病情轻重有关系。

主导疾病的发生:如外伤和虫兽伤。

(3)邪正相搏与发病:邪正相搏,正胜邪退不发病,邪胜正负则发病。邪正相搏贯穿疾病的全程,不仅关系着发病,也影响着病证的类型、病变的性质、病情的轻重、进展及转归。

2. 影响发病的主要因素

(1)环境与发病

气候因素:六淫致病与季节相关。春天多风病,夏天多暑病热病,长夏多湿热,秋天多燥病,冬天多寒病。五运之气太过或不及,六气"至而不至""未至而至"的气候反常均可诱发或加重疾病。一日之中阴阳消长也与发病相关,如中午阳气隆盛,病情缓和患者安静;夜半阳气入脏,邪气亢盛,则病情重笃。

地域因素:不同地域,其地势高低、气候特点、水土性质、生活习俗等各有不同,影响着人们的体质和发病,易发生地域性的多发病与常见病。例如我国东南方地势低下,气候温暖或炎热潮湿,水土薄弱,人之腠理常开而少闭,故多湿邪或湿热病;而西北方地势高峻,气候干燥寒凉多风,水土刚强,人之腠理常闭而少开,故多风寒伤人,或燥邪为病。东南沿海及长江流域曾流行血吸虫病。

生活工作环境:不良的生活环境是疾病发生的重要因素。例如工作环境中的废气、废水、放射物质等可造成矽肺,引起肿瘤等疾病;居住地的蚊子叮咬可引起流行性乙型脑炎;噪声可使人失眠等。

社会环境:社会治乱、社会境遇、家庭矛盾、人际关系以及职业和工作环境,均能影响阴阳气血的运行,影响人的情志而发病。如《素问·疏五过论》说:"尝贵后贱,虽不中邪,病从内生。"

(2)体质与发病:体质决定对某些疾病的易感性。正气不足是疾病发生的重要内因,而正气强弱与体质强弱有着密切的关系。体质强者,不易被邪侵;体质弱者,则正气不足,易受邪或生邪而发病。

体质决定某些疾病的证候类型,如对于同样的病因,因个体体质不同,其证候表现不同。《医宗金鉴》说:"人感受邪气虽一,因其形脏不同,或从寒化,或从热化,或从虚化,或从实化,故多端不齐也。"而对于不同的病因,因个体体质相同,证候表现相同或相似。如阳盛体质,感受热邪,出现热证;感受寒邪,亦可郁而化热,出现热证。匡调元在《中医病理研究》中,将体质分为了六种类型,并指出了各类型体质发病后的病证倾向性。如燥红质者,常见阴虚内热的症状和体征。

(3)情志与发病:突然强烈的情志刺激,或慢性持久的情志刺激,超过患者调节能力,则可造成脏腑气血阴阳失调,气机逆乱,精气血津液损耗,脏腑代谢功能失常,继而发病,甚至死亡。如临床常见的中风,或长期悲哀思虑引起的胃脘痛。

（二）发病类型

正气强弱的差异,病邪的种类、性质、侵入途径及部位、毒力轻重的不同,决定了发病形式的不同。

1. 感邪即发　是指感邪后随即发病,又称卒发。多见于感邪较甚、情志遽变、感受疠气、毒物所伤、急性外伤等情况。

2. 徐发　指感邪后缓慢发病,又称缓发。多见于内伤邪气致病,如思虑过度可引起机体渐进性病理改变,逐渐出现症状;又如年老体虚,虽感外邪,正气抗邪无力,机体反应性降低,常徐缓发病。

3. 伏而后发　是指感邪后,经过一段潜伏期,后在诱因的作用或在机体抵抗力下降时,病邪在体内发展,才出现明显的病证,称为伏而后发。如破伤风。

4. 继发　是指在原发疾病未愈的基础上,继续发生新的病证。例如由肝炎失治发展为臌胀。

5. 复发　是疾病初愈或缓解阶段,经过一段时间再度发作,称为复发,或"再发"。引起复发的因素有食复、劳复、情志复、药复、重感复等几个方面。

6. 合病　指两个部位或以上同时受邪所出现的病证。此发病类型多见于感邪较盛,正气相对不足,邪气同时侵犯两个或多个部位而发病。

三、病机

病机是指疾病发生、发展与变化的机制。尽管疾病的种类繁多,临床表现错综复杂,病机各异,但总体来说,皆不越邪正盛衰、阴阳失调、气血津液失常、内生五邪等基本规律。

（一）邪正盛衰

邪正盛衰是指在疾病发生及演变过程中,机体抗病能力与致病邪气之间的相互斗争所发生的盛衰变化。正邪斗争不仅关系着疾病的发生,而且直接影响着疾病的发展及转归。疾病的发展过程也就是正邪斗争及其盛衰变化的过程。

1. 邪正盛衰与虚实变化　疾病过程中,体内邪正力量对比的消长盛衰变化,不仅直接影响着疾病的发生与发展趋势,同时对于虚实证候的形成及其之间的变化起着决定性的作用。

(1) 虚实病机:《素问·通评虚实论》说:"邪气盛则实,精气夺则虚。"虚与实是相比较而言的一对病机概念。

实:主要指邪气亢盛,是以邪气亢盛为矛盾主要方面的一种病理反应。也就是说发病后邪气亢盛而机体的正气未衰,能积极地与病邪相抗争,正邪斗争激烈,在临床中表现为一系列亢盛有余的证候,称为实证。多见于外感疾病初期和中期,或水湿、痰饮内停、食积虫积、气滞血瘀等病证。

虚:主要指正气不足,是以正气虚损为矛盾主要方面的一种病理反应。也就是说发病后机体正气虚弱与邪气斗争无力,临床上表现为一系列虚弱、衰退、不足的证候,称为虚证。多见于疾病后期、慢性病证或体质素虚的患者。

(2)虚实变化

虚实错杂:是指在疾病发展过程中,同时出现正虚与邪盛的病理状态。实中夹虚,是以邪实为主,又兼有正气虚损不足。虚中夹实,是以正虚为主,兼夹实邪结滞于内。

虚实转化:是指疾病过程中,由于实邪久留而伤正气,或正气不足而致实邪积聚等所致的虚实病理转化过程。如由实转虚,多由实证失治或治疗不当,或邪气过盛损伤正气,而转化为虚证。如高热患者口渴烦躁、脉洪大、苔黄等实证,因失治或治疗不当,病延日久,精气亏损,出现食欲不振、精神萎靡、肢冷、脉沉细无力等症状时,即转为虚证。又如因虚致实,则是由于脏腑功能虚衰,痰饮、水湿、瘀血等实邪滞留于体内,转化为以实邪为主的病理过程。

虚实真假:是指在某些特殊的状态下,疾病的现象与病机的虚实本质不符的假象。临床上有"至虚有盛候"的真虚假实证,及"大实有羸状"的真实假虚证。

真虚假实:指病本是虚证,故临床可见疲乏无力、纳差、脉虚细弱等正气不足的症状,但由于正气虚衰、脏腑气血不足、运化无力而出现腹满、腹胀、腹痛、脉弦等类似实证的假象。患者虽腹胀满或时有减轻,不像实证之腹胀持续不减,脉虽弦但按之无力。

真实假虚:指病本是实证,如热结肠胃,或痰食壅滞,或大积大聚,致使经络阻滞,气血不能外达,而表现出精神欠佳、身寒肢冷、脉象沉伏或迟涩等类似虚证的假象。但仔细观察患者声高、气粗、脉象沉伏迟涩有力,精神虽欠但本质未败等。

2. 正邪盛衰与疾病转归 正邪相争,双方力量不断产生消长盛衰的变化,对疾病转归起着决定性的作用。一般而言,正胜邪退,则疾病趋向于好转或痊愈;邪胜正衰,则疾病趋向于恶化,甚至死亡;若邪正力量相持不下,则疾病趋向于迁延或慢性化。

(1)正胜邪退:疾病过程中,正气充盛,抗御病邪的能力较强,邪气渐趋衰退,机体脏腑经络等组织的病理性损害逐渐得到修复,精、气、血等的耗伤也逐渐得到补充,机体阴阳两个方面在新的基础上又获得了新的相对平衡,疾病好转或痊愈。

(2)邪胜正衰:疾病过程中,邪气亢盛,正气虚弱,机体抗御病邪的能力不足,病情因而趋向恶化甚至死亡。如外感热病后期出现亡阴、亡阳等证候,是邪胜正衰的典型表现。

(3)邪去正虚:疾病过程中,邪气被祛除,但正气被耗伤而虚弱的病理状态。多因邪气亢盛,正气耗伤较重;或因攻邪猛烈,如大汗、大吐、大下之类,病邪虽被祛除,正气亦大伤等所致。亦有正气素虚,病后虚弱更甚者。多见于重病恢复期。

(4)邪正相持:疾病过程中,机体正气不甚虚弱,而邪气亦不太过强,则邪正双方力量相当,相持不下,致使病势处于迁延状态的一种病理过程。此时,正气不能完全驱邪外出,因而邪气可稽留于一定的部位,病邪既不能消散,亦不能深入,故又称之为"邪留"或"邪结"。邪气留结之处,便是邪正相搏病理表现明显之所。如《伤寒例》说:"血弱气尽,腠理开,邪气因入,与正气相搏,结于胁下,正邪分争,往来寒热,休作有时。"

(5)正虚邪恋:是指正气大虚,而余邪未尽,主要以正气难复,致使疾病处于缠绵难愈的病理过程。多见于疾病后期,也是多种疾病由急性转为慢性,或慢性病经久不愈,或遗留某些后遗症的主要原因之一。

(二) 阴阳失调

阴阳失调,是指机体在疾病过程中,由于各种致病因素的影响,导致机体阴阳双方失去相对的协调与平衡,从而出现阴阳偏盛、偏衰、互损、转化、格拒或亡失的病理变化。

1. 阴阳偏盛

(1)阳偏胜:是指阳气偏盛,功能亢奋,阳热过剩的病理状态。多因感受阳邪,或阴邪从阳化热,或五志化火,或郁而化热所致。"阳胜则热",由于阳主热、主动,所以多见壮热、汗出、面赤、舌红、脉数等实热证。阳热亢盛过久则伤阴,即在不同程度上耗伤人体阴液,故在出现热象的同时,出现口渴、尿赤、便干等阴津不足的症状,即所谓"阳盛则阴病"。

(2)阴偏胜:是指阴气偏胜,功能低下,热量不足,以及阴寒性物质积聚的病理状态。多因感受阴寒之邪所致。"阴盛则寒",由于阴主寒、主静,所以多见恶寒肢冷、脘腹冷痛、泄泻、水肿、脉迟等实寒证。亢盛之阴在不同程度上损伤人体阳气,故可见畏寒、喜暖等症,即所谓"阴盛则阳病"。

2. 阴阳偏衰

(1)阳偏衰:即阳虚,阳偏衰是机体阳气不足,脏腑功能衰退,阳失温煦的病理状态。多因先天不足,后天失养,劳倦内伤或久病耗伤所致。"阳虚则寒",阳气虚衰,推动温煦不足,阳不制阴,阴寒作用相对增强,故见功能衰退的虚寒证,如畏寒肢冷、面色㿠白、舌淡脉迟等症。

(2)阴偏衰:即阴虚,阴偏衰是机体阴液不足,阴不制阳,阴失濡润滋养的病理状态。多因阳邪伤阴,五志化火伤阴,或久病伤阴所致。"阴虚则热",阴液亏虚,阴不制阳,阳相对偏盛,形成虚热证,如见五心烦热、潮热盗汗、心烦失眠、舌红少苔、脉细数等症。

3. 阴阳互损　是指阴阳任何一方的虚损导致对方的不足,形成阴阳两虚的病理变化。阴虚的基础上,导致阳虚,称为阴损及阳;阳虚的基础上,导致阴虚,称为阳损及阴。因为阴阳互为根本,所以阴阳虚损到一定程度必伤其根本,从而影响到对方,即所谓"无阴则阳无以生,无阳则阴无以化"。肾阴肾阳是全身阴阳的根本,而肾阴肾阳又都以肾中精气为物质基础,因此,无论阴虚或阳虚,多在损伤肾中精气,致肾本身阴阳失调的情况下,才易产生阴损及阳或阳损及阴的病机变化。

4. 阴阳格拒　是指由于某些原因引起阴或阳的一方盛极,因而壅盛于内,将另一方排斥格拒于外,使阴阳之间不相维系,从而形成真寒假热或真热假寒等复杂的病理变化。

(1)阴盛格阳:是指阳气虚弱之极,阳不制阴,阴寒独盛于内,逼迫虚阳浮越于外,使阴阳不相顺接,互相格拒、排斥的病理状态。其病的本质虽然是阴寒内盛,但由于其格阳于外,反见面红如妆、发热、口渴、脉大等热象,此为真寒假热证。

(2)阳盛格阴:是指邪热内盛,热极深伏,阳气郁闭于内,不能外达四肢,格阴于外的病理状态。其病的本质是热盛于里,但由于格阴于外,反见四肢厥冷、脉沉伏等寒象,此为真热假寒证。

5. 阴阳亡失

(1)亡阳:即机体阳气突然严重耗损,导致阳气虚脱的一种病理状态。多因感邪太盛,正不敌邪;或素体阳虚;或汗、吐、下太过,气随液脱;或大量失血,气随血脱而成。亡阳时,以阳的功能衰竭,尤以温煦、推动、固摄功能衰竭为主要表现,故见面色苍白、冷汗淋漓不止、手足逆冷、精神萎靡、脉微欲绝等症。阳亡则阴亦必随之耗竭,此种情况属于疾病发展的危重阶段,人体的阴、阳即将"离决"的危象。

(2)亡阴:即机体的阴液突然大量消耗或脱失,导致全身功能严重衰竭的一种病理状态。多因邪热炽盛,或邪热久留,煎灼阴液;或因慢性消耗性疾病,耗散阴液;或亡血失精,汗下太过伤阴所致。亡阴时,以阴的功能衰竭,尤以宁静、内守、制约阳热的功能衰竭为主要表现,故见汗出不止、汗热而黏、口渴欲饮、烦躁不安、呼吸短促、脉急数无力等症。阴亡则阳必无所依附而浮越于外,"阴阳离决,精气乃绝",生命亦告终结。

(三) 精气血的失常

精气血的失常,包括精、气和血的不足,各自代谢或功能异常,以及相互之间关系失常等病理变化。

1. 精的失常

（1）精虚：主要是指肾精（先天之精）和水谷之精不足，及其功能低下的病理状态。肾是藏精之所，故以肾精亏虚最为重要。多有生长发育不良、女子不孕、男子精少不育、精神萎顿、耳鸣、健忘，以及体弱多病、未老先衰等表现。脾乃化生水谷之精之所，故精虚之源在脾，如水谷之精不足，多见面黄无华、头昏目眩、疲倦乏力、肌肉瘦削等虚弱状态。

（2）精的施泄失常：精的施泄，其一是分藏于各脏之中为脏之精，其二是化为生殖之精以适度排泄。精的排泄失常，可见失精或精瘀。

失精：是指生殖之精和水谷之精大量丢失的病理状态。如房劳过度可致生殖之精大量丢失，或如长期蛋白尿可致水谷之精大量丢失，可见少气乏力、失眠健忘、精力不支等症。

精瘀：指男子精滞精道，排精障碍的病理状态。如惊恐伤肾，或手术所伤等，导致排精不畅，可见头晕、腰痛、小腹重坠等症状。

2. 气的失常

（1）气虚：气的生化不足或耗散过多所致。与先天不足、后天失养以及脾肺肾功能失调，或劳倦内伤、久病不复有关。常见精神萎顿、倦怠乏力、眩晕、自汗等症状。

（2）气机失调：是指在疾病过程中，由于致病因素的作用，导致机体气的升降出入运动紊乱，从而形成气滞、气逆、气陷、气闭、气脱的病理状态。

气滞：是指气机郁滞，运行不畅的病理状态。主要由于情绪不舒，过度抑郁，或感受外邪，饮食积滞，或痰饮、瘀血、结石等阻滞，形成局部或全身的气机郁滞不畅，从而导致某些脏腑经络功能障碍，或血液循行输布阻滞不畅。气滞又可使某些脏腑功能失调或障碍，形成脏腑气滞，其中尤以肺气壅滞、肝气郁滞和脾胃气滞为多见。因此，闷、胀、疼痛是气滞病变最常见的临床表现。

气逆：气逆是指气之当降不降，或不降反升，或升之太过，脏腑之气冲逆于上的病理状态。多由情志内伤，或饮食寒温不适，或痰浊壅阻，或外邪侵袭等所致。肺主清肃下降，肺失肃降，肺气上逆，出现咳嗽、气喘；胃以通降为顺，胃主和降，胃气上逆，出现呕吐、呃逆、嗳气；肝主疏泄，肝升泄太过，肝气上逆，出现头痛、面红耳赤、易怒等。故气逆多发生于肺、胃和肝等脏腑。

气陷：气陷是指在气虚病变基础上，以气的上升不及、升举无力为主要特征的病理状态，常因素体虚弱，或病久耗伤，或思虑劳倦损伤所致。气陷主要发生于脾，故又常称"中气下陷"。临床上多见内脏下垂、久泄脱肛等症。

气闭：气闭是指气之出入障碍，气不能外达，闭郁结聚于内，从而出现突然闭厥的病理状态。多由情志刺激，气郁之极，或痰浊、外邪、秽浊之气阻闭气机所致。

气脱：气脱是指气不内守，大量向外逸脱，从而导致全身性严重气虚不足，出现机体功能突然衰竭的病理状态。多由于正不胜邪，正气骤伤；或正气长期持续耗伤而衰弱；或大出血、大汗出、频繁呕吐，气随血脱或气随津泄等所致。

3. 血的失常

（1）血虚：血液的生成不足或耗损过多，致使血的濡养功能减弱的病理状态。或因失血过多，或因脾胃虚弱，饮食营养不足，或因血液的化生功能障碍，或因久病不愈所致。常见面色淡或萎黄，唇舌爪甲色淡无华、神疲乏力、头晕目眩、心绪不宁、脉细弱等表现。

（2）血运失常

血瘀：是指血液循行不畅或停滞的病理状态。气虚、气滞、痰浊、瘀血、血寒、血热均可导致血瘀。可以全身病变，也可瘀阻局部，无论病在何处，均可见痛，且痛有定处。此外，可见唇舌紫暗、舌有瘀点瘀斑，皮肤赤丝红缕或青紫，肌肤甲错等。

出血：是指血液逸出血脉的病理状态。血热、气虚、外伤及瘀血内阻等均可导致出血。若突然大量出血，可致气随血脱而引起全身功能衰竭。

4. 精气血关系失调　精气互化，精血同源，气为血帅，血为气母，精、气、血三者，在生理上密切相关，在病理上相互影响。

（1）精与气血关系的失调：精可化气，气聚为精，精血同源，故常可见精气两虚、精血不足、气滞精瘀及血瘀精阻。

（2）气血关系的失调：气血之间具有相互资生，相互依存和相互为用的关系。临床气血关系失调，主要有气滞血瘀、气虚血瘀、气不摄血、气随血脱以及气血两虚。

气滞血瘀：气的运行郁滞所致血液运行障碍，出现血瘀的病理状态。肺主气，司宣降，若邪阻肺气，日久可致心、肺气滞血瘀，可出现咳喘、心悸、胸痹、唇舌背紫等症状。

气虚血瘀：心气不足，运血无力所致血行不畅，甚至瘀阻不行的病理状态。可见惊悸、喘促、水肿或肢体瘫痪等症状。气虚、气滞及血瘀可三者并存。

气不摄血：气虚不足，统摄血液的生理功能减弱，血不循经，逸出脉外，而导致出血的病理状态。主要有咯血、吐血、皮肤紫斑、便血、尿血、崩漏等症。

气随血脱：大量出血的同时，气也随着血液急剧散脱，从而出现气血并脱的危重病理状态。各种大失血如外伤失血，呕血和便血，或妇女崩中，产后大出血均可致气随血脱，从而出现精神萎靡、眩晕或晕厥、冷汗淋漓、四肢不温，或有抽搐、口干、脉芤或微细。

气血两虚：气虚和血虚同时存在的病理状态。多因久病消耗，气血两伤；

或先有失血,气随血耗;或先因气虚,血化障碍而日渐衰少所致。主要表现为肌体失养及感觉运动失常的症状,如面色淡白或萎黄、疲乏无力、少气懒言、形体瘦怯、心悸失眠、肢体麻木、感觉障碍等。

(四) 津液代谢失常

津液的代谢失常,是指津液生成、输布或排泄过程出现障碍。与肺、脾、肾关系密切。

1. 津液不足 是津液在数量上的亏少所致,内则脏腑,外而孔窍、皮毛失濡养而产生的一系列干燥枯涩的病理变化。可因热邪伤津、丢失过多、生成不足所致。临床上,伤津常见于吐、泄之后。而炎夏、高热、多汗也易伤津。

2. 津液输布排泄障碍

(1)湿浊困阻:多因脾运失常,津液不能输布,聚为湿浊。常见胸闷、脘痞、呕恶、腹胀、便溏、苔腻等症。

(2)痰饮凝聚:多因脾、肺功能失调,津液停而为饮,饮凝成痰。痰随气行,滞留于机体的不同部位而出现不同的病理变化。饮停部位较为局限,如停于胸胁称"悬饮",饮留于胸膈称"支饮"。

(3)水液潴留:多因脾、肾、肝功能失调,气不行津,津液代谢障碍,潴留于肌肤或体内,出现水肿或腹水。

3. 津液与气血关系失调

(1)水停气阻:指津液代谢障碍,水湿痰饮停留致气机阻滞的病理状态。其临床表现因水液停蓄的部位不同各异。若水饮阻肺,可见胸满咳嗽,喘促不得平卧;若水饮凌心,可见心悸、心痛;若水饮停滞中焦,可见头昏困倦、胃脘胀满纳呆;若水饮停于四肢,可见四肢水肿、沉重胀痛。

(2)气随津脱:主要指津液大量丢失,气随津液外泄出现暴脱亡失的病理状态。多因高热、大汗、严重吐泻耗伤津液等所致。

(3)津枯血燥:主要指津液亏乏枯竭,造成血燥虚热内生或血燥生风的病理状态。多因高热、烧伤伤津,或阴虚病热致津液暗耗所致,可见鼻咽干燥、消瘦、心烦、皮肤干燥,或肌肤甲错、皮肤瘙痒或皮屑过多、舌红少津等症状。

(4)津亏血瘀:主要指津液耗损导致血行滞不畅的病理状态。与高热、烧伤,或吐泻、大汗等因素有关,除见原有津液不足的表现外,可出现舌质紫绛,或有瘀点、瘀斑,或见斑疹显露等表现。

(5)血瘀水停:指因血脉瘀阻导致津液输布障碍而水液停聚的病理状态。除见心悸气喘、唇爪甲青紫、舌有瘀点或瘀斑,甚则胁下痞块等症状以外,还可见下肢及面目水肿。

(五) 内生五邪

内生"五邪",指因脏腑功能异常而导致化风、化火、化寒、化燥、化湿的病理变化。因病起于内,又与风、寒、湿、燥、火外感病邪类似,故分别称为"内风""内寒""内湿""内燥"和"内火",统称为内生"五邪"。内生五邪为内伤疾病,发病多属里证、虚证。

第六节 防治原则

中医学的治疗和护理是以整体观念和辨证论治(施护)的基本理论为指导,以四诊所收集的客观资料为依据,对疾病进行全面、综合地分析,从而制定出治疗和护理原则。

一、预防为主

中医学在治疗上历来防重于治。所谓"治未病",可以概括为"未病先防"与"既病防变"两方面的内容。

(一)未病先防

未病先防,是指在人体未发生疾病之前,充分调动人的主观能动性增强体质,颐养正气,提高机体抗病能力,同时能动地适应客观环境,采取各种有效措施,做好预防工作,避免致病因素的侵害,以防止疾病的发生。即"正气存内,邪不可干"。古书《丹溪心法》曾称,"是故已病而后治,所以为医家之法;未病而先治,所以明摄生之理"。因此,未病先防应从培养正气与防止邪气两方面入手。

1. 养生 又称摄生,即增强正气。通过养生可以使人体精气血旺盛,阴阳调和,脏腑功能健全,从而达到预防疾病,延年益寿的目的。

(1)顺应自然规律:《灵枢·邪客》说:"人与天地相应。"人体的生理活动与自然界的变化规律是相适应的,自然界的四时气候、昼夜晨昏的变化必然影响人体的生理,只有顺应自然而摄生,才能强身健体,减少疾病的发生。

(2)重视情志调护:中医学认为,人的精神情志活动与人体生理、病理变化密切相关,突然、强烈或反复、持续的精神刺激,可使人体气机逆乱,气血阴阳失调,正气内虚而发病。因此,要经常保持心情舒畅,精神饱满,减少不良情志刺激。

(3)注意饮食起居:饮食有节,不可暴饮暴食,不食不洁食物,克服饮食偏嗜。起居有常,顺应自然变化规律安排作息。不妄劳作,即劳逸适度,以保持精力充沛,身体健康。

(4)加强身体锻炼:人们常说,生命在于运动,即指经常锻炼身体,如中国传统健身运动中,有导引、五禽戏、八段锦、易筋经、气功、太极拳及其他武术等。

（5）药物预防及人工免疫

传统药物预防：如用紫金锭溶化滴鼻，以预防瘟疫；用苍术、雄黄等烟熏室内，以消毒防病；用人痘接种法，以预防天花。

近代新法预防：如用贯众、板蓝根或大青叶预防流感；用紫草根、兰麻根或胡萝卜等预防麻疹；用茵陈、栀子、黄皮树叶等预防肝炎；用青蒿、马齿苋、大蒜或茶叶等预防痢疾及其他消化道疾病，淋雨或受寒后喝姜汤预防感冒；用冬瓜、莲叶等煎汤预防暑病；服紫苏叶、甘草、生姜预防食物中毒等。

中药环境预防：用单味药或复方药作为熏剂或水剂灭杀害虫等，其中单味药有苦参、射干、威灵仙、百部、石菖蒲、龙葵草、土荆芥、蓖麻叶、苦檀、桃叶、核桃叶、番茄叶、苦楝、漠黎、艾蒿、白鲜皮、苍耳草、皂荚、辣椒、浮萍等。

2. 防御邪气入侵

（1）避其邪气：《素问·上古天真论》说："虚邪贼风，避之有时。"避免病邪的侵害，包括顺应四时，防六淫之邪的侵害，如夏防暑，秋防燥，冬防寒等；避疫毒，预防疠气之染易；日常防范外伤和虫兽伤害；注意卫生，防止环境、水源和食物的污染等。

（2）药物预防：关于预防用药，古时有"小金丹……服十粒，无疫干也"的记载。现代在 SARS 和甲型 H1N1 流感等疫病的预防上，中药也发挥了重要的作用。

（二）既病防变

1. 早期诊治　在疾病的过程中，由于正邪斗争的消长，疾病的发展，可能会出现由浅入深，由轻到重，由单纯到复杂的发展变化。如外感热病的传变，多为由表入里，由浅入深；或中风病发生之前，常有眩晕、手指麻木等症状。早期诊治，在患病初期，病位较浅，病情多轻，正气未衰，病较易治，因而传变较少。如不及时诊治，病邪步步深入，病情愈趋复杂、深重，治疗亦会愈加困难。

2. 防止传变　古称"先安未受邪之地"，意思是根据五行相生相克原理，掌握疾病传变规律，先保护人体正气和未受病邪侵犯之处。如《金匮要略·脏腑经络先后病脉证》言："见肝之病，知肝传脾，当先实脾。"在治疗肝病时，采用健脾和胃的方法，先充实脾胃之气，不致因脏腑病变，迁延日久，损至肾脏等。故在治疗时，应当考虑这一传变规律，采取相应的方法，截断这种传变途径。如应用针灸疗法治疗足阳明症，旨在使该经的气血得以流通，而使病邪不再传经入里。

二、治病（施护）求本

治病求本，首见于《素问·阴阳应象大论》的"治病必求于本"。

（一）正治与正护法

正治法，是疾病的临床表现与其本质相一致情况下的治法，采用的方法和药物与疾病的征象是相反的，又称为"逆治"。《素问·至真要大论》说："寒者热之，热者寒之，温者清之，清者温之，散者收之，抑者散之，燥者润之，急者缓之，坚者软之，脆者坚之，衰者补之，强者泻之。"此皆属正治之法。大凡病情发展较为正常，病势较轻，症状亦较单纯者，多适用于本法。

1. 寒者热之　即寒邪致病出现寒象，用温热药物治疗或取温热护理法的治护方法。如外感风寒者，用辛温解表法治疗，加盖衣被保暖；胃寒而痛者，用温胃散寒法治疗，局部予热敷或热熨。

2. 热则寒之　即热邪致病出现热象，用寒凉药物治疗或取寒凉护理法的治护方法。如表热证用辛凉解表药治疗，里热证用苦寒清里的方药治疗。

3. 虚则补之　指虚性病证表现虚候，用补益药治疗及补益护理法的治护方法。如阴虚补阴，阳虚补阳，血虚补血等。

4. 实则泻之　指实性病证表现实象，用攻逐泻实药治疗及攻下护理法的治护方法。如对于食滞用消食导滞的方药治疗，瘀血则用活血化瘀的方药治疗。

（二）反治与反护法

反治法，是指疾病的临床表现的性质与其本质不相一致而出现假象的情况下，采用顺从其假象的治护方法，又称为"从治"。《素问·至真要大论》说："微者逆之，甚者从之""逆者正治，从者反治"。一般多属病情发展比较复杂，病势危重，出现假象症状才可运用。

1. 热因热用　指用热性药物及措施治疗、护理具有假热征象的病证的方法，适用于阴寒之极反见热象，即真寒假热的患者。如内脏虚寒、阴邪太盛者出现阳气上浮、反而面红的假热症状，这时就用温热护理法护其假热证。

2. 寒因寒用　指用寒性药物及措施治疗、护理具有假寒征象的病证的方法，适用于热极反见寒象，即真热假寒的患者。如热厥证中，外为假寒之象，里热盛极是病的本质，故应用寒凉药治之。

3. 塞因塞用　指用补益性药物及措施治疗、护理具有闭塞不通征象的虚证的方法。适用于脾虚失运而胀满痞塞等真虚假实的患者。如脾胃虚弱、中气不足、脾阳不运引起腹胀便秘时，用药物补中益气、温运健脾，以补开塞的方法护理，使脾气健运，即为塞因塞用。

4. 通因通用　指以通治通，用通利的药物及措施治疗、护理具有通泻症状的实证。适用于因实邪内阻出现通泄症状的真实假虚证。一般情况下，对泄泻、崩漏、尿频等症，多用止泻、固冲、缩尿等法，但这些通泄症状出现在实性病证中，则当以通治通。如食滞内停，阻滞胃肠，致腹痛泄泻，泻下物臭如败卵时,不仅不能止泄,相反当消食而导滞攻下,推荡积滞,使食积去而泄自止。又如瘀血内阻,血不循经所致的崩漏,如用止血药,则瘀阻更甚而血难循其经,则出血难止,此时当活血化瘀,瘀去则血自归经而出血自止。再如湿热下注而致的淋证,见尿频、尿急、尿痛等症,以利尿通淋而清其湿热,则症自消。这些都是针对邪实的本质而治的。

从治法顺从的只是疾病的假象,实质上仍是逆证候性质而治,即以热治寒、以寒治热、虚则补之、实则泻之,体现了中医治病求本的根本原则。但在护理上要注意,如用寒药治疗真热假寒证,虽然它的假象是寒,本质是热,但在服药时要给予温热药,以减少患者服药格拒。

三、标本缓急

标与本是相对而言,主要说明病变过程中矛盾的主次关系。本是指本质,标是指现象。本是事物的主要矛盾,标是事物的次要矛盾。一般来说,正气为本,邪气为标;病机为本,症状为标;缓证为本,急证为标;先病为本,后病为标;原发病为本,后发病为标。故在治疗时就需要运用标本的理论,借以分析其主次缓急,便于及时合理地进行治疗。标本的原则包括急则治其标,缓则治其本和标本同治三种情况。

(一) 急则治标

急则治标是指在标证甚急,可能危及生命或影响本病的治疗时,护理人员应先紧急配合抢救及治疗,迅速采取措施以解除危急症状,待病情稳定后再处理本证的原则。如大出血患者,无论何种出血,均应采取紧急措施先止血,补充血容量,对症处理,待血止后再治其本。急则治标是在应急情况下的权宜之计,为治本创造有利条件,最终是为了更好地治本。

(二) 缓则治本

缓则治本是指在标证不急时或标证经处理后已缓解的情况下,着眼于疾病本质,从而解除疾病证候的原则。因标产生于本,本一旦解决,标亦就自然随之而愈。一般对慢性疾病或急性疾病的恢复期有着重要的指导意义。多用在病情缓和、病势迁延、暂无急重病状的情况下。如痨病肺肾阴虚之咳嗽,肺肾阴虚是本,咳嗽、潮热、盗汗是标,标病不至于危及生命,故治疗多采取滋补肺肾之阴以治其本,本病得以恢复,咳嗽、盗汗等标病也自然消除了。

(三) 标本兼治

标本兼治是指在标本俱急或标本俱缓的情况下,采用标本同治的原则,包括治本为主,兼以祛邪,或以祛邪治标为主,兼以扶正两种方法。如肾炎患者又复感风寒,标本俱急,则应标本同治,采取解表与温阳化水同时并举的防护方法。

疾病的标本关系不是绝对一成不变的,在一定条件下可以互相转化,因此临证时还必须掌握标本转化的规律,根据病情变化灵活应用,以便进行正确有效的护理。

四、扶正祛邪

疾病的发生、发展与转归取决于正邪双方的盛衰变化,正胜邪则病退,邪胜正则病进。因此治疗和护理疾病的关键,就是要扶助正气,祛除邪气,促进疾病好转和痊愈。

(一) 扶正

使用扶正的药物或其他方法,以增加体质,提高抗病能力,以达到战胜疾病、恢复健康的一种治疗和护理的方法,是《内经》"虚则补之"的运用,适用于正气虚为主的疾病。除应用具有益气、养血、滋阴等功效的药物外,针灸、推拿、气功、精神调摄、饮食调养、体育锻炼等均是扶正的治疗和护理方法。

(二) 祛邪

祛除体内的邪气,达到邪去正复的一种治疗和护理的方法,是《内经》"实则泻之"的运用,适用于邪气为主的疾病。除应用具有发表、攻下、清热、消导等功效的药物外,针灸、拔罐、饮食调养等均有不同治疗和护理方法。

(三) 扶正与祛邪运用

临床上扶正与祛邪的运用,必须在全面分析机体邪正盛衰消长的基础之上,以正邪力量在疾病中的地位为依据,决定扶正和祛邪的主次与先后。运用时需掌握以下原则:其一,攻补应用合理,虚证扶正,实证祛邪;其二,辨清先后主次:对虚实错杂证,应根据虚实的主次与缓急,决定扶正祛邪运用的先后与主次;其三,扶正不留邪,祛邪不伤正。

五、调整阴阳

调整阴阳,即调整阴阳盛衰。一切疾病,其本质均是"阴阳失调"。阴阳失调最基本的病理变化是阴阳偏盛(邪气盛)和阴阳偏衰(正气虚),以及由此而致的阴阳格拒、阴阳互损、阴阳亡失的病理变化。因此,针对阴阳失调的具体情况,损其有余,补其不足,促使阴阳恢复平衡。如《素问·至真要大论》说:"谨察阴阳所在而调之,以平为期。"

六、同病异治,异病同治

同一疾病可能在不同的阶段出现多种证型,相同证型也可能存在于多种疾病的过程之中。故在治疗和护理中,要掌握同病异治与异病同治的原则。

（一）同病异治

同病异治指同一种疾病,由于在疾病发展的不同阶段,病机(病理变化)不同而出现不同的证候,因而需要采用不同的治疗和护理的方法。如感冒可因其病因病机和患者体质的不同而出现风寒、风热、气虚等不同的证候,因而采用辛温解表、辛凉解表、益气解表等不同的治法和护理方法。

（二）异病同治

异病同治指不同疾病在其发展过程中如出现大致相同的病机（病理变化）,所表现的证候也相同,则可采用大致相同的治疗和护理方法。如胃下垂、子宫脱垂、脱肛等不同的病变,在其发展变化过程中,都出现了"中气下陷"的病理机制,故都可以用补中益气的治法和护理。

七、因时因地因人施护

人的生理活动、病理变化与时令气候、地域环境、体质等因素是密切相关的。因而在治疗和护理疾病时,必须从实际出发,即视当时的季节、环境,人的体质、性别、年龄等实际情况,制定和确定适当的治疗和护理方法,也称为"三因制宜"。

（一）因时制宜

因时制宜是根据时令气候节律,一方面是自然界的时令气候特点,另一方面是年月季节、昼夜晨昏的时间变化规律,来制定适宜的治法及方药。

以季节而言,《素问·六元正纪大论》说:"用温远温,用热远热,用凉远凉,用寒远寒。"即谓夏暑之季用药应避免过用温热药,因酷暑炎炎,阳气升发,腠理开泄,用温热药要防开泄太过,损伤气津,即使患外感风寒,也不宜过用辛温发散药物,以免开泄太过,耗伤气阴;严寒之时用药应避免过用寒凉药,严寒凛冽,阴盛阳衰,腠理致密,阳气内藏,用寒凉药会折伤阳气,故皆曰"远"之。

以月令而言,《素问·八正神明论》说:"月始生,则血气始精,卫气始行;月郭满,则血气实,肌肉坚;月郭空,则肌肉减,经络虚,卫气虚,形独居。""月生无泻,月满无补,月郭空无治,是谓得时而调之。"故治疗疾病时要顺应月相盈亏圆缺变化规律,如治疗妇科的月经病。

以昼夜而言,日夜阴阳之气消长不同,须顺应之。如阴虚的午后潮热,湿温的身热不扬而午后加重,脾肾阳虚之五更泄泻等,皆具有日夜的时相特征。而针灸"子午流注针法",即是根据不同时辰而有取经与取穴的相对特异性,是择时治疗的最好体现。

（二）因地制宜

根据不同地区的地理环境、气候特点、人们生活习惯差异来考虑制定适宜的治法和护理方法。如我国西北地高气寒,病多寒证,寒凉剂必须慎用,而温热剂则为常用;东南地区天气炎热,雨湿绵绵,病多温热、湿热,温热剂必须慎用,寒凉剂、化湿剂则为常用;南方夏季时间较长,天气炎热,小儿易患暑热证,护理时应注意室内通风,保持凉爽,宜多给西瓜、甘蔗、绿豆汤、酸梅汤、各种果汁等清凉饮料;而北方冬季较长,天气寒冷干燥,小儿易患肺炎喘咳,故衣着要注意寒温适宜,并保持室内空气新鲜、温暖、湿润,避免汗出当风等。

(三) 因人制宜

因人制宜指治疗和护理应根据患者的个体差异,如年龄、性别、体质、生活习惯、精神状态、家庭经济状况、文化程度等不同而不同。一般来说,成人药量宜大,儿童则宜小;形体魁梧者药量宜大,形体弱小者宜少;素体阳虚者用药宜偏温,阳盛者用药宜偏凉;妇人有经、带、胎、产之特点,用药与男子则更有异。如不同年龄的生理状况和气血盈亏不同,治疗用药和护理也应有区别。老年人生机减退,气血亏虚,属残阳,患病多虚。小儿生机旺盛,但气血未充,脏腑娇嫩,属稚阳,易寒易热,易虚易实,病情变化较快,故治小儿病忌投峻攻,少用补益,用药量宜轻。

以上三者是密切相关而不可分割的。它既反映了人与自然界的统一整体关系,又反映了人与人之间的不同特点。在治疗疾病和护理的过程中,必须将三者有机地结合起来,才能有效地治疗疾病。充分体现了中医学整体观念和辨证施护在实践应用中的灵活性和原则性,只有全面分析,才能有效地实施护理。

第三章 四 诊

四诊,是指望、闻、问、切四种诊察和收集病情资料的基本方法,是中医诊病的重要手段,也是护理人员进行病情观察的主要方法。在临床运用时,必须"四诊合参""四诊并用",缺一不可。

第一节 望 诊

望诊,是指医护人员通过视觉对人体的全身、局部及排出物等方面进行有目的的观察,以了解健康状态、诊察病情的方法。望诊作为四诊之首,素有"望而知之谓之神"之说。望诊包括全身望诊和局部望诊。

一、全身望诊

全身望诊,指医生通过对患者的神气、色泽、形体及姿态等进行整体观察,了解机体的精气盛衰、脏腑功能强弱,作为辨别疾病性质、推断病情预后的依据。

(一) 望神

望神,是指通过观察人体生命活动的整体表现来判断健康状态、了解病情的方法。既包括对脏腑功能活动表征的观察,也包括对意识、思维、情志活动的观察。

1. 望神的主要内容

(1)望神的重点

两目:若目光炯炯,精彩内含,两目运动灵活,为有神,提示脏腑精气充足;若目无光采、晦暗,两目运动呆滞,为无神,说明脏腑精气虚衰。

面色:皮肤荣润,红光满面,为神气充盛之象;皮肤枯槁,面色晦暗,乃神气衰败之征。

神情:若神志清晰,思维有序,表情自然,表明心神健旺;反之若神识不清,思维紊乱,表情淡漠,表明心神已衰。

体态:凡形体丰满,动作敏捷,转侧自如者,多属精气充盛;若消瘦枯槁,动作迟缓,转侧艰难者,多属精气衰败。

(2)神的判断:临床上将神的表现概括为得神、少神、失神、假神及神乱。

得神:即"有神"。表现为神志清楚,语言清晰;目光明亮,精彩内含;面色红润,表情自然;肌肉不削,体态自如;动作灵活,反应灵敏;呼吸均匀。

少神:即"神气不足"。表现为精神不振,嗜睡健忘;目光乏神,双目少动;面色少华;肌肉松弛,倦怠乏力,动作迟缓;少气懒言,食欲减退等。

失神:即"无神"。表现为精神萎靡,意识模糊;目暗睛迷,瞳神呆滞,或目翻上视;面色晦暗无华,表情淡漠;肌肉瘦削,大肉已脱,动作失灵,循衣摸床,撮空理线;呼吸异常,气息微弱。

假神:表现为精气本已极度衰竭,突然出现神气暂时"好转"的假象。古人喻为"回光返照""残灯复明"。如本已神识不清,却突然精神好转,语言不休,想见亲人;本已目光晦暗,却突然目似有光而浮露。

神乱:表现为焦虑恐惧、淡漠痴呆、狂躁妄动、猝然昏仆等者。

(二) 望色

望色,是指观察人体皮肤色泽变化以诊察病情的方法,又称"色诊"。除了皮肤色泽之外,还包括对体表黏膜、排出物等颜色的观察,重点是面部皮肤的色泽。

1. 常色　指人体健康状态下面部皮肤的色泽。我国正常人的常色特点是红黄隐隐,明润含蓄。

2. 病色　人体在疾病状态时面部显示的色泽,称为病色。病色分为下列五色。

(1)青色:主寒证、气滞、血瘀、疼痛、惊风。

(2)赤色:主热证,亦可见于真寒假热之戴阳证。

(3)黄色:主脾虚、湿证。

(4)白色:主虚证、寒证、失血、夺气。

(5)黑色:主肾虚、寒证、水饮、血瘀、疼痛。

(三) 望形

望形,是指通过观察患者形体的强弱、胖瘦及体形特点等来诊察病情的方法。

1. 形体强弱　体强者气血旺盛,脏腑坚实,抗病力强;体弱者气血不足,体质虚弱,脏腑脆弱,抗病力弱。

2. 形体胖瘦　肥胖之人由于形盛气虚,常多痰湿积聚;形瘦之人,多气火有余,且阴虚居多。

3. 体形体质　根据体质,一般可以分为阴脏人、阳脏人和平脏人三种。

（1）阴脏人多阳虚阴盛,体形偏于矮胖,喜热恶凉。

（2）阳脏人多阴虚阳盛,体形偏于瘦长,喜凉恶热。

（3）平脏人又称阴阳平和之人,在平时无寒热喜恶之偏,是大多数人的体质类型。

（四）望态

望态,又称望姿态,是指通过观察患者的动静姿态和肢体异常动作以诊察病情的方法。"阳主动,阴主静"。阳、热、实证患者,机体功能亢进,多表现为躁动不安;阴、寒、虚证患者,机体功能衰减,多表现为喜静少动。

二、局部望诊

局部望诊是在全身望诊的基础上,对患者的某些局部进行深入、细致地观察,以测知病情的一种诊察方法。局部望诊的内容,包括望头面、五官、颈项、躯体、四肢、二阴及皮肤等。

（一）望头面

1. 望头　望头包括望患者头形的大小、外形、头部的动态、小儿囟门的闭合情况等。

2. 望发　头发的生长与肾气和精血的盛衰关系密切,望发可以诊察肾气的强弱和精血的盛衰。正常人发黑稠密润泽,是肾气充盛,精血充足的表现。

3. 望面

（1）面肿:面部水肿,皮色不变,多见于水肿病。颜面红肿,色如涂丹,焮热疼痛,为抱头火丹,多由风热火毒上攻所致;头肿大如斗,面目肿甚,目不能开,为"大头瘟"。

（2）腮肿:一侧或两侧腮部以耳垂为中心肿起,边缘不清,按之有柔韧感及压痛者,为痄腮,因外感温毒之邪所致,多见于儿童。

（3）面削颧耸:又称面脱。表现为面部肌肉消瘦,两颧高耸,眼窝、颊部凹陷,为失神的表现。

（4）口眼㖞斜:又称"面瘫""㖞僻"。若口眼㖞斜兼半身不遂者,多为肝阳化风,风痰阻闭经络所致。

（二）望五官

1. 望目　目为肝之窍,心之使,五脏六腑之精气皆上注于目,因而目与五脏六腑皆有密切联系。

（1）目色:正常人眼睑内及两眦红润,白睛色白,黑睛褐色或棕色,角膜无色透明。目赤若伴见肿痛,多属实热证。白睛发黄为黄疸的主要标志。目眦淡白属血虚、失血。

（2）目形：胞睑肿胀指的是上胞下睑肿胀，如新卧起之状，皮色不变或较光亮，是水肿病初起之征；眼窝凹陷见于吐泻之后；眼突而喘属肺胀；眼突颈肿为瘿病。

（3）目态　正常人瞳孔圆形，双侧等大，直径为 3~4mm，对光反射灵敏，眼球运动随意灵活。瞳孔缩小多因肝胆火炽，或劳损肝肾，虚火上扰所致，也可见于吗啡、川乌、草乌、毒蕈、有机磷农药中毒等。瞳孔散大多属肾精耗竭，也见于肝胆风火上扰的绿风内障，或杏仁、麻黄、曼陀罗中毒、某些西药所致的瞳孔散大等。目睛凝视患者两眼固定，多属肝风内动之征。

2. 望耳　耳为肾之窍，耳为"宗脉之所聚"。望耳可以察知肾、胆和全身的病变。耳部望诊，主要是观察耳廓色泽、形态以及分泌物的变化。

3. 望鼻　鼻居面部中央，为肺窍。望鼻可诊肺、脾、胃等脏腑的病变。鼻部望诊应注意观察色泽、形态及鼻内变化。

4. 望口与唇　脾开窍于口，其华在唇，望口与唇的异常变化，可以诊察脾与胃的病变。望口唇注意观察其色泽、润燥及形态的变化。

（1）望口

口角流涎见于小儿，称为滞颐，多属脾虚湿盛。成人见之，多为中风口歪不收。

口疮多因心脾积热，或由阴虚火旺所致。

鹅口疮多因感受邪毒，心脾积热，上熏口舌所致；也可因肾阴亏损，虚火上炎而为。

（2）望唇：正常人唇色红润，是胃气充足、气血调匀的表现。唇色淡白多属血虚或失血；唇色深红多属热盛；唇色青紫多属阳气虚衰，血行瘀滞；唇色青黑多因寒凝血瘀，或痛极血络郁阻所致；口唇干裂为津液损伤，多因燥热伤津或阴虚液亏所致；口唇糜烂多因脾胃积热上蒸，热邪灼伤唇部所致；唇内溃烂，其色淡红，为虚火上炎；唇边生疮，红肿疼痛，为心脾积热。

5. 望齿与龈　望齿与龈可诊察肾与胃肠的病变，以及津液的盈亏。正常人牙齿洁白润泽而坚固，是肾气充足，津液未伤的表现。正常人牙龈淡红而润泽，是胃气充足，气血调匀的表现。

6. 望咽喉　咽喉是呼吸、饮食之门户，是经脉循行交会之处，望咽喉主要观察咽喉的红肿疼痛、溃烂和伪膜等情况。健康人咽喉色淡红润泽，不痛不肿，呼吸通畅，发音正常，食物下咽顺利无阻。

（三）望颈项

颈项是连接头部和躯干的部分，其前部为颈，后部为项，合称为颈项。颈项内有呼吸气道与饮食路径，又是经脉上达头面必经之处。颈项经脉阻滞，可引起全身的病变；而脏腑气血失调，亦可在颈项部反映出来。望颈项主要观察其外形和动态等变化。外形异常变化情况有瘿瘤、瘰疬等。动态异常变化情况有项强、项软、项脉怒张等。

（四）望躯体

1. 望胸胁　胸胁属上焦，内藏心、肺等重要脏器，为宗气所聚，是经脉、血管循行布达之处。胸廓前有乳房，属胃经，乳头属肝经。胁肋是肝胆经脉循行之处。望胸胁可以诊察心、肺的病变，宗气的盛衰，以及肝胆、乳房等的疾患。常见的胸廓异常有扁平胸、桶状胸、鸡胸、漏斗胸等。

2. 望腹部　腹部是指躯干正面剑突以下至耻骨以上的部位，属中下焦，内藏肝、胆、脾、胃、大肠、小肠、膀胱、胞宫等脏腑。望腹部可以诊察内在脏腑的病变和气血的盛衰。腹部望诊主要观察其形态变化。

3. 望腰背　背为胸中之府，为心、肺之外围，与心、肺密切相关。腰为身体的运动枢纽，为肾之府，故望腰背部的异常表现，可以诊察相关脏腑经络的病变。望腰背时应注意观察脊柱与腰背部的形态变化。其异常改变有脊柱后突、脊柱侧弯、脊疳等。

（五）望四肢

双上肢和双下肢总称为四肢。上肢包括肩、臂、肘、腕、掌、指；下肢包括髀、股、膝、胫、踝、跗、趾。四肢由筋、骨、血脉、肌肉、皮毛组成。因心主四肢血脉，肺主四肢皮毛，脾主四肢肌肉，肝主四肢之筋，肾主四肢之骨，故五脏与四肢有关，而脾与四肢的关系尤为密切。望诊时应注意观察四肢、手足、掌腕、指趾的外形和动态变化。外形异常可见于肢体肿胀、四肢畸形等；动态异常可见于肢体痿废等。

（六）望二阴

前阴为生殖和排尿器官，后阴指肛门，为排便之门户。前阴为肾所司，宗筋所聚，太阴、阳明经所会，阴户通于胞宫并与冲任二脉密切相关，肝经绕阴器，故前阴病变与肾、膀胱、肝关系密切。后阴亦为肾所司，又脾主运化，升提内脏，大肠主传导糟粕，故后阴病变与脾、胃、肠、肾关系密切。前阴常见的异常改变有阴囊肿大、阴部湿疹等；后阴常见的异常改变有肛裂、痔疮、肛瘘、肛痈等。

（七）望皮肤

皮肤为一身之表，内合于肺，卫气循行其间，有抵御外邪，保护机体的作用，脏腑气血亦通过经络而外荣于皮肤。感受外邪，皮表首当其冲，脏腑气血的病变，亦可通过经络反映于肌表。望皮肤应注意观察皮肤的色泽、形态的变化。色泽常见的异常变化有皮肤发黄、皮肤发赤、皮肤发黑等；形态常见的异常变化有皮肤干枯、皮肤甲错、皮肤水肿等。

三、舌诊

舌诊，又称望舌，是通过观察人体舌质、舌苔和舌下络脉的变化，以了解人体生理功能和病理变化的诊察方法。

(一) 舌诊的方法和注意事项

1. 舌诊的方法　望舌时，患者采用坐位或仰卧位，头略扬起，尽量张口，将舌伸出口外，舌体放松，舌尖略向下，舌面平展。

2. 舌诊的注意事项

(1) 自然光线下观察，避免有色光源的影响。

(2) 避免饮食或药品导致染苔，影响鉴别。

(二) 舌诊的内容和正常舌象

1. 舌诊的内容　舌诊的内容主要包括望舌质和舌苔两方面。望舌质以察脏腑的虚实，气血的盛衰；望舌苔以察病位的浅深、病邪的性质、邪正的消长。

2. 正常舌象　正常舌象，简称"淡红舌，薄白苔"。即舌质荣润，舌色淡红，大小适中，舌体柔软，灵活自如；舌苔薄白均匀，苔质干湿适中，不黏不腻，揩之不去，其下有根。正常舌象说明胃气旺盛，气血津液充盈，脏腑功能正常。

(三) 望舌质

1. 望舌神　舌之有神与否，主要表现在舌质的荣枯与灵动方面。

(1) 荣舌：舌质荣润红活，有生气，有光彩，舌体活动自如，故谓舌之有神。

(2) 枯舌：舌质干枯死板，毫无生气，失去光泽，或活动不灵，故谓舌之无神。

2. 望舌色　舌色，即舌质的颜色。多分为淡红、淡白、红、绛、青紫五种。

(1) 淡红舌：舌色淡红润泽，常见于健康人；外感病见之，多属表证；内伤杂病见之，多病轻。

(2) 淡白舌：比正常舌色浅淡，主气血两虚、阳虚。舌色白而几无血色者，称为枯白舌。枯白舌主亡血夺气。

(3) 红舌：比正常舌色红，或呈鲜红色，主热证。舌鲜红而起芒刺，或兼黄厚苔，多属实热证；鲜红而少苔，或有裂纹，或红光无苔，为虚热证；舌尖红，多为心火上炎；舌两边红，多为肝经有热。

(4) 绛舌：较红舌颜色更深，或略带暗红色，主热盛证。舌绛少苔或无苔，或有裂纹，多属久病阴虚火旺，或热病后期阴液耗损。

(5) 青紫舌：全舌淡紫而少红色，称为青舌；深绛而色暗，称为紫舌。主气血瘀滞。全舌青紫者，其病多是全身性血行瘀滞；舌有紫色斑点者，可能是瘀血阻滞于局部，或局部血络损伤所致。

（四）望舌形

舌形，是指舌质的形状，包括老嫩、胖瘦、点刺、裂纹、齿痕等方面的特征。

1. 老、嫩舌　舌质纹理粗糙或皱缩，形色坚敛苍老，舌色较暗者，为苍老舌；舌质纹理细腻，形色浮胖娇嫩，舌色浅淡者，为娇嫩舌。老舌多主实证；嫩舌多主虚证。

2. 胖、瘦舌　胖舌有胖大、肿胀之分：舌体比正常舌大而厚，伸舌满口，称为胖大舌；舌体肿大满嘴，甚至不能闭口，伸出则难以缩回，称为肿胀舌。舌体比正常舌瘦小而薄，称为瘦薄舌。胖大舌多主水湿、痰饮内停；肿胀舌多主湿热、热毒上壅；瘦薄舌多主气血两虚、阴虚火旺。

3. 点、刺舌　指凸起于舌面的红色、白色或黑色星点。大者为星，称红星舌；小者为点，称红点舌。刺，指舌乳头突起如刺，摸之棘手的红色或黄黑色点刺，称为芒刺舌。

4. 裂纹舌　舌面上出现各种形状的裂纹、裂沟，深浅不一，多少不等。主阴血亏虚、脾虚湿侵。

5. 齿痕舌　舌体边缘有牙齿压迫的痕迹，又称为齿印舌。主脾虚、湿盛证。

（五）望舌态

1. 痿软舌　舌体软弱，无力伸缩，痿废不灵。主气血俱虚、阴亏已极。

2. 强硬舌　舌体板硬强直，失于柔和，屈伸不利，甚者语言謇涩。主热入心包、热盛伤津、风痰阻络。

3. 歪斜舌　伸舌时舌体偏向一侧，或左或右。多主中风或为中风先兆。

4. 颤动舌　舌体震颤抖动，不能自主。轻者仅伸舌时颤动；重者不伸舌，时亦抖颤难宁，多主肝风内动。

5. 吐弄舌　舌伸于口外，不立即回缩者，称为吐舌；舌微露出口，立即收回，或舌舐口唇四周，掉动不停者，称为弄舌。多主心脾有热。

6. 短缩舌　舌体卷短、紧缩，不能伸长，甚者伸舌难于抵齿。主寒凝、痰阻、血虚、津伤。

（六）望舌苔

正常的舌苔，薄白均匀，干湿适中，舌面的中部和根部稍厚。望舌苔要注意苔质和苔色两方面的变化。

1. 望苔质　临床上常见的苔质变化有薄厚、润燥、腻腐、剥落、偏全、真假等方面。

（1）薄、厚苔：主要反映邪正的盛衰和邪气的深浅。透过舌苔能隐隐见到舌质者，称为薄苔，多见于疾病初起，病邪在表。不能透过舌苔见到舌质者，称为厚苔，多主邪盛入里，或内有痰饮食积。薄白为正常舌苔表现之一。

（2）润、燥苔：舌苔润泽有津，干湿适中，称为润苔；舌面水分过多，扪之湿滑，甚者伸舌欲滴，称为滑苔；舌苔干燥，望之干枯，扪之无津，甚则舌苔干裂，称为燥苔；苔质颗粒粗糙，望之干枯，扪之干燥，称为糙苔。主要反映津液的盈亏和输布情况。

（3）腻、腐苔：苔质颗粒细腻致密，融合成片，如涂有油腻之状，紧贴舌面，揩之不去，刮之不脱，称为腻苔；苔质颗粒疏松，粗大而厚，形如豆腐渣堆积舌面，揩之易去，称为腐苔，腻、腐苔皆主痰浊、食积。若舌上黏厚一层，有如疮脓，则称脓腐苔，主内痈。

（4）剥（落）苔：舌面本有舌苔，疾病过程中舌苔全部或部分脱落，脱落处光滑无苔。主胃气不足，胃阴损伤，或气血两虚。

（5）偏、全苔：舌苔遍布舌面，称为全苔。舌苔半布，偏于前、后、左、右某一局部，称为偏苔。病中见全苔，常主邪气散漫，多为湿痰中阻之征。

（6）真、假苔：舌苔坚敛着实，紧贴舌面，刮之难去，像从舌体上长出者，称为有根苔，此属真苔。若舌苔不着实，似浮涂舌上，刮之即去，不像舌上自生出来的，称为无根苔，即假苔。

2. 望苔色　苔色的变化主要有白苔、黄苔、灰黑苔三类。

（1）白苔：舌苔呈现白色。苔白而薄，透过舌苔可看到舌体者，称为薄白苔；苔白而厚，舌体被遮盖而无法透见者，称为厚白苔。为正常舌苔，主表证、寒证。

（2）黄苔：舌苔呈现黄色。根据苔黄的程度，有浅黄、深黄和焦黄之分。主热证、里证。

（3）灰黑苔：苔色浅黑，称为灰苔；黑苔较灰苔色深，多由灰苔或焦黄苔发展而来。主阴寒内盛，或里热炽盛等。

四、望小儿指纹

望小儿指纹，又称望小儿示指络脉，是观察 3 岁以内小儿示指掌侧前缘部的浅表络脉形色变化以诊察病情的方法。

（一）望小儿指纹的方法

诊察小儿指纹时，可抱小儿面向光亮处，医生用左手拇指和示指握住小儿示指末端，再以右手拇指的侧缘在小儿示指掌侧前缘从指尖向指根部轻推几次，用力要适中，使络脉显露，便于观察。

（二）正常小儿指纹

小儿示指按指节分为三关：示指第一节，即掌指横纹至第二节横纹之间，为风关；第二节，即第二节横纹至第三节横纹之间，为气关；第三节，即第三节横纹至指端,为命关(图 3-1)。

正常指纹特点:正常示指指纹在掌侧前缘,纹色浅红,红黄相间,络脉隐隐显露于风关之内,粗细适中。

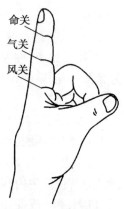

图 3-1　望小儿示指三关

五、望排出物

望排出物是观察患者的分泌物、排泄物和某些排出体外的病理产物的形、色、质、量的变化以诊察病情的方法。

(一) 望痰

痰白质清稀者,多属寒痰;痰黄质黏稠者,多属热痰;痰少而质黏,难于咯出者,多属燥痰;痰白质滑量多者,多属湿痰;痰中带血,色鲜红者,称为咯血;咯吐脓血痰,味腥臭者,为肺痈。

(二) 望涕

新病流涕多属外感表证,鼻塞流清涕,属风寒表证;鼻塞流浊涕,属风热表证。反复阵发性清涕,量多如注,伴鼻痒、喷嚏频作者,多属鼻鼽。久流浊涕,质稠、量多、气腥臭者,为鼻渊。

(三) 望涎唾

涎唾中清稀水样的称为涎,黏稠泡沫状的称为唾。口流清涎量多者,多属脾胃虚寒;口中时吐黏涎者,多属脾胃湿热;小儿口角流涎,涎渍颐下,称为"滞颐";睡中流涎者,多为胃中有热或宿食内停、痰热内蕴。

(四) 望呕吐物

呕吐物清稀无酸臭,多属寒呕;呕吐物秽浊有酸臭味,多属热呕。

(五) 望二便

1. 望大便　大便清稀如水,腹胀肠鸣,为寒湿泄泻;大便稀溏,完谷不化,为脾肾阳虚;大便黄褐如糜而臭,多为湿热泄泻。

2. 望小便　小便清长,多为虚寒证;小便短黄,多为实热证;小便混有砂石,为石淋;小便混浊如米泔水,为尿浊。

第二节　闻　　诊

闻诊是通过听声音和嗅气味以了解健康状态,诊察疾病的方法。

一、听声音

(一) 正常声音

正常声音,又称"常声",具有发声自然、声调和畅、语言流畅、应答自如、言与意符等特点。

（二）病变声音

1. 发声 凡语声高亢、洪亮有力，声音连续者，多属阳证、实证、热证；语声低微细弱，声音断续而懒言者，多属阴证、虚证、寒证。

（1）语声重浊：又称为声重，指发出的声音沉闷而不清晰或似有鼻音。多为外感风寒，或湿浊阻滞，以致肺气不宣，鼻窍不利所致。

（2）音哑与失音：语声嘶哑者为音哑，语而无声者为失音，古称为"瘖"。

（3）惊呼：指患者突然发出的惊叫声。其声尖锐，表情惊恐者，多为剧痛或惊恐所致。

2. 语言 主要是指患者语言的表达与应答能力有无异常，吐字的清晰程度等。

（1）谵语：神识不清，语无伦次，声高有力者，称为谵语。多由邪热内扰神明所致，属实证。

（2）郑声：神识不清，语言重复，时断时续，语声低弱模糊者，称为郑声。见于多种疾病的晚期、危重阶段。

（3）独语：自言自语，喃喃不休，见人语止，首尾不续者，称为独语。常见于癫病、郁病。

（4）错语：患者神志清楚但语言时有错乱，说后自知言错而不能自主者，称为错语。

（5）狂言：精神错乱，语无伦次，狂躁妄言者，称为狂言。常见于狂病、伤寒蓄血证。

（6）语謇：神志清楚，思维正常，但语言不流利，或吐字不清者，称为语謇。因习惯而成者，称为口吃，不属病态。病中语謇多为中风之先兆或中风后遗症。

3. 呼吸 闻呼吸是诊察患者呼吸的快慢、是否均匀通畅，以及气息的强弱粗细、呼吸音的清浊等。

（1）喘：即气喘。指呼吸困难、短促急迫，甚至张口抬肩，鼻翼煽动，难以平卧。其发病多与肺肾等脏腑有关。

（2）哮：指呼吸急促似喘，喉间有哮鸣音，常反复发作，缠绵难愈。多因痰饮内伏，复感外邪而诱发；也可因久居寒湿之地，或过食酸咸生冷等而诱发。临床上哮与喘常同时出现，所以常并称为哮喘。

（3）短气：指呼吸气急短促，气短不足以息，数而不相接续，似喘而不抬肩，喉中无痰鸣音。短气有虚实之分，虚证短气多因体质虚弱或元气亏损所致；实证短气，多因痰饮、胃肠积滞、气滞或瘀阻所致。

（4）少气：又称气微。指呼吸微弱而声低，气少不足以息，言语无力的症状。主诸虚劳损,多因久病体虚或肺肾气虚所致。

(5)鼻鼾:熟睡有鼾声,但又无其他明显症状者,多因慢性鼻病,或睡姿不当所致,老年人及体胖多痰者较常见。若昏睡不醒或神识昏迷而鼾声不断者,多属高热神昏,或中风入脏之危候。

4. 咳嗽　有声无痰谓之咳,有痰无声谓之嗽,有痰有声谓之咳嗽。

5. 呕吐　呕吐是胃失和降,胃气上逆的表现。吐势徐缓,声音微弱,呕吐物清稀者,多属虚寒证。常因脾胃阳虚,脾失健运,胃失和降,胃气上逆所致。

6. 呃逆　呃逆是胃气上逆的表现。呃声频作,高亢而短,其声有力者,多属实证。呃声低沉,声弱无力,多属虚证。

7. 嗳气　嗳气,俗称"打饱嗝",是胃气上逆的一种表现。嗳气酸腐,兼脘腹胀满者,多因宿食内停,属于实证。

8. 太息　太息又称叹息,指患者情志抑郁,胸闷不畅时发出的长吁或短叹声。常是情志不遂,肝气郁结的表现。

9. 喷嚏　指肺气上逆于鼻而发出的声响。偶发喷嚏,不属病态。若新病喷嚏,兼有恶寒发热、鼻塞流清涕等症状,多因外感风寒,鼻窍不利之故,属表寒证。

10. 肠鸣　指腹中胃肠蠕动所产生的声响。在正常情况下,肠鸣声低弱而和缓,一般难以直接闻及;肠鸣增多常见于水饮留聚于胃,为中焦气机阻遏所致;肠鸣稀少多因肠道传导功能障碍所致。

二、嗅气味

嗅气味,是指嗅辨患者身体气味与病室气味以诊察疾病的方法。一般气味酸腐臭秽者,多属实热;气味偏淡或微有腥臭者,多属虚寒。

(一) 病体之气

病体散发的各种异常气味,临床上除医护直接闻及了解外,还可通过询问患者或陪诊者而获知。包括:

1. 口气　指从口中散发出的异常气味。正常人呼吸或讲话时,口中无异常气味散出。

2. 汗气　指患者随汗出而散发出的气味。

3. 痰涕之气　正常状态下,人体排出少量痰和涕,无异常气味。咳痰黄稠味腥者,是肺热壅盛所致;鼻流浊涕,臭秽如鱼脑者,为鼻渊。

4. 呕吐物之气　气味酸腐臭秽者,多属胃热。呕吐未消化食物,气味酸腐者为食积。呕吐脓血而腥臭者多为内有痈疡。

5. 排泄物之气　包括二便及妇女经、带等的异常气味。

（二）病室之气

病室之气是由病体本身或排泄物、分泌物散发而形成。气味从病体发展到充斥病室，说明病情危重。

第三节 问 诊

问诊是医护人员通过对患者或陪诊者进行有目的的询问，以了解健康状态，诊察病情的方法。

一、问诊的内容

问诊主要包括一般情况、主诉、现病史、既往史、个人生活史、家族史六方面的内容。

1. 一般情况 一般情况包括患者的姓名、性别、年龄、婚否、民族、职业、籍贯、工作单位、现住址、联系方式等。

2. 主诉 是患者对此次就诊原因的叙述，即促使患者就诊的最痛苦的症状、体征及其持续时间，主诉一般只有 1~2 个症状。如"反复咳喘 2 年，加重伴心悸、下肢水肿 1 周"。

3. 现病史 现病史是指患者从起病到本次就诊时，疾病的发生、发展及其诊治的经过。包括起病情况、病变过程、诊治经过、现在症状四个方面的内容。问现病史是问诊的主要内容，是辨证论治的重要依据，主要包括以下内容：

（1）问寒热：寒与热是临床最常见症状，为问诊的重点内容。

"寒"指患者自觉怕冷的感觉。分为恶风、恶寒和畏寒三种类型。恶风，是指患者遇风觉冷，避之可缓；恶寒，是指患者自觉怕冷，多加衣被或近火取暖仍不能缓解；畏寒，是指患者自觉怕冷，多加衣被或近火取暖能够缓解。

"热"指发热，包括患者体温升高，或体温正常而患者自觉全身或局部（如手足心）发热的感觉。

（2）问汗：询问患者汗出对于判断病邪的性质和机体阴阳的盛衰有着重要的意义。

（3）问疼痛：疼痛有虚实之分。实证疼痛多因感受外邪、气滞血瘀、痰浊凝滞，或食积、虫积、结石等阻滞脏腑经脉，气血运行不畅所致，即所谓"不通则痛"。虚证疼痛多因阳气亏虚、精血不足，脏腑经脉失养所致，即所谓"不荣则痛"。问疼痛，应注意询问疼痛的部位、性质、程度、时间及喜恶等。

（4）问耳目：根据耳目的异常变化可以了解肝、胆、肾、三焦等有关脏腑的病变情况。

（5）问头身胸腹：问头身胸腹是指询问头身胸腹除疼痛以外的其他不适，

主要包括头晕、胸闷、心悸、胁胀、脘痞、腹胀、身重、麻木等临床常见症状。

(6)问睡眠:询问睡眠时间的长短、入睡的难易程度、有无多梦等情况,有助于了解机体阴阳气血的盛衰,心神是否健旺安宁等。睡眠的异常主要有失眠和嗜睡。

(7)问饮食口味:包括询问口渴与饮水、食欲与食量以及口味三方面的改变,以了解脾胃功能的盛衰以及其他脏腑的病变。

(8)问二便:询问二便的变化,应着重了解二便的次数、气味、性状、颜色、便量、排便时间、排便时的感觉,以及伴随的症状。

(9)问经带:诊治妇女疾病,除了一般的问诊内容外,还应注意询问月经、带下、妊娠、产育等方面的情况。

(10)问小儿:问小儿包括问小儿出生前后情况、问预防接种、传染病史,问发病原因等。

4. 既往史 是指患者平素的身体健康状况和过去的患病情况,又称过去病史。

5. 个人生活史 是指患者的生活经历、饮食起居、精神情志、婚育状况及家族史等。

二、问诊的注意事项

1. 诊断室或病室应保持安静。
2. 医护人员应态度和蔼、认真询问、耐心倾听。
3. 采用通俗易懂的语言,不使用患者不能理解的医学术语。
4. 鼓励患者叙述病情,适当启发式提问,避免诱导和暗示。
5. 分清主次和缓急,遇急危重症患者,应扼要询问,抓住重点,迅速救治,不能过分苛求资料的完整而延误病情。

第四节 切 诊

切诊是医护人员用手指或手掌对患者的某些部位进行触、摸、按、压,从而了解健康状态,诊察疾病的方法。切诊主要包括脉诊和按诊两个部分。

一、脉诊

脉诊又称切脉、持脉、把脉、候脉等,是医护人员用手指对患者身体某些特定部位的动脉进行切按,体验脉动应指的形象,以了解身体状况,辨别病证的一种诊察方法。

（一）诊脉的部位

诊脉部位有遍诊法、二部诊法、三部诊法和寸口诊法,其中最常用的是寸口诊法(图 3-2)。

（二）**诊脉方法**

1. 时间　诊脉最好在清晨进行,但很难做到。诊脉时应保持诊室安静,在诊脉前必须要让患者稍作休息,这样诊察到的脉象才能比较准确地反映病情。

2. 体位　诊脉时患者的正确体位是正坐或仰卧,前臂自然向前平展,与心脏置于同一水平,手腕伸直,手掌向上,手指自然放松,在腕关节下面垫一松软的脉枕(图 3-3)。

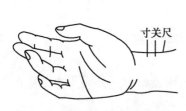 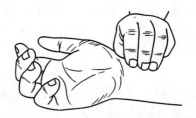

图 3-2　寸口脉寸关尺示意图　　　　图 3-3　诊寸口脉

3. 平息　一呼一吸谓之一息,一息脉行四五至。医者在诊脉时要保持呼吸自然均匀,以自己的呼吸计算患者脉搏的至数。

4. 定三关　医生用左手或右手的示指、中指与环指进行诊脉。以中指按在掌后高骨内侧动脉处,称为中指定关,然后用示指按在关前(腕侧)定寸,用环指按在关后(肘侧)定尺。

5. 布指　医者三指略呈弓形倾斜,指端与受诊者体表约成 45°角为宜,指目紧贴于脉搏搏动处。指目即指尖和指腹交界棱起之处,与指甲二角连线之间的部位(图 3-4),形如人目,是手指触觉比较灵敏的部位。

6. 指力　指医者布指之后,运用指力的轻重,或结合按寻以诊察、辨识脉象(图 3-5)。

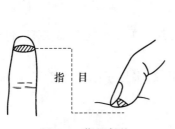 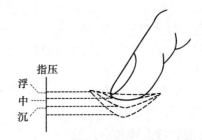

图 3-4　指目部位　　　　图 3-5　以浮、中、沉三等级的压力取脉

7. 五十动　五十动是指医护人员对患者诊脉的时间一般不应少于 50 次脉

搏跳动的时间。现代临床上每次诊脉每手应不少于 1min,两手以 2~3min 为宜。

(三) 正常脉象

正常脉搏的特征:寸关尺三部皆有脉,不浮不沉,不快不慢,一息四五至,相当于每分钟 60~90 次(成年人),不大不小,从容和缓,节律一致,尺部沉取有一定的力量。

(四) 病理脉象

1. 浮脉 轻取即得,重按稍减而不空,举之有余,按之不足。一般见于表证,亦见于虚阳外越证。

2. 沉脉 轻取不应,重按始得,举之不足,按之有余。主里证。

3. 迟脉 脉来迟慢,一息不足四至(相当于每分钟脉搏在 60 次以下)。多见于寒证,亦可见于邪热结聚之里实热证。

4. 数脉 脉来急促,一息五六至,脉搏每分钟 90~120 次。多见于热证,亦见于里虚证。

5. 虚脉 三部脉举之无力,按之空豁,应指松软。亦是无力脉象的总称。见于虚证,多为气血两虚。

6. 实脉 三部脉举按均充实有力,其势来去皆盛,应指幅幅。亦为有力脉象的总称。见于实证,亦见于常人。

7. 洪脉 脉体宽大而浮,充实有力,来盛去衰,状若波涛汹涌。多见于阳明气分热盛。亦主邪盛正衰。

8. 细脉 脉细如线,但按之不绝,应指明显。多见于虚证或湿证。

9. 滑脉 往来流利,应指圆滑,如盘走珠。多见于痰湿、食积和实热等病证。也是青少年的常脉,妇女的孕脉。

10. 涩脉 形细而行迟,往来艰涩不畅,脉势不匀。多见于气滞、血瘀、痰食内停和精伤、血少。

11. 弦脉 端直以长,如按琴弦。多见于肝胆病、疼痛、痰饮等,或胃气衰败。

12. 结脉 脉来缓慢,时有中止,止无定数。多见于阴盛气结、寒痰血瘀,亦可见于气血虚衰等证。

13. 代脉 脉来一止,止有定数,良久方还。见于脏气衰微、疼痛、惊恐、跌仆损伤等。

14. 促脉 脉来数而时有一止,止无定数,多见于阳盛实热、气血痰食停滞,亦见于脏气衰败。

(五) 妇人脉和小儿脉

1. 妇人脉 可诊月经脉和妊娠脉。

2. 小儿脉 对于 3 岁以内的婴幼儿,常以望指纹代脉诊,也可采用一指三部诊法,简称"一指定三关"(图3-6);对3~5岁患儿,以高骨中线为关,向高骨的前后两侧(掌端和肘端)滚转寻三部(图3-7)。

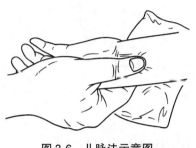

图 3-6 儿脉法示意图

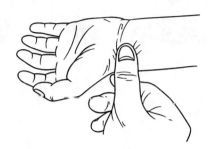

图 3-7 诊小儿脉法示意图

二、按诊

按诊是医护人员用手直接触摸或按叩患者某些部位,以了解局部冷热、润燥、软硬、压痛、肿块或其他异常变化,从而推断疾病部位、性质和病情轻重等情况的一种诊断方法,包括触法、摸法、按法、叩法。按诊时要求患者全身放松,主动配合;操作者的举止要稳重大方,态度要严肃认真,手法要轻巧柔和,同时通过谈话以转移患者的注意力;边诊察边注意观察患者的反应,询问是否有压痛及疼痛程度,注意健康部位与疾病部位的比较。

第四章 辨 证

第一节 中医辨证的思维与方法

辨证是在中医基础理论的指导下,将四诊所收集的各种症状、体征等临床资料进行分析,对疾病的病理本质做出判断,并概括为具体证名的诊断过程。辨证是临床的核心环节,辨证的准确性能揭示疾病现阶段的本质,是论治的前提。常用的辨证方法有八纲辨证、病性辨证、脏腑辨证、卫气营血辨证、三焦辨证等。

一、辨证的思维原则

(一) 以主症为中心辨证,全面分析病情

以主症为中心收集四诊资料,取得对疾病客观情况的完整认识,通过对主症进行辨析,可以初步确定病位与病性。如咳喘、心悸并存,以咳喘为主症,则病位在肺;若以心悸为主症,则病位在心。辨证时还应从整体观念出发,重视不同患者的特点,全面考虑问题、分析问题,才能揭示证的本质。如主症为咳嗽,若伴有呕吐、脘痞、食少等,则为痰湿内阻虚实夹杂之证,病位在脾肺;若伴小便失禁、腰脊酸痛等,则为肺肾气虚之虚证,病位在肺肾。

(二) 辨明证的主次,注意证间转化

在复杂病情中,应掌握病证的临床特点和病机变化,辨明最能反映病理本质,对疾病发展起决定性作用的证候,即为主要证候。如一患者先有头晕目胀、情绪不安等肝郁气滞的表现,而后出现纳呆、便溏等脾气虚的表现,且随情志不畅而加重,分析其病情主次及发病先后,则可确定肝气郁结为主要证候,脾气虚为次证或兼夹证候。

主证不是一成不变的,可在药物、情志、饮食等影响下转化,一般情况下,疾病的主症发生改变,主证也随之改变。如胃脘痛的患者,急性期胃脘灼痛,烦躁易怒,脉弦,初诊为肝胃不和,经过疏肝和胃治疗后,患者上述症状消失,继而出现腹胀便溏,倦怠肢软,脉细,此时主证由实转虚,变为脾气虚证。

（三）分清寒热虚实，识别证候真假

在辨证过程中，应注意现在本质的关系，尤其是有些证候中有些症状互相矛盾，甚至出现假象，最常见的是寒热、虚实，如真寒假热、真热假寒等；危急重症、濒死的患者可出现假神，即"回光返照"的现象。因此辨证时要辨清真假，不被假象所迷惑，首先应注意时机，往往假象出现在"极"的关键之时，寒极、热极可出现似热、似寒的假象；其次应从四诊合参中，找出关键性的指征，多以脉象识别，张介宾云："如脉之真有力、真有神者，方是真实证；似有力、似有神者，是假实证也。"

（四）辨证与辨病相结合

病与证的关系，表现为不同疾病可有相同的证，称"异病同证"；同一疾病可有不同的证，称"同病异证"。如水肿、腰痛、癃闭等不同病症，均可出现肾阳虚弱的相同证候；同属风寒束表，又有表实证和表虚证的不同。辨证论治是认识和解决某一疾病过程中的主要矛盾，而辨病论治是认识和解决某一疾病过程中的基本矛盾，因此辨证和辨病是相辅相成的，两者相结合，在辨证的基础上辨病，在辨病的基础上辨证，有利于对疾病性质的全面准确认识。

二、辨证的基本思维方法

在对病情资料分析的基础上，辨证常用的思维方法有类比法、归纳法、演绎法、反证法等。

（一）类比法

类比法是将患者临床表现和某一常见的证进行比较，若两者主要特征相吻合，此证的诊断便可成立。此法具有迅速、简捷的特点，当病情不复杂，典型表现吻合较多时，此方法诊断的准确性较高。如患者有少气懒言、神疲乏力，或有脱肛、内脏下垂等表现，此为气陷证的常见临床症状，与气陷证相符，即可做出诊断为气陷证。

（二）归纳法

归纳法是将患者的各种症状、体征，按照辨证的基本内容加以归类、综合，找出其共同特征，从而进行辨证结论的思维方法。当病情资料较多或较为复杂时，每个症状都可从不同侧面反映证的属性，归纳全部或大多数的属性，进行综合分析，抓住疾病本质，做出证候判断。如水肿、尿少、舌体胖大，为水液内停；若有纳呆、腹胀、便溏等，则病位在脾；若病程较长，伴有畏寒、肢冷等，为阳虚；若有夜尿清长、腰膝酸软等，为肾阳虚。若一患者出现水肿、尿少、纳呆、便溏、畏寒、肢冷、腰膝酸软等，综合几大要素，便可诊断为脾肾阳虚。

（三）演绎法

演绎法是运用各种辨证的基本方法、技能，根据由浅入深、从抽象到具体的原理,对病情进行层层深入的辨证分析推理的方法。此法通常从脏腑、气血、经络的一般功能出发,分析病因、病性、病位等,从而确立诊断。如患者有感受外邪的病史,表现为咳嗽、气喘,病位在肺系;发热明显、已不恶寒,口渴,面赤,舌红,则表证已除,入里化热;咳黄稠痰、脉滑数为痰热表现,由以上辨证过程,即可诊断为痰热壅肺证。

(四)反证法

反证法是指寻找不属于某证的依据,通过否定达到某一诊断的方法。如《伤寒论》云:"下之后、复发汗,昼日烦躁不得眠。夜而安静,不呕,不渴,无表证,脉沉微,身无大热者,干姜附子汤主之。"张仲景用不渴否定阳明病症,不呕否定少阳病症,无表证否定太阳病症,结合身无大热、脉沉微,即可确认为少阴病症。

中医辨证的思维方法还有很多,彼此之间互相联系,临床中,对病、证诊断的确立往往需要综合使用多种思维方法,避免诊治僵化或停滞不前。对于一些疑难证、疑似证、危急重证的诊断,还应运用特殊的思维方法。对疑难证的判断,可采用经验再现、病因穷举、试验性治疗等;对疑似证的鉴别,应有求异的思维,运用同中求异的方法,加以判断;对危急重证思维诊断,应有果断、准确、迅速的思维,注意诊治并举,急救为先。

第二节　八纲辨证

八纲,即表、里、寒、热、虚、实、阴、阳八个辨证的纲领,表、里用以辨别病位的深浅;寒、热、虚、实用以辨别疾病性质;阴、阳用以区分疾病类别。

八纲是从各种具体证候的个性中抽象出来的带有普遍规律的共性,即任何一种疾病,从疾病的类别来说,不属于阴证,便属于阳证;从疾病的部位深浅来说,不在表,就在里(或半表半里);从疾病的性质来说,不属于寒证,便属于热证;从邪正斗争的关系来说,正气虚的称为虚证,邪气盛的称为实证。在八纲中,阴阳可以概括其他六纲,即表、热、实证为阳证,里、寒、虚证为阴证,所以阴阳又是八纲的总纲,涵盖了表、里、寒、热、虚、实六个纲领。

八纲辨证,是指在分析、归纳四诊所取得的资料后,辨别病位的深浅、病邪寒热性质、正邪斗争的盛衰、病证阴阳的方法。八纲辨证是概括性的辨证纲领,是其他辨证方法的基础,是从各种辨证方法的个性中概括出来的共性,适用于临床各科的辨证。通过八纲辨证,可以将错综复杂的证候表现加以概括,并执简驭繁地对疾病做出初步诊断,为临床诊疗指出方向。

八纲辨证早在《黄帝内经》中就有所论述,为其形成和发展奠定了牢固的基础。汉代张仲景在《伤寒杂病论》中,将八纲辨证与脏腑经络有机结合起来,对伤寒病与杂病进行辨证论治。明代张介宾在《景岳全书·传忠录》中专设"阴阳篇""六变篇",对八纲进行较全面的论述,以二纲统六变,并将其作为辨证的纲领。20世纪50年代的祝味菊的《伤寒质难》中首次提出八纲的概念,书中写到:"所谓八纲者,阴、阳、表、里、寒、热、虚、实是也。"此后,八纲被中医界广为接受,并逐渐系统化,成为中医辨证论治的纲领。

一、表里辨证

表里是辨别病位内、外、深、浅的一对纲领。

表与里是相对的概念,如体表与脏腑而言,体表为表,脏腑为里;脏与腑相对而言,腑属表,脏属里;经络与脏腑相对而言,经络属表,脏腑属里;皮肤与筋骨相对而言,皮肤为表,筋骨为里等。因此,对于病位的内外深浅,不可作绝对的理解。

一般而论,从病位上看,身体的皮毛、肌腠、经络在外属表,脏腑、骨髓、气血属里。表里辨证主要用于外感证,外邪侵犯肌表、病轻而浅,属于表证;病在脏腑、病深而重,属于里证。从病势上看,病邪由表入里,是病渐增重为势进;病邪由里出表,是病渐减轻为势退,因此,前人有所谓"病邪入里一层,病深一层;出表一层,病轻一层"的认识。

(一)表证

表证是六淫、疠气、虫毒等外邪经皮毛、口鼻侵入机体,正气(卫气)抗邪所表现的轻浅证候的概括,主要见于外感疾病初期阶段,具有起病急、病情较轻、病程较短、有感受外邪因素等特点。

【证候表现】恶寒(或恶风),发热,头身疼痛,舌淡红,苔薄白,脉浮。常兼见鼻塞流涕、喷嚏、咽痛、咳嗽等症状。

【证候分析】外邪袭表、卫气被郁,症见恶寒发热、头身疼痛;皮毛受邪,内应于肺,肺失宣降,症见鼻塞流涕、咽喉痒痛、咳嗽、气喘;正邪相争于表,舌象变化不明显;脉气鼓动于外,故脉浮。

【护治原则】辛散解表。

(二)里证

里证是泛指病变部位在内,脏腑、气血、骨髓等受病所反映的证候。

里证与表证相对而言,其概念非常笼统,范畴非常广泛,可以说凡不是表证(及半表半里证)的特定证候,一般都可属于里证的范围,即所谓的"非表即里",里证多见于外感病的中、后期阶段或内伤疾病之中。里证的范围极为广泛,但病位仍有浅深之别,一般病变在腑、在上、在气者,较轻浅;在脏、在下、在血者,则较深重。

【证候表现】由于里证的范围极为广泛,涉及寒热虚实及脏腑、气血等,为此所表现的证候也不同,其表现特点是无新起恶寒、发热并见,以脏腑症状为主要表现。

【证候分析】里证的成因,大致有三种情况:一是外邪袭表,表证不解,病邪传里,形成里证;二是外邪直接入里,侵犯脏腑等部位,即所谓"直中"为病;三是情志内伤、饮食劳倦等因素,直接损伤脏腑,或脏腑气机失调,气血津液等受病而出表现的种种证候。

【护治原则】以"和里"概括。可根据寒、热、虚、实等具体病证的不同,分别选方用药。

(三) 表证与里证鉴别要点

表证、里证的鉴别,主要审察寒热表现、脏腑症状是否突出与舌象、脉象的变化,同时结合起病缓急、病情轻重、病程长短等,见表4-1。

表4-1 表证与里证鉴别要点

证名	寒热	脏腑症状	舌象	脉象	病程
表证	恶寒发热	头痛身痛、鼻塞流涕,症状不明显	变化不明显	浮	短
里证	但寒不热但热不寒	症状明显,如心悸、咳喘、腹痛	多有变化	沉	长

二、寒热辨证

寒热是辨别疾病性质的一对纲领。

病邪有阳邪和阴邪之分,正气有阳气与阴液之别,阳邪致病导致机体阳气偏盛而阴液受伤,或是阴液亏损而阳气偏亢,均可表现为热证;阴邪致病容易导致机体阴气偏盛而阳气受损,或是阳气虚衰而阴寒内盛,均可表现为寒证。即所谓"阳盛则热,阴盛则寒""阳虚则外寒,阴虚则内热",这也说明,从病邪的属阴属阳或机体阴阳的盛衰两个不同的角度分析,寒、热证的认识是基本一致的。

(一) 寒证

寒证是指感受寒邪,或阴盛阳虚,人体功能活动衰减而表现出来的以寒象为主的一类证候。

【证候表现】恶寒、畏冷、肢体冷痛、喜暖,口淡不渴,蜷卧,痰、涎、涕清稀,小便清长,大便稀溏,面色白,舌淡苔白而润,脉迟或紧等。

【证候分析】寒证多因外感寒邪;或过服生冷寒凉;或内伤久病,阳气耗伤所致。

【护治原则】温以祛寒。

（二）热证

热证是指感受热邪，或阳盛阴虚，人体功能活动亢进所表现以热象为主的一类证候。

【证候表现】发热、喜凉，恶寒喜冷，口渴欲饮，面红目赤，烦躁不宁，痰、涕黄稠，小便短黄，大便干结，舌红苔黄，干燥少津，脉数等。

【证候分析】热证多因外感火热阳邪；或过服辛辣温热之品；或寒邪入里化热；或七情过极，郁而化热所致。

【护治原则】清热泻火。

（三）寒证与热证鉴别要点

寒证、热证的鉴别，应对疾病的全部表现进行综合观察，尤其要对寒热的喜恶、口渴与否、面色的赤白、四肢的温凉、舌象、二便、脉象等方面加以鉴别，见表4-2。

表4-2　寒证与热证鉴别要点

证名	寒热	口渴	面色	四肢	二便	舌象	脉象
寒证	恶寒喜温	不渴	白	冷	小便清长，大便稀溏	舌淡苔白	迟或紧
热证	恶热喜冷	渴喜冷饮	红	热	小便短黄，大便干结	舌红苔黄	数

三、虚实辨证

虚实是辨别邪正盛衰的一对纲领。

虚实主要反映病变过程中人体正气的强弱和致病邪气的盛衰。《素问·通评虚实论》云："邪气盛则实，精气夺则虚。"实主要指邪气盛实，虚主要指正气不足。由于邪正斗争是疾病过程中的根本矛盾，所以分析疾病中的邪正虚实关系，是辨证的基本要求，故《素问·调经论》有"病之生，皆有虚实"之说。通过虚实辨证，可以了解病体的邪正盛衰，为治疗提供依据。

（一）虚证

虚证是由于机体正气亏虚、邪气不著而产生的一类证候，以不足、衰退、不固为主要特点，如阳虚、阴虚、气虚、血虚、津液亏虚、精髓亏虚等，虚证多见于慢性疾病或疾病后期。

【证候表现】由于虚证有气、血、阴、阳虚证等多种证候的不同，所以临床表现极不一致，很难概括全面，常见有：面色苍白或萎黄，精神萎靡，身疲乏力，心悸气短，形寒肢冷或五心烦热，自汗盗汗，大便溏泄或滑脱，小便频数或失禁，舌质淡嫩，少苔或无苔，脉虚无力等。

【证候分析】虚证的形成与先天不足和后天失调相关，以后天失调为主，如饮食失调、七情劳倦、房事不节、久病失治等。

【护治原则】补虚扶正(温阳益气,养血滋阴)。

(二) 实证

实证是对人体感受外邪,或病机以阳、热、滞、闭等为主,或体内病理产物蓄积所形成的各种临床证候的概括。实证邪气充盛,但正气尚未虚衰,故邪正斗争一般较为剧烈,而表现为有余、强烈、停聚等特点。

实证范畴非常广泛,寒邪、风邪、暑邪、湿邪、热邪、燥邪、疫毒为病,痰、饮、水、气、食积、虫积、气滞、血瘀等病理改变,一般都属于实证的范畴。临床上一般是新病、暴病多实证,病情激烈者和体质壮实者多实证。

【证候表现】由于病因和病邪停积部位的差异,实证各自有着不同的证候表现。其代表症状主要为:发热,腹胀痛拒按,胸闷烦躁,呼吸气粗,痰涎壅盛,大便秘结,小便不利,神昏谵语,脉实有力,舌苔厚腻等。

【证候分析】实证的成因有两个方面:一是风、寒、暑、湿、燥、火、疫疠及虫毒等邪气侵入人体,邪气壅盛而正气未虚,正邪斗争剧烈;二是脏腑失调,以致痰、水、湿、脓、瘀血、食积等病理产物停积壅聚体内所致。

【护治原则】泻实祛邪。

(三) 虚证与实证鉴别要点

虚证、实证的鉴别,主要审察患者体质、精神、声息、病程、疼痛、舌象、脉象等方面,见表4-3。

表4-3　虚证与实证鉴别要点

证名	体质	精神	声息	病程	疼痛	舌象	脉象
虚证	虚弱	萎靡	声低息微	长	喜按	舌质淡嫩,少苔无苔	无力
实证	壮实	亢奋	声高息粗	短	拒按	舌质苍老,舌苔厚腻	有力

四、阴阳辨证

阴阳是概括病症类别的一对纲领,是八纲的总纲。

一般而言,表证、热证、实证可归属为阳证,里证、寒证、虚证可归属为阴证。由于中医学中的阴阳不仅是抽象的哲学概念,而且有具体的实际内容,所以阴阳辨证除概括其他六纲外,又有阳虚证、阴虚证、阴盛证、阳盛证、亡阳证、亡阴证等具体的证型,但这些证型实际上仍可以用六纲加以概括。

(一) 阴虚证

阴虚证是指体内津液精血等阴液亏少而无以制阳,滋润濡养作用减退所表现的虚热证候,属虚证、热证的性质。

【证候表现】形体消瘦、口燥咽干、潮热、颧红、五心烦热、盗汗、小便短黄、大便干结、舌红少津少苔、脉细数等,且具有病程长,病势缓等虚证的特点。

【证候分析】阴虚证多因热病伤阴;或过服温燥之品;或五志过极、房事不节;或久病耗伤所致。

【护治原则】养阴清热。

（二）阳虚证

阳虚证是指体内阳气亏损,温煦、推动、蒸腾、气化等作用减退所表现的虚寒证候。属虚证、寒证的性质。

【证候表现】畏寒,四肢不温,口淡不渴或渴喜热饮,自汗,小便清长或尿少水肿,大便溏薄,面色白,舌淡胖,苔白滑,脉沉迟无力。可兼有神疲、乏力、气短等气虚的证候,多见于病久体弱者,病势一般较缓。

【证候分析】阳虚证多因久病体弱、过度劳倦;或过服苦寒清凉之品;或久居寒凉之处所致。

【护治原则】温补阳气。

（三）阳虚证与阴虚证鉴别要点

阳虚证、阴虚证的鉴别,主要审察患者寒热、面色、神情、口渴与否、二便、舌象、脉象等,见表4-4。

表4-4 阴虚证与阳虚证鉴别要点

证名	寒热	面色	口渴	出汗	二便	舌象	脉象
阴虚证	午后潮热 五心烦热	两颊潮红	口燥咽干	盗汗	小便短赤 大便干结	舌红少苔	细数
阳虚证	畏寒肢冷	白	口淡不渴	自汗	小便清长 大便泄溏	舌淡苔白	沉迟无力

（四）亡阴证

亡阴证是指体内阴液大量耗损、严重匮乏欲竭而表现出的危重证候。

【证候表现】汗热味咸而黏,如珠如油,身灼肢温,虚烦躁扰,恶热,口渴欲饮,皮肤皱瘪,小便极少,面色赤,唇舌干燥,脉细数等。

【证候分析】亡阴证可因高热不退、大汗不止、吐泄过度、久病体弱导致阴液亏虚所致。

【护治原则】救阴敛阳。

（五）亡阳证

亡阳证是指体内阳气极度衰微,而出现阳气欲脱的危重证候。

【证候表现】冷汗淋漓,汗质稀淡,神情淡漠,肌肤不温,四肢厥冷,呼吸气微,面色苍白,舌淡而润,脉微欲绝等。

【证候分析】亡阳证可因阴寒极盛导致阳气暴伤所致；或因大汗、大失血、剧烈吐泻；或因中毒、严重外伤、痰瘀阻塞心脉导致阳气暴脱。

【护理原则】回阳救逆。

（六）亡阴证与亡阳证鉴别要点

亡阳证、亡阴证的鉴别，主要审察患者汗质、寒热、四肢、气息、舌象、脉象等，见表4-5。

表4-5　亡阴证与亡阳证鉴别要点

证名	汗质	寒热	四肢	面色	口渴	气息	舌象	脉象
亡阴证	汗热味咸黏稠	身热恶热	温暖	潮红	渴喜冷饮	气粗	舌红干瘦	细无力
亡阳证	汗冷味淡清稀	身冷恶寒	厥冷	苍白	渴喜热饮	气微	舌淡白润	微欲绝

第三节　病 性 辨 证

一、辨六淫证候

六淫是风、寒、暑、湿、燥、火六种外感病邪的统称。因六淫指邪多从外受，故称"外感六淫"。此外，临床上有一些因脏腑功能失调或气血津液失调所产生的化风、化寒、化燥、化湿、化热（火）等病理反应，常出现类似风、寒、湿、燥、火的证候，因其不属于外来之邪，不属于六淫的范围，故称为"内生五邪"。

（一）风淫证

风邪属"六淫之首"，是六淫中最主要的致病因素。风为阳邪，其性开泄，易袭阳位；性主动，善行而数变，为百病之长。

【临床表现】恶风寒，微发热，汗出，脉浮缓，苔薄白；或有鼻塞、流清涕、喷嚏；或伴咽喉痒痛、咳嗽；或为突发皮肤瘙痒、丘疹、起风团；或为突发肌肤麻木、口眼㖞斜；或肢体关节游走作痛；或新起面睑肢体水肿；或肌肉僵直、痉挛、抽搐等。

（二）寒淫证

寒邪为阴邪，易伤阳气。性凝滞、清澈，主收引。

【临床表现】恶寒重，或伴发热，无汗，头身疼痛，鼻塞或流清涕，脉浮紧；或见咳嗽、哮喘、咳稀白痰；或为脘腹疼痛、肠鸣腹泻、呕吐；或为肢体厥冷、局部拘急冷痛等。口不渴，喜热饮，小便清长，面色白甚或青，舌苔白，脉弦紧或脉伏。

（三）暑淫证

暑邪为阳邪，其性炎热，性升散，扰神耗气伤津，多夹湿邪犯机体。

【临床表现】发热恶热，汗出，口渴喜饮，气短，神疲，肢体困倦，小便短黄，舌红，苔白或黄，脉虚数；或发热，卒然昏倒，汗出不止，气喘，甚至昏迷、惊厥、抽搐等；或见高热，神昏，胸闷，腹痛，呕恶，无汗等。

（四）湿淫证

湿邪为阴邪，易阻气机，损伤阳气。性重浊、黏滞，性趋下，易袭阴位。

【临床表现】头昏嗜睡，身体困重，肢体倦怠，胸闷脘痞，口腻不渴，纳呆，恶心，肢体关节、肌肉酸痛，大便稀，小便浑浊。或局部渗漏湿液，或皮肤出现湿疹、瘙痒。妇女可见带下量多，面色晦垢，舌苔滑腻，脉濡缓或细等。

（五）燥淫证

燥邪性干涩，易耗津液，伤肺。

【临床表现】皮肤干燥甚至皲裂、脱屑，口唇、鼻孔、咽喉干燥，口渴饮水，舌苔干燥，大便干燥，或见干咳少痰，痰黏难咳，小便短黄，脉象偏浮等。除以上临床表现外，凉燥常有恶寒发热，无汗，头痛，脉浮缓或浮紧等表寒症状；温燥常见发热有汗，咽喉疼痛，心烦，舌红，脉浮数等表热症状。

（六）火热证

火（热）邪为阳邪，其性炎上，易扰心神，耗伤津液，易生风动血，致肿疡。

【临床表现】发热恶热，头痛，咽喉疼痛，鼻塞流浊涕，烦躁，口渴喜饮，汗多，大便秘结，小便短黄，面色赤，舌红或绛，苔黄干燥或灰黑，脉数有力（洪数、滑数、弦数等）。甚者或见神昏、谵语，惊厥，抽搐，吐血、衄血，痈肿疮疡。

二、辨阴阳虚损证候

（一）阳虚证

体内阳气亏损，温煦、推动、蒸腾、气化等作用减退所表现的虚寒证候。

【临床表现】以畏寒肢冷，口淡不渴，或渴喜热饮，小便清长，大便溏薄，面色㿠白，舌淡胖，苔白滑，脉沉迟无力为常见证候，可兼有神疲、乏力、自汗、气短等气虚的证候。

（二）阴虚证

体内阴液亏少而无以制阳，滋润、濡养等作用减退所表现的虚热证候。

【临床表现】以形体消瘦，口燥咽干，潮热颧红，五心烦热，盗汗，小便短黄，大便干结，舌红少津少苔，脉细数等为证候特征。

（三）亡阳证

体内阳气极度衰微而表现出阳气欲脱的危重证候。

【临床表现】以冷汗淋漓、汗质稀淡，神情淡漠，肌肤不温，手足厥冷，呼吸气微，面色苍白，舌淡而润，脉微欲绝等为证候特征。

（四）亡阴证

体液大量耗损，阴液严重匮乏而欲竭所表现出的危重证候。

【临床表现】以汗热味咸而黏、如珠如油，身灼肢温，虚烦躁扰，口渴欲饮，皮肤皱瘪，目眶凹陷，小便极少，面色赤，唇舌干燥，脉细数等为证候特征。

三、辨气血证候

气血辨证，就是根据气、血的生理活动和病理特点，分析、判断疾病中气血的盈亏及运行情况。包括气病辨证、血病辨证和气血同病辨证。

（一）气虚类证

1. 气虚证　元气不足，气的推动、温煦、固摄、防御、气化等功能减退，或脏腑组织的功能活动减退所表现的虚弱证候。

【临床表现】少气懒言，声音低微，呼吸气短，神疲乏力，或有头晕目眩，自汗，活动后诸症加重，舌质淡嫩，脉虚无力等。

2. 气陷证　气虚无力升举，清阳之气不升而反下陷，内脏位置不能维固而下垂所表现的虚弱证候。气陷证一般是由气虚证发展而来，为气虚的一种特殊表现形式。

【临床表现】头晕眼花，耳鸣，疲乏，气短，自觉气下坠感，或内脏位置下垂，或有脱肛、阴挺、便溏、久泻、久痢，舌淡嫩，脉弱等。

3. 气不固证　气虚而失其固摄之功所表现的虚弱证候。

【临床表现】气短，疲乏，面白，自汗，易感冒，出血，二便失禁、早泄、滑精、崩漏、滑胎，舌淡嫩，流涎不止等。

4. 气脱证　元气亏虚已极，气息奄奄欲脱的危重证候。

【临床表现】呼吸微弱而不规则，或见昏迷或昏仆，汗出不止，面色苍白，口唇青紫，口开目合，手撒身软，二便失禁，脉微欲绝，舌质淡白，苔白润，脉微等。

（二）血虚类证

1. 血虚证　血液亏少，不能濡养脏腑、经络、组织而表现的虚弱证候。

【临床表现】面色淡白或萎黄，口唇、眼睑、爪甲色淡白，头晕眼花，心悸多梦，手足发麻，妇女经血量少色淡，甚或经闭，舌质淡，脉细无力等。

2. 血脱证　又称脱血证。系因大量出血，或因长期失血、血虚而进一步发展，血脉空虚所致。

【临床表现】面色苍白、眩晕、心悸、舌淡、脉微欲绝或芤等危重证候。血脱又常伴随气脱、亡阳。

（三）气滞类证

1. 气滞证　人体某一部分,或某一脏腑经络的气机郁滞、运行不畅所表现的证候。

【临床表现】以胸胁脘腹等处的胀闷、疼痛为主症。胀痛时轻时重,部位不固定,可为窜痛、胀痛、攻痛等,痛胀常随嗳气、肠鸣、矢气后而减轻,或随情绪的忧思恼怒与喜悦而加重或减轻,脉象多弦,可无明显舌象变化。

2. 气逆证　气机升降失常,气上冲逆而不调的病理变化所表现的证候。气逆是气滞基础上的一种表现形式。

【临床表现】咳喘为肺气上逆;呕吐、嗳气、呃逆为胃气上逆;头痛、头晕、气从少腹上冲胸咽为肝气上逆。

3. 气闭证　因大怒、暴惊、忧思过度等,致使气机闭塞,可出现神昏或晕厥、肢厥等症,称神气郁闭证。

【临床表现】气闭属于气的实证,为急性重证,或见昏迷、昏厥,或为脏器绞痛、大小便闭,并有呼吸气粗、声高、脉沉实有力等症。

（四）血瘀证

离经之血,未能及时排出或消散,停留体内;或血液运行受阻,积于经脉或器官之内,呈凝滞状态者,均属瘀血。由瘀血内阻而产生的证候,是为血瘀证。

【临床表现】主要有疼痛、肿块、出血、色脉改变等表现。其疼痛状如针刺刀割,痛处不移而固定,常在夜间加重。肿块在体表者,常呈青紫色包块,在腹内者,可触及较坚硬而推之不移的肿块。出血色紫暗或夹有血块,或大便色黑如柏油状。可见面色黧黑,或唇甲青紫,或皮下紫斑,或肌肤甲错,或腹部青筋显露,或皮肤出现丝状红缕。妇女可见经闭,或为血崩、漏下。舌质紫暗或见紫斑、紫点,或舌下脉络曲张,脉象多细涩,或结、代,或无脉。

（五）血热证

脏腑火热炽盛,热迫血分所表现的实热证候,即血分的热证。

【临床表现】咳血、吐血、衄血、尿血、便血,血色鲜红,质地黏稠,女子月经先期量多,或局部疮疖红肿热痛,心烦口渴,身热,舌红绛,脉滑数。

（六）血寒证

寒邪客于血脉,血液运行不畅所表现的实寒证候。

【临床表现】手足冷痛、肤色紫暗发凉,或少腹拘急疼痛,或月经延期、经色紫暗、夹有血块。舌淡紫,苔白润或滑,脉沉迟弦涩。

四、辨津液证候

（一）痰证

痰是由水液凝聚所形成的病理性产物。痰浊停阻体内表现的证候,是为痰证。

【临床表现】咳嗽咳痰,痰质黏稠,胸闷,为痰浊阻肺;恶心,纳呆,呕吐痰涎,头晕目眩,形体多肥胖,为痰阻中焦;或神昏而喉中痰鸣,或神志错乱而为癫、狂、痴、痫,为痰在心;瘰疬、瘿瘤、乳癖、核块等,为痰结肌肤。舌苔腻,脉滑。

（二）饮证

病理性的"饮",是指体内水液停聚而转化成的病理性产物,其质地较痰为清稀。由饮邪停聚于胃肠、心肺、胸胁等处所致的证候,即为饮证。

【临床表现】或为脘腹痞胀,水声辘辘,泛吐稀涎或清水;或见咳嗽气喘,吐痰多而质稀色白,胸闷心悸,甚或喉中哮鸣有声;或胸胁饱满,支撑胀痛,随呼吸、咳嗽、转侧而痛增。并可见眩晕、舌淡嫩、苔白滑、脉弦等症。

（三）水停证

病理性的"水",因肺、脾、肾等脏腑输布水液功能的失常,以致水液停聚而形成的较饮为清稀,较痰更为清稀,流动性大的病理性产物。

【临床表现】水肿,或腹水,小便短少、不利,舌苔润滑,脉象濡缓。

五、辨情志证候

（一）喜证

【临床表现】喜为心之志,喜则气缓,适度喜乐使人心情舒畅。喜笑不休,使心气涣散,神气不敛,故心神不安;暴喜过度,致神不守舍,出现语无伦次,举止失常,肢体疲软,脉缓等。

（二）怒证

【临床表现】怒为肝志,烦躁多怒,胸胁胀闷;暴怒可致肝气上逆,气血上冲,而见头胀头痛,面红目赤。肝气横逆犯脾,脾失健运,则见腹胀、泄泻;过怒则气血逆乱,可见呕血、发狂、昏厥等。舌红苔黄,脉弦劲有力。

（三）忧思证

【临床表现】肺在志为忧,故过忧易伤肺,肺肃降失常,气机闭塞。忧愁过度,情志不舒,则情绪郁闷,表情淡漠,胸闷胁胀,善太息,失眠多梦,头晕健忘,心悸,倦怠乏力;肺闭不行气,则胸闷、干咳少痰;肺脾为母子相生关系,肺病及脾,子盗母气,致脾气不运,气血乏源,故纳谷不馨,腹胀,脘痞,脉沉弦等。

（四）悲恐证

【临床表现】悲则气消,悲恐过度,易耗散神气,善悲喜哭,精神萎靡;气消则血少,可见疲乏少力,面色惨淡;气消衰少,心神失养,则心悸怔忡,健忘失眠,意志消沉,甚则二便失禁;恐则伤肾,恐令气下,尤易伤肾,可见滑精、阳痿等。

第四节　脏腑辨证

脏腑辨证,是根据脏腑的生理功能,病理表现,结合八纲、病因、气血等理论,通过四诊收集病情资料,对疾病证候进行归纳,借以推究病机,判断病变的部位、性质、正邪盛衰情况的一种辨证方法,是临床各科的诊断基础,是辨证体系中不可缺少的重要组成部分。

一、肝与胆病辨证

肝位于右胁,胆附于肝,肝胆经脉相互络属,构成表里关系。

(一) 肝气郁结证

肝气郁结证,是指肝失疏泄,气机郁滞而表现的证候。

【临床表现】肝主疏泄,具有调节情志的功能,气机郁结,不得条达疏泄,则情志抑郁;肝气郁结,经脉不利,可见胸胁或少腹胀闷窜痛,胸闷喜太息,情志抑郁易怒,或咽部梅核气,或颈部瘿瘤,或癥块。气病及血,气滞血瘀,冲任失调,妇女可见乳房胀痛,痛经,月经不调,甚则闭经,舌质紫或边有瘀斑,脉沉弦涩。

(二) 肝火上炎证

肝火上炎证,是指肝经气火上逆所表现的证候。

【临床表现】肝火炽盛,上攻头目,气血涌盛络脉,头晕胀痛,面红目赤;若挟胆气上逆,则口苦口干;肝失条达柔顺之性,可见急躁易怒,失眠或恶梦纷纭;肝火内炽,气血壅滞,肝区灼热疼痛,热盛耗津,便秘尿黄;足少阳胆经入耳中,肝热移胆,循经上冲,致耳鸣或耳聋;或火伤络脉,血热妄行,可见吐血衄血。舌红苔黄,脉弦数。

(三) 肝血虚证

肝血虚证,是指肝脏血液亏虚所表现的证候。

【临床表现】肝血不足,不能上荣头面,眩晕耳鸣,面白无华,爪甲不荣;血不足以安魂定志,夜寐多梦;目失所养,视力减退或雀目。血虚筋脉失养,或肢体麻木,关节不利,手足颤动,肌肉瞤动;妇女肝血不足,血海空虚,冲任不调,常见经量少、色淡,甚则经闭。舌淡苔白,脉弦细。

(四) 肝阴虚证

肝阴虚证,是指肝脏阴液亏损,虚热内扰所表现的证候。

【临床表现】肝阴不足,不能上滋头目,头晕,头痛,耳鸣,两目干涩;虚火上扰,面部烘热;虚火内盛,胁肋灼痛,五心烦热,潮热盗汗,口咽干燥;筋脉失养,或见手足瞤动,舌红少津,脉弦细数。

（五）肝阳上亢证

肝阳上亢证，是指阴不潜阳，致使肝阳上亢扰头目所表现的证候。

【临床表现】肝肾之阴不足，肝阳亢逆无制，气血上冲，头痛目胀、面部烘热、眩晕耳鸣；肝失柔顺，阴不制阳，阴虚阳亢，经脉失养，神不得安，见急躁易怒，心悸健忘，失眠多梦，腰膝酸软；阳亢于上，阴亏于下，上盛下虚，头重脚轻，口苦咽干、小便黄、大便秘结，舌红少苔，脉弦数。

（六）肝风内动证

肝风内动证，是指肝阳化风、热极生风、阴虚动风、血虚生风所表现出来的证候。

1. 肝阳化风证 肝阳化风证，是指肝阳亢逆无制而表现的风动证候。

【临床表现】肝阳化风，上扰头目，眩晕欲仆；气血随风阳上逆，风动筋挛，或头摇而痛，项强肢颤，语言不利，手足麻木，步履不正；风动于上，阴亏于下，上盛下虚，所以步履不正，阳亢则灼液为痰，风阳挟痰上扰，清窍被蒙，可见卒然昏倒，不省人事，口眼歪斜，半身不遂，舌强不语，喉中痰鸣，舌红苔白或腻，脉弦有力。

2. 热极生风证 热极生风证，是指热邪亢盛引动肝风所表现的证候。

【临床表现】热邪蒸腾，充斥三焦，热入心包，高热昏迷、躁热不安；热灼肝经，津液受烁，引动肝风，手足抽搐，颈项强直，甚则角弓反张，两目上视，牙关紧闭等筋脉挛急的表现。热邪内灼营血，见舌红或绛，苔黄燥，脉弦数。

3. 阴虚动风证 阴虚动风证，是指阴液亏虚引动肝风表现的证候。

【临证表现】属外感热病所致者，详见"卫气营血辨证"；属内伤病所致者，肝血不足，不能上荣头面，眩晕耳鸣，面白无华，爪甲不荣；血不足以安魂定志，夜寐多梦；目失所养，两目干涩，视力减退或雀目。血虚筋脉失养，或肢体麻木，关节不利，手足颤动，肌肉眴动；妇女肝血不足，血海空虚，冲任不调，常见经量少、色淡，甚则经闭。阴虚则生内热，故五心烦热，潮热盗汗，舌红苔白，脉弦细。

4. 血虚生风证 血虚生风证，是指血虚筋脉失养所表现的动风证候。多由急慢性出血过多，或久病血虚所引起。

【临床表现】血虚不能养筋，筋脉挛急，故见手足震颤，肌肉眴动；肝血亏少，头目失养，故见头晕眼花，夜盲；经脉、爪甲、面唇失养，肝血不足，则失眠多梦；血虚亏少则见肢体麻木，爪甲不荣，面唇淡白，舌质淡，苔白，脉细。

（七）寒凝肝脉证

寒凝肝脉证，是指寒邪凝滞肝脉所表现的证候。

【临床表现】因寒凝经脉，气血凝滞，见少腹牵引睾丸冷痛。寒为阴邪，性主收引，筋脉拘急，可致阴囊收缩引痛。寒为阴邪，寒胜阻遏阳气，阳气不得布达,故面色㿠白,形寒肢冷;肝络环唇,寒滞于肝,故口唇青紫;阴寒内盛,机体失养,故恶寒肢冷,则苔见白滑,脉沉弦或迟。

(八) 肝胆湿热证

肝胆湿热证,是指湿热蕴结肝胆所表现的证候。

【临床表现】热蕴肝胆,气滞血瘀,故胁肋痛,或见痞块。脾失健运,胃失和降,故纳少,呕恶,腹胀。胆气上溢,可见口苦,湿热蕴内,湿重于热则大便偏溏,热重于湿则大便不爽。邪居少阴,枢机不利,则寒热往来。胆汁不循常道而外溢肌肤,则身目发黄。肝脉绕阴器,湿热随经下注,则见阴部湿疹或睾丸肿胀热痛,在妇女则见带浊阴痒。舌红苔黄腻,脉弦数,均为湿热内蕴肝胆之证。

二、心与小肠病辨证

心居胸中,心包络围护于外,为心主的宫城。下络小肠,两者相为表里。

(一) 心气虚、心阳虚证

心气虚和心阳虚是指心气不足,心之阳气虚衰所表现出来的证候。

【临床表现】心悸怔忡,胸闷气短,稍事活动后病情加重。面色淡白或㿠白,舌淡苔白;血行失其鼓动则脉虚无力。心阳不振,胸中阳气痹阻,故见心痛;舌淡胖苔白滑,是阳虚寒盛之征;阳虚无力推动血行,脉道失充,则脉象微细。若心阳衰败而暴脱,阳气衰亡不能卫外则冷汗淋漓;不能温煦肢体故四肢厥冷。心阳衰,宗气骤泄,故呼吸微弱。阳气外亡,无力推动血行致络脉瘀滞,血液不能外荣肌肤,所以面色苍白,口唇青紫。心神失养涣散,则致神志模糊,甚则昏迷。

(二) 心血虚、心阴虚证

心血虚证,是指心血不足,心失濡养所表现的证候。心阴虚证,是指心阴不足,虚热内扰所表现的证候。

【临床表现】血属阴,心阴心血不足,则心失所养,致心动不安,出现心悸怔忡;神失濡养,致心神不宁,出现失眠多梦。血与阴又同中有异,血虚不能濡养脑髓,而见眩晕健忘;不能上荣则见面白无华,唇舌色淡;不能充盈脉道则脉象细弱。阴虚则阳亢,虚热内生,故五心烦热,午后潮热;寐则阳气入阴,营液受蒸则外流而为盗汗;虚热上炎则两颧发红,舌红少津;脉细主阴虚,数主有热,为阴虚内热的脉象。

(三) 心火亢盛证

心火亢盛证,是指心火炽盛所表现的证候。

【临床表现】心火内炽,心神被扰,则心中烦热,夜寐不安,甚则狂躁谵语。面赤口渴,溲黄便干,脉数有力,均为里热征象。心开窍于舌,心火亢盛,循经上炎,故舌尖红绛或生舌疮。心火炽盛,血热妄行,见吐血衄血。火毒壅滞脉络,局部气血不畅则见肌肤疮疡,红肿热痛。

(四) 心脉痹阻证

心脉痹阻证,是指心脏脉络在各种致病因素的作用下痹阻不通所反映的证候。

【临床表现】心悸怔忡,心胸憋闷疼痛,痛引肩背内臂,时作时止。若痛如针刺,并见舌紫暗有紫斑、紫点,脉细涩或结代,为瘀阻心脉。若为闷痛,并见体胖痰多,身重困倦,舌苔白腻,脉沉滑或沉涩,为痰阻心脉。若剧痛暴作,并见畏寒肢冷,得温痛缓,舌淡苔白,脉沉迟或沉紧,为寒凝之象。若疼痛而胀,且发作时与情志有关,舌淡红,苔薄白,脉弦,为气滞之象。

(五) 痰迷心窍证

痰迷心窍证,是指痰浊蒙闭心窍表现的证候。

【临床表现】外感湿浊之邪,湿浊郁遏中焦,清阳不升,浊气上泛,故见面色晦暗,胃失和降,胃气上逆则脘闷作恶;湿邪留恋不化,酝酿成痰,痰随气升则喉中痰鸣;上迷心窍,神识受蒙则意识模糊,语言不清,甚则人事不省。舌苔白腻,脉滑是痰浊内盛之象。精神抑郁,表情淡漠,神志痴呆,喃喃自语,举止失常多由肝气郁结,气郁生痰,痰浊上蒙心窍所致,属于癫证。突然仆地,不省人事,口吐痰涎,喉中痰鸣,两目上视,手足抽搐,口中如作猪羊叫声,为脏腑功能失调,痰浊内伏心经,时或痰涎上涌而致,属于痫证。

(六) 痰火扰心证

痰火扰心证,是指痰火扰乱心神所出现的证候。

【临床表现】外感热病中,邪热蒸腾充斥肌肤故见高热;火势上炎,则面红目赤,呼吸气粗;邪热灼津为痰,故痰黄稠,喉间痰鸣;痰火扰心,心神昏乱,故神昏谵语;舌红苔黄腻,脉滑数均为痰火内盛之象。内伤病中,因痰火扰心而见失眠心烦;痰阻气道则见胸闷痰多,清阳被遏故见头晕目眩。若神志狂乱,气机逆乱,则发为狂证,出现语言错乱,哭笑无常,不避亲疏,狂躁妄动,打人毁物,力逾常人等症状。

(七) 小肠实热证

小肠实热证,是指小肠里热炽盛所表现的证候。

【临床表现】心与小肠相表里,小肠有分清泌浊的功能,使水液入于膀胱。心热下移小肠,气化失司,故小便赤涩,尿道灼痛;热甚灼伤血络则可见尿血;心火内炽,热扰心神,则心烦;津为热灼则口渴;心火上炎舌窍,则口舌生疮;小肠气机失调,故脐部胀痛,舌红苔黄、脉数均为实热之证。

(八) 小肠虚寒证

小肠虚寒证,是指脾阳受损,累及小肠,致小肠阳虚所表现出来的证候。

【临床表现】阳虚则神失所养,故神疲;机体功能衰退,则少气乏力;形体失于温煦,故畏寒肢冷;肠道失于温煦,则腹痛绵绵或隐痛时作;证属虚寒,故见喜暖喜按;泌别清浊功能失司,故其小便清长或频而不爽;水湿不化而下趋则肠鸣泄泻;阳虚寒盛,津液未伤,故口不渴。舌淡,脉沉细,均为虚寒之证。

三、脾与胃病辨证

脾胃共处中焦,经脉互为络属,具有表里的关系。

(一)脾气虚证

脾气虚证,是指脾气不足,运化失健所表现的证候。

【临床表现】脾气虚弱,运化无能,故纳少,水谷内停则腹胀,食入则脾气益困,故腹胀尤甚。水湿不运,流往肠中,则大便溏薄。脾气不足,久延不愈,可致营血亏虚,而成气血两虚之证,则形体逐渐消瘦,面色萎黄。脾虚失于运化水液,水湿不运,充斥形体,泛溢肌肤,则可见肢体水肿,形体肥胖。

(二)脾阳虚证

脾阳虚证,是指脾阳虚衰,阴寒内盛所表现的证候。

【临床表现】脾阳虚衰,运化失健,则腹胀纳少。中阳不足,寒凝气滞,故腹痛喜温喜热。阳虚无以温煦,则见畏寒而四肢不温。水湿不化,流注肠中,故大便溏薄,较脾气虚者之大便更为清稀,甚则完谷不化。中阳不振,水湿内停,膀胱气化失司,则小便不利;流溢肌肤,则肢体困重,甚则全身水肿;妇女带脉不固,水湿下渗,可见白带清稀量多。舌淡胖苔白滑,脉沉迟无力,皆为阳虚湿盛之征。

(三)中气下陷证

中气下陷证,是指脾气亏虚,升举无力而反下陷所表现的证候。

【临床表现】脾气上升,能升发清阳和升举内脏,气虚升举无力,内脏无托,故脘腹重坠作胀,食入气陷更甚,脘腹更觉不舒。由于中气下陷,故时有便意,肛门坠重,或下利不止,肛门外脱。脾气升举无力,可见子宫下垂。脾主散精,脾虚气陷致精微不能正常输布而反下流膀胱,故小便浑浊如米泔。中气不足,全身功能活动减退,所以少气乏力,肢体倦怠,声低懒言。清阳不升则头晕目眩。舌淡苔白,脉弱皆为脾气虚弱的表现。

(四)脾不统血证

脾不统血证,是指脾气亏虚不能统摄血液所表现的证候。

【临床表现】脾有统摄血液的功能,脾气亏虚,统血无权,则血溢脉外。溢于肠胃,则为便血;渗于膀胱,则见尿血;血渗毛孔而出,则为肌衄;由齿龈而出,则为齿衄。脾虚统血无权,冲任不固,则妇女月经过多,甚或崩漏。食少便溏,神疲乏力,少气懒言,面色无华,舌淡苔白,脉细弱等,皆为脾气虚弱之证。

（五）寒湿困脾证

寒湿困脾证，是指寒湿内盛，中阳受困而表现的证候。

【临床表现】寒湿内侵，中阳受困，脾气被遏，运化失司，气滞中焦，故轻则脘腹痞闷，食欲减退，重则腹胀腹痛。湿注肠中，则大便溏薄。胃失和降，故泛恶欲吐。寒湿属阴邪，阴不耗液，故口淡不渴。寒湿滞于经脉，故见头身困重。湿阻气滞，气血不能外荣，故见面色黄晦。脾为寒湿所困，阳气不宣，中焦气滞，土壅木郁，肝胆疏泄失职，胆汁随之外溢，故肌肤面目发黄，黄色晦暗如烟熏。湿泛肌肤可见肢体水肿；膀胱气化失司，则小便短少。舌淡胖苔白腻，脉濡缓，皆为寒湿内盛的表现。

（六）湿热蕴脾证

湿热蕴脾证，是指湿热内蕴中焦所表现的证候。

【临床表现】湿热蕴结脾胃，受纳运化失职，升降失常，故脘腹痞闷，纳呆呕恶。脾为湿困，则肢体困重。湿热蕴脾，交阻下迫，故大便溏泄，小便短黄。湿热内蕴，熏蒸肝胆，致胆汁不循常道，外溢肌肤，故皮肤瘙痒，面目肌肤发黄，其色鲜明如橘子。湿遏热伏，湿热交结郁蒸，故身热起伏，汗出而热不解，舌红苔黄腻，脉濡数，均为湿热内蕴之象。

（七）胃阴虚证

胃阴虚证，是指胃阴不足所表现的证候。

【临床表现】胃阴不足，则胃阳偏亢，虚热内生，热郁胃中，气失和脾，致胃脘部隐痛，饥不欲食。胃阴亏虚，上不能滋润咽喉，则口燥咽干；下不能濡润大肠，故大便干结。胃失阴液滋润，胃气不和，可见脘痞不舒；阴虚热扰，胃气上逆，可见干呕呃逆。舌红少津，脉象细数，是阴虚内热之证。

（八）食滞胃脘证

食滞胃脘证，是指食物停滞胃脘不能腐熟所表现的证候。

【临床表现】胃气以降为顺，食停胃脘，胃气郁滞，则脘部胀闷疼痛拒按。胃失和降而上逆，胃气夹积食，浊气上逆，故见嗳气吞酸或呕吐酸腐食物。吐后实邪得消，胃气通畅，故胀痛得减。食浊下移，积于肠道，可致矢气频频，臭如败卵，泻下物酸腐臭秽，舌苔厚腻，脉滑为食浊内积之证。

（九）胃寒证

胃寒证，是指阴寒凝滞胃腑所表现的证候。

【临床表现】寒邪在胃，凝滞气机，不通则痛，故胃脘冷痛，痛势急剧。寒则邪更盛，温则寒气散，故遇寒痛增而得温则减。胃气虚寒，不能温化精微，致水液内停而为水饮，饮停于胃，振之可闻胃部漉漉水声，水饮不化随胃气上逆，可见口淡不渴，口泛清水，或恶心呕吐；寒凝血脉，血不上荣，则面白，舌苔白滑，脉弦或迟是内有寒饮的表现。

（十）胃热证

胃热证，是指胃火内炽所表现的证候。

【临床表现】邪热内扰胃腑，胃气壅滞不畅，故胃脘灼痛，拒按；胃火炽盛，受纳腐熟太过，则消谷善饥；热盛伤津，则口渴喜冷饮；胃火循经上炎，上蒸齿龈，气血壅滞，则牙龈肿痛溃烂；邪热灼伤脉络，迫血妄行，则齿龈出血。舌苔黄，脉滑数，为火热内盛之象。

四、肺与大肠病辨证

肺居胸中，经脉下络大肠，与大肠相为表里。

（一）肺气虚证

肺气虚证，是指肺气不足和卫表不固所表现的证候。

【临床表现】肺主气，司呼吸，肺气不足，宣肃功能失职，气逆于上，则咳喘气短，气少不足以息，且动则耗气，所以喘息益甚。肺气虚则体倦懒言，声音低怯。肺气虚不能输布津液，聚而成痰，故痰多清稀。面色淡白为气虚常见症状。肺气虚不能宣发卫气于肌表，气不摄津，腠理不固，故自汗畏风，易于感冒。舌淡苔白，脉虚弱为气虚之证。

（二）肺阴虚证

肺阴虚证，是指肺阴不足，虚热内生所表现的证候。

【临床表现】肺阴不足，虚火内生，灼液成痰，胶固难出，故干咳无痰，或痰少而黏。阴液不足，上不能滋润咽喉则口燥咽干，外不能濡养肌肉则形体消瘦。虚热内炽则午后潮热，五心烦热。热扰营阴为盗汗，虚热上炎则颧红，肺络受灼，络伤血溢则痰中带血；喉失津润，则声音嘶哑。舌红少津，脉象细数，皆为阴虚内热之象。

（三）风寒犯肺证

风寒犯肺证，是指风寒外袭，肺卫失宣所表现的证候。

【临床表现】感受风寒，肺气被束，不得宣发，逆而为咳；寒属阴，故痰液稀薄色白。肺气失宣，鼻窍通气不畅致鼻塞流清涕。风寒袭表，邪客肺卫，卫气郁遏，肌表失于温煦，则恶寒，正气抗邪则发热，毛窍郁闭则无汗。寒邪凝滞经脉，气血运行不畅，故头身疼痛；舌苔白，脉浮紧为感受风寒之证。

（四）风热犯肺证

风热犯肺证，是指风热侵犯肺系，肺卫受病所表现的证候。

【临床表现】风热袭肺，肺失清肃则咳嗽。热邪煎灼津液，故痰稠色黄。肺气失宣，鼻窍津液为风热所熏，故鼻塞不通，流黄浊涕。肺卫受邪，卫气抗邪则发热，卫气郁遏故恶风寒，风热上扰，津液被耗则口干咽痛。肺系受邪，鼻窍不利，故见鼻塞涕浊，咽喉不利，故见咽喉肿痛。舌尖候上焦病变，肺为风热侵袭,所以舌尖发红;苔薄黄,脉浮数皆为风热犯肺之证。

(五)燥邪犯肺证

燥邪犯肺证,是指秋令燥邪犯肺,耗伤津液,侵犯肺卫所表现的证候。

【临床表现】燥邪犯肺,津液被伤,肺不得滋润而失清肃,故干咳无痰,或痰少而黏,不易咳出。伤津化燥,气道失其濡润,所以唇、舌、咽、鼻都见干燥而欠润。肺为燥邪所袭,肺卫被遏失宣,则见发热恶寒。若燥邪化火,灼伤肺络,可见胸痛咯血。燥邪伤津则舌红,邪犯肺卫,苔多白,燥邪袭肺,苔多黄,脉数为燥热之象。

(六)痰湿阻肺证

痰湿阻肺证,是指痰湿阻滞肺系所表现的证候。

【临床表现】脾气亏虚,输布失常,水湿凝聚为痰,上滞于肺;或寒湿外袭肺脏使宣降失常,肺不布津,水液停聚而为痰湿,阻于肺间,肺气上逆,故咳嗽多痰,痰液黏腻色白易于咳出。痰湿阻滞气道,肺气不利,则为胸痛,甚则气喘痰鸣。舌淡苔白腻,脉滑,是为痰湿内阻之证。

(七)大肠湿热证

大肠湿热证,是指湿热侵袭大肠所表现的证候。

【临床表现】湿热在肠,阻滞气机,故腹痛,里急后重。湿热蕴结大肠,伤及气血,腐化为脓血,故下痢脓血。湿热之气下迫,故见暴注下泻,肛门灼热。热邪内积,湿痢伤津,故身热口渴,小便短赤。若为外感,表邪未解,则见恶寒发热,热邪在里,则但热不寒。舌红苔黄腻,脉滑数或濡数,皆为湿热内蕴之象。

(八)大肠液亏证

大肠液亏证,是指津液不足,不能濡润大肠所表现的证候。

【临床表现】大肠液亏,肠道失其濡润而传导不利,故大便秘结干燥,状如羊屎,难以排出,甚或数日一行。燥屎结聚,气机阻滞,则腹胀作痛。阴伤于内,口咽失润,故口干咽燥。大便日久不解,浊气不得下泄而上逆,致口臭头晕。阴伤则阳亢,故舌红少津。津亏脉道失充,故脉来细涩。

(九)肠虚滑泄证

肠虚滑泄证,是指大肠阳气虚衰不能固摄,以大便滑脱不禁及阳虚症状为主要表现的证候。

【临床表现】下利伤阳,久泻久痢,阳气虚衰,大肠失其固摄之用,因而下利无度,甚则大便失禁或脱肛。大肠阳气虚衰,阳虚则阴盛,寒从内生,寒凝气滞,故腹痛隐隐,喜按喜温。舌淡苔白滑,脉弱均为阳虚阴盛之象。

五、肾与膀胱病辨证

肾左右各一,位于腰部,与膀胱相互络属,故两者为表里。肾藏精,主生殖,为先天之本,主骨生髓充脑,在体为骨,开窍于耳,其华在发。主水,有纳气功能。膀胱具有贮尿排尿的作用。

(一) 肾阳虚证

肾阳虚证,是指肾脏阳气虚衰表现的证候。

【临床表现】腰为肾之府,肾主骨,肾阳虚衰,不能温养腰府及骨骼,故腰膝酸软而痛,元气不足,失于温煦,故畏寒肢冷,尤以下肢为甚;阳虚无力运行气血,血络不充,故面色㿠白或黧黑,舌淡胖苔白,脉沉弱。肾阳虚弱,固摄失司,或男子阳痿,女子宫寒不孕;或大便久泄不止,完谷不化,五更泄泻;或浮肿,腰以下为甚,按之没指,甚则腹部胀满,全身肿胀,心悸咳喘。

(二) 肾阴虚证

肾阴虚证,是指肾脏阴液不足表现的证候。

【临床表现】肾阴不足,髓海亏虚,骨骼失养,腰膝酸痛,眩晕耳鸣;肾水亏虚,不能上承于心,水火失济则心火亢,致失眠多梦。肾阴不足,相火妄动,则男子遗精早泄,女子经少经闭,女子以血为用,阴虚火旺,迫血妄行,见崩漏。肾阴亏虚,阴不制阳,虚火内生,则形体消瘦,潮热盗汗,五心烦热,咽干颧红,溲黄便干,舌红少津,脉细数,为阴虚内热之象。

(三) 肾精不足证

肾精不足证,是指肾精亏损表现的证候。

【临床表现】肾精主生殖,肾精亏,不能兴动阳事,而见男子精少不育,女子经闭不孕,性功能减退。小儿肾精不足,不能主骨生髓充脑,不能化生气血,生长肌肉,故见小儿发育迟缓,身材矮小,智力和动作迟钝,囟门迟闭,骨骼痿软。成人早衰,发脱齿摇,精少髓亏,耳窍失养,则耳鸣耳聋,健忘恍惚,动作迟缓,精亏骨失养,则足痿无力、精神呆钝等。

(四) 肾气不固证

肾气不固证,是指肾气亏虚,固摄无权所表现的证候。

【临床表现】肾气亏虚则功能活动减退,气血不能充耳,则神疲耳鸣。肾气亏虚,骨髓、耳窍失养,故腰膝酸软。肾气亏虚,固摄无权,膀胱失约,则小便频数而清,或尿后余沥不尽,或遗尿失禁,或夜尿频多。肾气虚,精关不固,男子滑精早泄,女子白带清稀,胎动易滑,舌淡苔白,脉沉弱。

(五) 肾不纳气证

肾不纳气证,是指肾气虚衰,气不归元所表现的证候。

【临床表现】肺为气之主,主宣发肃降,肾为气之极,主吸清气,久病咳喘,呼多吸少,气不得续,动则喘息益甚,自汗神疲。声音低怯,肾气不足,失其充养,则腰膝酸软,舌淡苔白,脉沉弱。或喘息加剧,冷汗淋漓,肢冷面青,脉浮大无根;或气短息促,面赤心烦,咽干口燥,舌红,脉细数。

（六）膀胱湿热证

膀胱湿热证,是湿热蕴结膀胱所表现的证候。

【临床表现】湿热蕴结膀胱,气化不利,下迫尿道,则见尿频尿急,排尿艰涩,尿道灼痛。湿热灼伤津液,则见尿黄赤混浊或尿血。或有湿热久郁,煎尿中杂质,而成砂石。膀胱湿热,气机不利,则小腹痛胀迫急,或伴见发热,腰酸胀痛,舌红苔黄腻,脉滑数。

六、脏腑兼病辨证

人体各脏腑之间相互关联密切。常有脏病及脏、脏病及腑、腑病及脏、腑病及腑。凡两个或两个以上脏器相继或同时发病者,即为脏腑兼病。一般来说,脏腑兼病,在病理上有着一定的内在规律,只要具有表里、生克、乘侮关系的脏器,兼病较常见,反之则为较少见。

（一）心肾不交证

心肾不交证,是指心肾水火既济失调所表现的证候。

【临床表现】肾阴亏虚,以致心火偏亢,水火不济,扰动心神,见心烦不寐。肾阴亏虚,脑髓、耳窍失养,则见心悸健忘,头晕耳鸣。腰酸遗精,阴虚阳亢,虚热内生,以致津液亏耗,见五心烦热,咽干口燥,舌红,脉细数。或伴心火不能下温肾水,则见腰部下肢酸困发冷。

（二）心肾阳虚证

心肾阳虚证,是指心肾两脏阳气虚衰,阴寒内盛所表现的证候。

【临床表现】阳虚则寒,故见畏寒肢冷。心肾阳虚,鼓动无力,见心悸怔忡。肾阳虚,蒸腾气化失司,水湿内停,外溢肌肤,见小便不利,肢体水肿。阳虚温运无力,气血不畅,则见唇甲青紫,舌淡,苔白滑,脉沉细。

（三）心肺气虚证

心肺气虚证,是指心肺两脏气虚所表现的证候。

【临床表现】心气虚,气机不畅,则见心悸。肺气虚则无以肃降,肺气上逆,则见咳喘。津液输布无力,水湿内停为痰,故吐痰清稀。气短乏力,动则尤甚,胸闷,痰液清稀,面色㿠白,头晕神疲,自汗声怯,舌淡苔白,脉沉弱或结代。

（四）心脾两虚证

心脾两虚证,是指心血不足,脾气虚弱所表现的证候。

【临床表现】脾气虚,气血化生不足,心失所养,则心悸怔忡,失眠多梦,眩晕健忘,面色萎黄。脾运化失职,水谷不化,则见食欲不振,腹胀便溏。神倦乏力,脾气亏虚,摄血无力,血不归经,则见皮下出血,妇女月经量少色淡,淋漓不尽等。舌质淡嫩,脉细弱皆为气血亏虚之象。

（五）心肝血虚证

心肝血虚证,是指心肝两脏血液亏虚所表现的证候。

【临床表现】心血虚,心神失养,则心悸健忘,失眠多梦。肝血虚,头目失养,则眩晕耳鸣,面白无华,两目干涩,视物模糊,爪甲不荣,肢体麻木,震颤拘挛。心肝血虚,血海空虚,冲任失养,则见妇女月经量少,色淡,甚则经闭。舌淡苔白,脉细弱皆为血虚之象。

（六）肝火犯肺证

肝火犯肺证,是指肝经气火上逆犯肺所表现的证候。

【临床表现】肝郁化火,气行不畅,肝失秉顺,则见胸胁灼痛,急躁易怒,气血上逆见头晕目赤,烦热口苦,上逆犯肺,肺失宣肃,则见咳嗽阵作;火热伤津,则见痰黏量少色黄。火热迫血上行,伤肺络,则见咳血。舌红苔薄黄,脉弦数皆为肝火内炽之象。

（七）肝脾不调证

肝脾不调证,是指肝失疏泄,脾失健运所表现的证候。

【临床表现】肝失疏泄,经气郁结,故胸胁胀满窜痛。喜太息,气郁化火则情志抑郁或急躁易怒。脾失健运,水谷不化,气机阻滞,则纳呆腹胀,便溏不爽,肠鸣矢气。或肝郁横逆犯脾,运化失调,不通则痛,见腹痛欲泻,泻后痛减。舌苔白或腻,脉弦皆为肝郁脾虚之象。

（八）肝胃不和证

肝胃不和证,是指肝失疏泄,胃失和降表现的证候。

【临床表现】肝郁气滞,横逆犯胃,则见脘胁胀闷疼痛。胃气上逆,郁而化火,则嗳气呃逆,嘈杂吞酸。肝郁化火,秉顺失和,则烦躁易怒。舌红苔薄黄,脉弦或带数皆为气郁化火之象。

（九）肝肾阴虚证

肝肾阴虚证,是指肝肾两脏阴液亏虚所表现的证候。

【临床表现】水不涵木,肝阳偏亢,上扰清窍,则见头晕目眩,肾精不足,髓海失养,则见耳鸣健忘;肾阴不足,上扰心神,见失眠多梦,咽干口燥,腰膝酸软;胁痛,五心烦热,颧红盗汗,男子遗精,女子经少,舌红少苔,脉细数皆为阴虚失养,虚热内炽之象。

（十）脾肾阳虚证

脾肾阳虚证,是指脾肾两脏阳气亏虚所表现的证候。

【临床表现】肾阳亏虚,温煦失职,则见面色㿠白,畏寒肢冷,腰膝或下腹冷痛。脾阳虚,运化失常,命门火衰,阴寒凝滞,则见久泻久痢,或五更泄泻,或下利清谷,或小便不利。脾肾阳虚,不能温化水液,泛溢肌肤,则见面浮肢肿,甚则腹胀如鼓。舌淡胖,苔白滑,脉沉细皆为虚寒之象。

（十一）脾肺气虚证

脾肺气虚证,是指脾肺两脏气虚所表现的虚弱证候。

【临床表现】久咳不止,损肺气,宣降失司,故见气短而喘。痰多稀白,脾气虚,运化失职,则见食欲不振,腹胀便溏。声低懒言,疲倦乏力,气虚血液运行无力,肌肤失养,见面色㿠白,甚则脾虚水湿泛溢则见面浮足肿。舌淡苔白,脉细弱皆为脾肺气虚之象。

（十二）肺肾阴虚证

肺肾阴虚证,是指肺、肾两脏阴液不足所表现的证候。

【临床表现】肺阴亏虚,火热内生,宣肃失职,则咳嗽痰少。虚火伤络,则痰中带血甚至咳血。虚火灼咽则口燥咽干,声音嘶哑。肺肾阴虚,虚热内蒸,则形体消瘦,颧红盗汗。肾阴亏虚,腰膝失养则腰膝酸软,骨蒸潮热。虚火伤津,则男子遗精,女子月经不调。舌红少苔,脉细数皆为肺肾阴虚之象。

第五章　经络腧穴概要

第一节　经络总论

经络是经脉和络脉的总称,为人体运行气血、联络脏腑、沟通内外、贯穿上下的通路,是人体结构的重要组成部分。"经",有路径的含义,经脉存在于机体深部,贯穿上下,沟通内外,是经络系统的主干。"络",有网络的含义,络脉是经脉别出的分支,存在于机体的表面,纵横交错,遍布全身。

经脉和络脉组成的经络系统,内属于脏腑,外络于肢节,沟通于脏腑与体表之间,把人体的组织器官、四肢百骸联结成一个有机的整体,调节功能、运行气血、协调阴阳,从而使机体保持相对协调和平衡。

一、经络系统的组成

经络系统组成见图 5-1。

1. 十二经脉的命名　十二经脉的命名由手足、阴阳、脏腑三部分组成。根据经脉循行于上下肢的不同,将十二经脉分为手六经和足六经。根据内属阴、外属阳、脏属阴、腑属阳的理论,属脏且分布于四肢内侧的经脉为阴经,属腑且分布于四肢外侧的经脉为阳经。根据阴阳消长规律分为三阴三阳,阴气初生为少阴,大盛为太阴,消尽为厥阴;阳气初生为少阳,大盛为太阳,盛极为阳明。根据上述命名规律,十二经脉的名称分别为手太阴肺经、手阳明大肠经、足阳明胃经、足太阴脾经、手少阴心经、手太阳小肠经、足太阳膀胱经、足少阴肾经、手厥阴心包经、手少阳三焦经、足少阳胆经、足厥阴肝经。

2. 十二经脉的分布规律　十二经脉左右对称地分布于体表的头面、躯干和四肢。以正立姿势、两臂下垂、掌心向内、拇指向前为标准体位。六条阳经分布于四肢外侧和头面、躯干,上肢的外侧是手三阳经,下肢的外侧是足三阳经;六条阴经分布于四肢内侧和胸腹,上肢的内侧是手三阴经,下肢的内侧是足三阴经。手足三阳经分布规律是阳明在前、少阳在中、太阳在后;手三阴经的分布规律是太阴在前、厥阴在中、少阴在后;足三阴经在内踝上 8 寸以下分布规律是厥阴在前、太阴在中、少阴在后,在内踝上 8 寸以上,太阴交于厥阴之

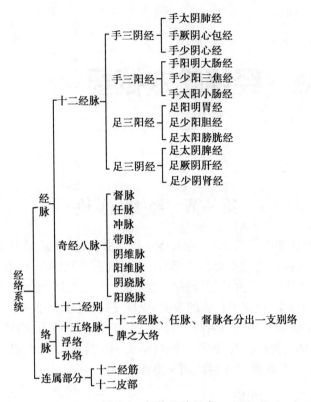

图 5-1　经络系统组成

前,分布规律是太阴在前,厥阴在中,少阴在后。

3. 十二经脉的表里属络关系　十二经脉在体内与脏腑相属络,脏腑有表里相合的关系,十二经脉之阴经和阳经亦有明确的脏腑属络和表里关系。如手太阴肺经属肺络大肠,手阳明大肠经属大肠络肺,两者互为表里。互为表里的经脉在生理上密切联系,病理上相互影响,治疗上又相互为用。

4. 十二经脉的循行走向与交接规律

十二经脉循行走向规律:手之三阴,从胸走手;手之三阳,从手走头;足之三阳,从头走足;足之三阴,从足走腹(胸)。

十二经脉交接规律:互为表里的阴经与阳经在四肢末端交接;同名阳经在头面部交接;手三阴经与足三阴经在胸中交接。

5. 奇经八脉　奇经八脉是督脉、任脉、冲脉、带脉、阴维脉、阳维脉、阴跷脉、阳跷脉的总称。奇经八脉与十二正经不同,既不直属于脏腑,又无表里配合关系,"别道奇行",故称"奇经"。

八脉中的督、任、冲脉皆起于胞中,同出会阴后别道而行,称为"一源三歧"。督,有"总督"之意,督脉循行于身后正中线,督领诸阳经,调节全身阳经经气,故称之为"阳脉之海";任,有"妊养"之意,任脉循行于身前正中线,妊养诸阴经,调节全身阴经经气,故称之为"阴脉之海";冲,为"要冲"之意,冲脉循行于腹部两侧,为十二经气血之要冲,故称之为"血海""十二经脉之海"。带脉起于胁下,横绕腰腹犹如束带,约束诸经。

奇经八脉除带脉横向循行外,均为纵向循行,交错地循行分布于十二经脉之间,是十二经脉外的重要经脉。其主要作用体现如下:

(1)沟通十二经脉间的联系,将部位相近、功能相似的经脉联系起来,起到统摄有关经脉气血、协调阴阳的作用。

(2)调节十二经脉气血,起着蓄积和渗灌的作用。

任脉、督脉各有其所属的腧穴,故与十二经脉并称为"十四经",其他六脉的腧穴均寄附于十二经脉和任脉、督脉。

二、经络的作用

(一)联系脏腑,沟通内外

经络具有联络和沟通的作用。经络纵横交错,入里出表,通上达下,将人体的五脏六腑、四肢百骸、五官九窍、皮肉筋骨等组织器官联系而构成一个有机的整体,完成正常的生理活动。

(二)运行气血、营养全身

气血必须通过经络的传注,方能输布全身,以濡润各脏腑组织器官,维持机体正常功能。

(三)抗御病邪、反映病候

外邪侵犯人体,从皮毛开始,由表及里,逐渐深入,最后内传于脏腑。若经络之气强盛,经络能"行气血而营阴阳",使营卫之气充实,在内和调于五脏,洒陈于六腑,在外抗御外邪、保卫机体。

内部脏腑病变时的症状和体征可以通过相应的经络系统反映到特定的体表部位,表现为疼痛、麻木、凹陷、结节、血管充血等,这些表现能审外知内,为诊断内脏疾病提供了十分重要的线索。

(四)传导感应,调和阴阳

针刺时的得气和气行现象是经络传导感应的功能表现。针刺的关键在于调气,"刺之要,气至而有效"。针灸等治法就是通过选择恰当的腧穴和运用有效的刺激方法,激发经络功能,将治疗性刺激传导至相关部位和脏腑,从而调节脏腑气血功能,平复阴阳,达到治疗疾病的目的。

三、经络学说的临床应用

(一)阐释病理变化

在生理功能失调时,经络成为病邪传注的途径,又具有反映病候的特点。

如在某些疾病的病理过程中,常可在经络循行通路上出现明显的压痛、结节和条索等反应物,以及相应部位皮肤色泽、形态和温度等变化。通过望色、循经触摸和按压反应物等,可推断疾病的病理状况。

(二) 指导疾病诊断

由于经络有一定的循行部位和脏腑络属,内脏疾病可以通过经络反映于相应的机体部位,因而临床上可根据疾病症状所出现的部位,结合经络循行的路线及联系的脏腑,进行病位的判断。如头痛,可根据经脉在头部的循行分布而辨别,其痛在前额者多与阳明经有关,痛在两侧者多与少阳经有关,痛在后项者多与太阳经有关,痛在颠顶者多与厥阴经有关。

(三) 指导临床治疗

经络学说还用以指导临床各科的治疗,特别是针灸、推拿和药物治疗。针灸治病主要是通过针刺与艾灸等刺激体表经络腧穴,以疏通经气,恢复、调节人体脏腑气血功能,从而达到治疗疾病的目的。针灸选穴,一般在明确辨证的基础上,以循经取穴为主,配合局部取穴达到全面治疗的效果。

(四) 指导预防保健

用针灸、推拿等方法刺激腧穴,可以调节体内失衡的经络气血和脏腑功能,达到预防疾病的目的。如保健灸法是自古以来的防病治病之术,古今把足三里作为防病治病的保健强壮穴等。

第二节 腧 穴 总 论

腧穴是人体脏腑经络之气输注于体表的特殊部位。"腧",又作"俞",通"输",转输、输注的意思;穴,指孔隙、空窍、凹陷之处。

人体的腧穴既是疾病的反应点,也是针灸的施术部位。腧穴与经络、脏腑、气血有密切关系。各经穴均归属于相应的经脉,经脉又隶属一定的脏腑,故腧穴、经脉、脏腑间形成不可分割的联系。《灵枢·九针十二原》指出:"五脏有疾也,应出十二原。"脏腑的病变可通过经络反映到体表的腧穴上;也可通过对体表腧穴的刺激,调节人体的脏腑、经络、气血,从而达到防病治病的目的。

一、腧穴的分类

人体的腧穴很多,可归纳为十四经穴、经外奇穴、阿是穴三类。

(一) 十四经穴

指具有固定的名称和位置,归属于十四经脉系统的腧穴,简称"经穴",是腧穴体系中的主体。十四经穴有特定的经脉归属关系,具有治疗本经和相应脏腑病证的共同作用。

（二）经外奇穴

指具有固定的名称和位置，但尚未归入十四经脉系统的腧穴，简称"奇穴""经外奇穴"。奇穴的主治范围较单一，多数对某些病证有特殊疗效。

（三）阿是穴

指无固定的名称和位置，而以病痛局部、压痛点或其他反应点作为针灸施术部位的一类腧穴，又称"不定穴""压痛点""天应穴"。

二、腧穴的主治作用

（一）近治作用

近治作用是所有腧穴的共同特点，指腧穴具有治疗其所在部位局部及邻近组织、器官病证的作用，即"腧穴所在，主治所在"。如眼区周围的睛明、攒竹、承泣、四白等穴皆能治疗眼病；而胃脘部的中脘、建里、梁门等穴则均能治疗胃病；阿是穴可治疗所在部位局部的病痛等。

（二）远治作用

远治作用是指腧穴具有治疗其远端部位的脏腑、组织器官病证的作用，即"经脉所过，主治所及"。十四经穴，尤其是十二经脉中位于四肢肘膝关节以下的经穴，远治作用尤为突出。如合谷穴不仅能治疗手部的局部病证，还能治疗本经所过处的颈部和头面部病证等。

（三）特殊作用

特殊作用是指某些腧穴具有双向良性调整作用和相对特异的治疗作用。所谓双向良性调整作用，是指同一腧穴对机体不同的病理状态，可以起到两种相反而有效的治疗作用。如腹泻时针刺天枢穴可止泻，便秘时针刺天枢穴又可通便等。此外，腧穴的治疗作用还具有相对的特异性，如大椎穴退热、至阴穴矫正胎位等。

三、腧穴的定位方法

取穴准确与否直接影响治疗的效果。因此，掌握腧穴的定位方法尤其重要。腧穴定位的描述采用标准解剖学体位，即身体直立，两眼平视前方，两足并拢，足尖向前，上肢下垂于躯干两侧，掌心向前。常用腧穴定位方法有四种，即体表解剖标志定位法、骨度折量定位法、指寸定位法和简便定位法。

（一）体表解剖标志定位法

体表解剖标志定位法，是以人体解剖学的各种体表标志为依据来确定腧穴位置的方法。可分为固定标志和活动标志两种。

1. 固定标志 指人体自然姿势下可见,不受人体活动影响且固定不移的标志,包括由骨节和肌肉所形成的凸起或凹陷、五官轮廓、发际、指(趾)甲、乳头、肚脐等。如两眉中间取印堂;两乳中间取膻中;腓骨小头前下方凹陷处取阳陵泉。

2. 活动标志 指人体活动姿势下出现的标志,包括各部的关节、肌肉、肌腱、皮肤随着活动而出现的空隙、凹陷、皱纹等。如张口在耳屏正中前缘凹陷处取听宫;屈肘在肘横纹外侧端凹陷处取曲池等。

(二) 骨度折量定位法

骨度折量定位法,是以体表骨节为主要标志折量全身各部的长度和宽度,定出分寸,用于腧穴定位的方法。即以《灵枢·骨度》规定的人体各部的分寸为基础,结合历代医家创用的折量分寸,将设定的两骨节点之间的长度折量为一定的等分,每 1 等分即为 1 寸,10 等分为 1 尺,作为定位的依据(表 5-1、图 5-2)。

表 5-1 常用骨度折量寸简表

	起止点	折量寸	度量法	说明
头面部	前发际正中至后发际正中	12	直寸	用于确定头部腧穴的纵向距离
	眉间(印堂)至前发际正中	3	直寸	用于确定前或后发际及其头部腧穴的纵向距离
	两额角发际(头维)之间	9	横寸	用于确定头前部腧穴的横向距离
	耳后两乳突(完骨)之间	9	横寸	用于确定头后部腧穴的横向距离
胸腹胁部	胸骨上窝(天突)至胸剑联合中点(歧骨)	9	直寸	用于确定胸部任脉腧穴的纵向距离
	胸剑联合中点(歧骨)至脐中	8	直寸	用于确定上腹部腧穴的纵向距离
	脐中至耻骨联合上缘(曲骨)	5	直寸	用于确定下腹部腧穴的纵向距离
	两乳头之间	8	横寸	用于确定胸腹部腧穴的横向距离
腰背部	肩胛骨内侧缘至后正中线	3	横寸	用于确定腰背部腧穴的横向距离
上肢部	腋前、后纹头至肘横纹(平肘尖)	9	直寸	用于确定上臂部腧穴的纵向距离
	肘横纹(平尺骨鹰嘴)至腕掌(背)侧远端横纹	12	直寸	用于确定前臂部腧穴的纵向距离

续表

	起止点	折量寸	度量法	说明
下肢部	耻骨联合上缘至髌底	18	直寸	用于确定大腿部腧穴的纵向距离
	胫骨内侧髁下方至内踝尖	13	直寸	用于确定小腿内侧部腧穴的纵向距离
	股骨大转子至腘横纹(平髌尖)	19	直寸	用于确定大腿前外侧部腧穴的纵向距离
	腘横纹(平髌尖)至外踝尖	16	直寸	用于确定小腿外侧部腧穴的纵向距离

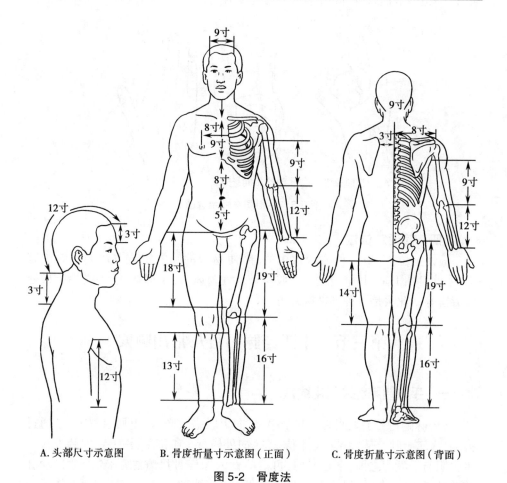

A. 头部尺寸示意图　　B. 骨度折量寸示意图(正面)　　C. 骨度折量寸示意图(背面)

图 5-2 骨度法

(三) 指寸定位法

指寸定位法,是依据被取穴者本人手指所规定的分寸来量取腧穴的方法。在具体取穴时,医者应在骨度折量定位法的基础上,参照被取穴者自身的手指进行比量,并结合一些简单的体表标志取穴方法,以确定腧穴的准确定位(图5-3)。

1. 中指同身寸　以被取穴者的中指中节桡侧两端纹头(拇、中指屈曲成环形)之间的距离为1寸。

2. 拇指同身寸　以被取穴者拇指的指间关节的宽度为1寸。

3. 横指同身寸　又名"一夫法",被取穴者将示指、中指、环指和小指并拢,以中指中节横纹为标准,其四指的宽度为3寸。

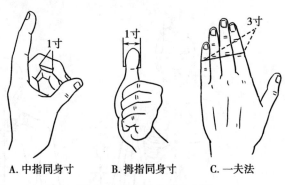

A. 中指同身寸　　　B. 拇指同身寸　　　C. 一夫法

图5-3　手指同身寸示意图

(四) 简便定位法

简便定位法,是一种临床常用的、简便易行的腧穴定位方法。如立正姿势,手臂自然下垂,其中指端在下肢所触及处为风市;半握拳,于中指端所指处取劳宫等。此法是一种辅助取穴方法。

第三节　十四经脉循行及常用腧穴

一、手太阴肺经及常用腧穴

【经脉循行】手太阴肺经起于中焦,向下联络大肠,再返回沿胃上口,通过横膈,入属于肺。从肺系(气管喉咙部)向外横行至腋窝下,沿上臂内侧下行于手少阴与手厥阴之前,下至肘中,再沿前臂内侧桡骨尺侧缘下行,经寸口动脉搏动处,行至大鱼际,沿大鱼际桡侧缘循行直至拇指末端。腕后支脉,从手腕后分出,沿着示指桡侧直达示指末端,与手阳明大肠经相接(图5-4)。

【主治概要】主治咳嗽、气喘、咽喉肿痛、咯血、胸痛、肩背痛、肘臂挛痛、手腕痛等。

【本经腧穴】中府、云门、天府、侠白、尺泽、孔最、列缺、经渠、太渊、鱼际、少商。

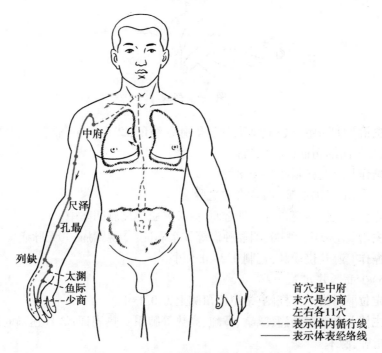

首穴是中府
末穴是少商
左右各11穴
----- 表示体内循行线
—— 表示体表经络线

图5-4　手太阴肺经循行及腧穴示意图

【常用腧穴】

（1）中府　肺之募穴

［定位］胸部，横平第1肋间隙，锁骨下窝外侧，前正中线旁开6寸。

［主治］①咳嗽、气喘、胸痛等胸肺病证；②肩背痛。

［操作］向外斜刺或平刺0.5~0.8寸，不可向内深刺，以免伤及肺脏，引起气胸。

（2）尺泽　合穴

［定位］肘横纹上，肱二头肌腱桡侧凹陷中。

［主治］①咳嗽、气喘、咯血、咽喉肿痛等肺系实热病证；②肘臂挛痛；③急性吐泻、中暑、小儿惊风等急症。

［操作］直刺0.8~1.2寸，或点刺出血。

（3）列缺　络穴；八脉交会穴（通于任脉）

［定位］腕掌侧远端横纹上1.5寸，拇短伸肌腱和拇长展肌腱之间，拇长展肌腱沟的凹陷中。简便取穴法：两手虎口自然平直交叉，一手示指按在另一手桡骨茎突上，指尖下凹陷中是此穴（图5-5）。

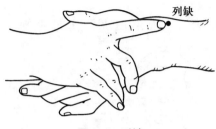

图 5-5 列缺

[主治] ①咳嗽、气喘、咽喉肿痛等肺系病证;②头痛、牙痛、头项强痛、口眼歪斜等头面部病证;③手腕痛。

[操作] 向上斜刺0.5~0.8寸。

(4)太渊 输穴;原穴;八会穴之脉会

[定位] 桡骨茎突与舟状骨之间,拇长展肌腱尺侧凹陷中。

[主治] ①咳嗽、气喘、咽喉肿痛等肺系病证;②腕臂痛;③无脉症。

[操作] 避开桡动脉,直刺0.3~0.5寸。

(5)少商 井穴

[定位] 拇指末节桡侧,指甲根角侧上方0.1寸。

[主治] ①咽喉肿痛、咳嗽、鼻衄、高热等肺系实热病证;②昏迷、癫狂等急症;③指肿,麻木。

[操作] 浅刺0.1寸,或点刺出血。

二、手阳明大肠经及常用腧穴

【经脉循行】手阳明大肠经起于示指桡侧端,沿示指桡侧,经过第1、2掌骨之间,上行至腕后两筋之间,沿前臂外侧前缘,至肘部外侧,再沿上臂外侧前缘至肩部,经肩峰前,向上循行至背部,与诸阳经交会于大椎穴,再向前行进入缺盆,络于肺,通过横膈,属于大肠。缺盆部支脉,从缺盆部上行至颈部,经面颊进入下齿之中,回绕至上唇,交会于人中,左脉右行,右脉左行,分布于鼻翼旁,与足阳明胃经相接(图5-6)。

【主治概要】

(1)头面五官病:目病、齿痛、咽喉肿痛、鼻衄、口眼歪斜、耳聋等。

(2)热病,神志病:热病昏迷、眩晕、癫狂等。

(3)脏腑病证:腹胀、腹痛、肠鸣、泄泻等。

(4)经脉循行部位的其他病证:手臂酸痛麻木、半身不遂等。

【本经腧穴】商阳、二间、三间、合谷、阳溪、偏历、温溜、下廉、上廉、手三里、曲池、肘髎、手五里、臂臑、肩髃、巨骨、天鼎、扶突、口禾髎、迎香。

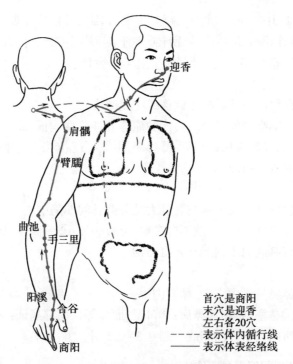

图 5-6 手阳明大肠经循行及腧穴示意图

图中标注：迎香、肩髃、臂臑、曲池、手三里、阳溪、合谷、商阳

首穴是商阳
末穴是迎香
左右各20穴
- - - 表示体内循行线
—— 表示体表经络线

【常用腧穴】

(1)商阳　井穴

[**定位**]示指末节桡侧,指甲根角侧上方0.1寸。

[**主治**]①耳聋、齿痛、咽喉肿痛等五官病证;②热病、昏迷等;③手指麻木。

[**操作**]浅刺0.1寸,或点刺出血。

(2)合谷　原穴

[**定位**]第2掌骨桡侧中点处。简便取穴法:以一手的拇指指间关节横纹,放在另一手拇指、示指之间的指蹼缘上,当拇指尖下是此穴(图5-7)。

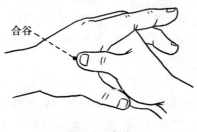

图 5-7 合谷

[**主治**] ①头痛、目赤肿痛、鼻衄、齿痛、口眼歪斜、耳聋等头面五官病证；②发热恶寒等外感病证；③热病无汗或多汗；④痛证；⑤经闭、滞产。

[**操作**] 直刺 0.5~1 寸，针刺时手呈半握拳状。

(3)曲池　合穴

[**定位**] 在尺泽与肱骨外上髁连线中点凹陷处。

[**主治**] ①咽喉肿痛、齿痛、目赤肿痛等五官热性病证；②热病；③眩晕、癫狂；④腹痛、吐泻等肠胃病证；⑤手臂痹痛，上肢不遂；⑥湿疹、瘰疬。

[**操作**] 直刺 1~1.5 寸。

(4)肩髃

[**定位**] 肩峰外侧缘前端与肱骨大结节两骨间凹陷中。

[**主治**] ①肩臂挛痛、上肢不遂等肩、上肢病证；②荨麻疹、瘰疬。

[**操作**] 直刺或向下斜刺 0.8~1.5 寸。

(5)迎香

[**定位**] 鼻翼外缘中点旁，鼻唇沟中。

[**主治**] ①鼻塞、鼻衄等鼻病；②口歪、面痒等口面部病证；③胆道蛔虫病。

[**操作**] 略向内上方斜刺或平刺 0.3~0.5 寸。

三、足阳明胃经及常用腧穴

【经脉循行】足阳明胃经，起于鼻旁，上行至鼻根，入目内眦，与足太阳经相交，再沿鼻的外侧下行，入上齿中，返回环绕口唇，入下唇交会于承浆穴；再向后沿下颌下缘，至大迎穴，沿下颌角至颊车穴，上行至耳前，过上关穴，沿发际至额颅部。面部支脉，从大迎穴前下走人迎穴，沿喉咙入缺盆，向下过横膈，属于胃，络于脾。缺盆部直行支脉，沿乳房内侧下行，经脐旁到下腹部气冲部；胃下口部支脉，从胃口分出，沿腹内下行，至气冲部与直行经脉相会合，而后下行，沿大腿外前侧，至膝关节中，再沿胫骨外侧前缘下行，经足背至第 2 足趾外侧端；胫部支脉，自膝下 3 寸处分出，下行到中趾外侧端；足跗部支脉，从足背分出，沿足大趾内侧直行到末端，与足太阴脾经相接(图 5-8)。

【主治概要】

(1)胃肠病：食欲不振、胃痛、呕吐、噎膈、腹胀、泄泻、痢疾、便秘等。

(2)头面五官病：目赤痛痒、目翳、鼻衄、齿痛、耳病等。

(3)神志病：眩晕、癫狂等。

(4)热病。

(5)经脉循行部位的其他病证：下肢痿痹、转筋、腰膝冷痛等。

【本经腧穴】承泣、四白、巨髎、地仓、大迎、颊车、下关、头维、人迎、水突、气舍、缺盆、气户、库房、屋翳、膺窗、乳中、乳根、不容、承满、梁门、关门、太乙、

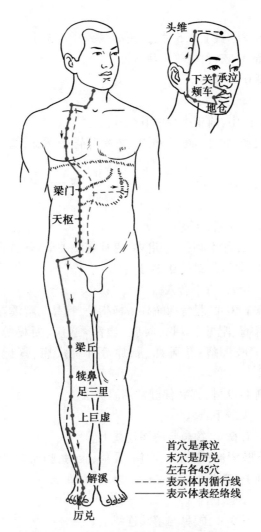

头维

下关 承泣
颊车
地仓

梁门

天枢

梁丘

犊鼻
足三里
上巨虚

解溪

厉兑

首穴是承泣
末穴是厉兑
左右各45穴
----- 表示体内循行线
—— 表示体表经络线

图 5-8 足阳明胃经循行及腧穴示意图

滑肉门、天枢、外陵、大巨、水道、归来、气冲、髀关、伏兔、阴市、梁丘、犊鼻、足三里、上巨虚、条口、下巨虚、丰隆、解溪、冲阳、陷谷、内庭、厉兑。

【常用腧穴】

(1)承泣

[定位] 正视,瞳孔直下,眼球与眶下缘之间。

[主治] ①迎风流泪、夜盲、近视等目疾;②口眼歪斜,面肌痉挛。

[操作] 以左手拇指向上轻推眼球,紧靠眶缘缓慢直刺 0.5～1.5 寸;不宜提插捻转,以防刺破血管引起血肿;出针时按压片刻,以防出血。

127

（2）头维

［**定位**］额角发际直上0.5寸,头正中线旁开4.5寸。

［**主治**］头痛、目眩、目痛等头目病证。

［**操作**］平刺0.5~1寸。

（3）天枢　大肠之募穴

［**定位**］横平脐中,前正中线旁开2寸。

［**主治**］①腹痛、腹胀、腹泻、便秘、痢疾等胃肠病证;②月经不调、痛经等妇科病证。

［**操作**］直刺1~1.5寸。

（4）犊鼻

［**定位**］髌韧带外侧凹陷中。

［**主治**］膝痛、屈伸不利,下肢麻木、疼痛等膝关节、下肢病证。

［**操作**］屈膝,向后内斜刺0.5~1寸。

（5）足三里　合穴;胃下合穴

［**定位**］犊鼻下3寸,胫骨前嵴外1横指处,犊鼻与解溪连线上。

［**主治**］①胃痛、呕吐、噎膈、腹胀、腹泻、痢疾、便秘等胃肠病证;②癫狂等神志病;③下肢痿痹;④乳痈、肠痈等外科疾患;⑤虚劳诸证,为强壮保健要穴。

［**操作**］直刺1~2寸;强壮保健常用温灸法。

（6）上巨虚　大肠下合穴

［**定位**］犊鼻下6寸,犊鼻与解溪连线上。

［**主治**］①下肢痿痹;②肠鸣、腹痛、便秘、腹泻、肠痈等胃肠病证。

［**操作**］直刺1~2寸。

（7）下巨虚　小肠下合穴

［**定位**］犊鼻下9寸,犊鼻与解溪连线上。

［**主治**］①下肢痿痹;②腹泻、痢疾、腹痛等胃肠病证;③乳痈。

［**操作**］直刺1~1.5寸。

（8）解溪　经穴

［**定位**］踝关节前面中央凹陷处,踇长伸肌腱与趾长伸肌腱之间。

［**主治**］①下肢痿痹,踝关节病,足下垂;②头痛、眩晕、癫狂;③腹胀,便秘。

［**操作**］直刺0.5~1寸。

四、足太阴脾经及常用腧穴

【**经脉循行**】足太阴脾经,起于足大趾末端,沿着大趾内侧赤白肉际,经过第 1 跖趾关节后面,上行至内踝前面,再沿小腿内侧胫骨后缘上行,至内踝上 8 寸处交于足厥阴肝经之前,沿膝、股部内侧前缘上行,进入腹部,属于脾,络于胃;再通过横膈上行,沿咽部两旁,连系舌根,分散于舌下。胃部支脉,从胃上膈流注心中,与手少阴心经相接(图 5-9)。

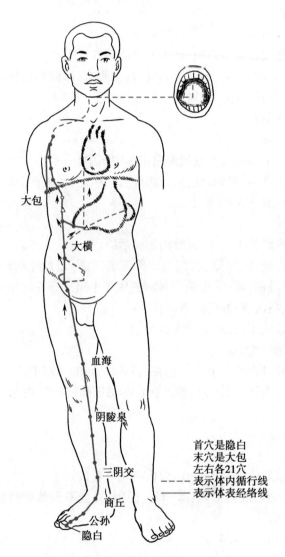

大包

大横

血海

阴陵泉

三阴交

商丘

公孙

隐白

首穴是隐白
末穴是大包
左右各21穴
----　表示体内循行线
——　表示体表经络线

图 5-9　足太阴脾经循行及腧穴示意图

【主治概要】

(1)脾胃病:胃痛、呕吐、腹痛、便秘、泄泻等。

(2)妇科病:月经过多、崩漏等。

（3）前阴病：阴挺、遗精、阳痿、不孕等。

（4）经脉循行部位的其他病证：下肢痿痹、胸胁痛等。

【本经腧穴】隐白、大都、太白、公孙、商丘、三阴交、漏谷、地机、阴陵泉、血海、箕门、冲门、府舍、腹结、大横、腹哀、食窦、天溪、胸乡、周荣、大包。

【常用腧穴】

（1）隐白　井穴

［定位］足大趾末节内侧，趾甲根角侧后方0.1寸。

［主治］①月经过多、崩漏等妇科病；②便血、尿血等慢性出血证；③腹满，暴泻；④多梦、癫狂、昏厥、惊风。

［操作］浅刺0.1寸。

（2）太白　输穴；原穴

［定位］第1跖趾关节近端赤白肉际凹陷中。

［主治］①肠鸣、胃痛、便秘、腹泻等脾胃病证；②体重节痛。

［操作］直刺0.5~0.8寸。

（3）三阴交

［定位］内踝尖上3寸，胫骨内侧面后缘。

［主治］①肠鸣、腹胀、腹泻等脾胃虚弱诸证；②月经不调、带下、阴挺、不孕、滞产等妇产科病证；③遗精、阳痿、遗尿等生殖泌尿系统疾患；④下肢痿痹；⑤心悸、失眠、高血压；⑥阴虚诸证。

［操作］直刺1~1.5寸；孕妇禁针。

（4）阴陵泉　合穴

［定位］胫骨内侧髁下缘与胫骨内侧缘之间的凹陷中。

［主治］①腹胀、腹泻、水肿、黄疸；②阴部痛、痛经、遗精；③小便不利、遗尿、尿失禁；④膝痛。

［操作］直刺1~2寸。

（5）血海

［定位］髌底内侧端上2寸，股内侧肌隆起处。

［主治］①膝、股内侧痛；②痛经、经闭、月经不调等妇科病；③湿疹、丹毒等血热性皮肤病。

［操作］直刺1~1.5寸。

五、手少阴心经及常用腧穴

【经脉循行】手少阴心经，起于心中，出属心系（心与其他脏腑相连的组织），下行通过横膈，联络小肠。心系上行支脉，沿食管上行，连于目系（眼球连接于脑的组织）。心系直行支脉，上行至肺部，再向下出于腋下，沿上臂内侧后缘,行于手太阴经和手厥阴经之后,达肘窝,再沿前臂内侧后缘,至掌后豌豆骨部,进入掌内,止于小指桡侧末端,与手太阳小肠经相接(图5-10)。

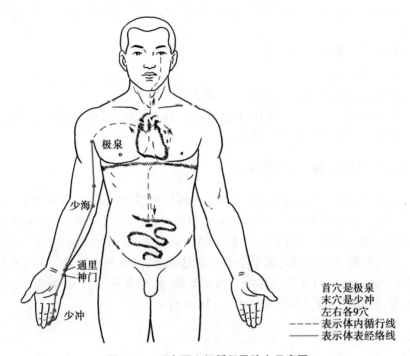

首穴是极泉
末穴是少冲
左右各9穴
----- 表示体内循行线
——— 表示体表经络线

图5-10 手少阴心经循行及腧穴示意图

【主治概要】

(1)心、胸、神志病:心痛、心悸、癫狂病等。

(2)经脉循行部位的其他病证:肩臂疼痛、胁肋疼痛、腕臂痛等。

【本经腧穴】 极泉、青灵、少海、灵道、通里、阴郄、神门、少府、少冲。

【常用腧穴】

(1)极泉

[**定位**] 腋窝中央,腋动脉搏动处。

[**主治**] ①肩臂疼痛、胁肋疼痛、臂丛神经损伤等痛证;②心痛、心悸等心系病证;③腋臭;④上肢针刺麻醉用穴。

[**操作**] 避开腋动脉,直刺或斜刺0.3~0.5寸。

(2)少海 合穴

[**定位**] 横平肘横纹,肱骨内上髁前缘。

[**主治**] ①肘臂挛痛、臂麻手颤;②心痛、癫、狂、痫、癔病等心与神志病。③头项痛、腋胁部痛;④瘰疬。

[**操作**] 直刺0.5~1寸。

(3)神门　输穴;原穴

[**定位**] 腕掌侧远端横纹尺侧端,尺侧腕屈肌腱的桡侧缘。

[**主治**] ①心痛、心悸、健忘、怔忡、失眠、癫、狂、痫等心与神志病;②胸胁痛;③高血压。

[**操作**] 直刺0.3~0.5寸。

(4)少冲　井穴

[**定位**] 小指末节桡侧,指甲根角侧上方0.1寸。

[**主治**] ①心悸、心痛、癫狂、昏迷等心与神志病证;②热病;③胸胁痛。

[**操作**] 浅刺0.1寸,或点刺出血。

六、手太阳小肠经及常用腧穴

【**经脉循行**】手太阳小肠经,起于手小指尺侧端,沿着手掌尺侧缘上行,出于尺骨头,沿前臂外侧后缘,从尺骨鹰嘴和肱骨内上髁之间,沿上臂外侧后缘至肩关节,绕行肩胛,交会于大椎,向下进入缺盆部,深入体腔,络于心,沿食管下行,穿过横膈,到达胃部,属于小肠。缺盆部支脉,从缺盆分出,沿颈部上行至面颊,到目外眦,向后进入耳中。颊部支脉,从颊部分出,上行眼眶下,抵于鼻旁,至目内眦,与足太阳膀胱经相交(图5-11)。

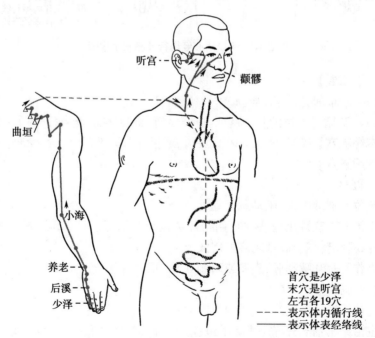

听宫
颧髎
曲垣
小海
养老
后溪
少泽

首穴是少泽
末穴是听宫
左右各19穴
- - - - 表示体内循行线
——— 表示体表经络线

图5-11　手太阳小肠经循行及腧穴示意图

【主治概要】

（1）头面五官病：头痛、目翳、咽喉肿痛等。

（2）热病、神志病：昏迷、发热、疟疾等。

（3）经脉循行部位的其他病证：项背强痛、腰背痛、手指及肘臂挛痛等。

【本经腧穴】 少泽、前谷、后溪、腕骨、阳谷、养老、支正、小海、肩贞、臑俞、天宗、秉风、曲垣、肩外俞、肩中俞、天窗、天容、颧髎、听宫。

【常用腧穴】

（1）少泽 井穴

[**定位**] 小指末节尺侧，指甲根角侧上方0.1寸。

[**主治**] ①头痛、目翳、咽喉肿痛、耳鸣、耳聋等头面五官病证；②昏迷、热病等急症、热证；③乳痈、乳少等乳疾。

[**操作**] 浅刺0.1寸或点刺出血。

（2）后溪 输穴；八脉交会穴（通于督脉）

[**定位**] 第5掌指关节尺侧近端赤白肉际凹陷中。

[**主治**] ①头项强痛、腰背痛、手指及肘臂挛痛等痛证；②耳聋、目赤；③疟疾；④癫、狂、痫。

[**操作**] 直刺0.5~1寸。

（3）听宫

[**定位**] 耳屏正中与下颌骨髁突之间的凹陷中。

[**主治**] ①耳鸣、耳聋、聤耳等耳疾；②齿痛。

[**操作**] 微张口，直刺1~1.5寸。

七、足太阳膀胱经及常用腧穴

【经脉循行】 足太阳膀胱经，起于目内眦，上行额部，与督脉交会于头顶。头顶部支脉，从头顶分出至耳上角。头顶部直行支脉，从头顶入颅内络脑，再浅出沿枕部下行，从肩胛内侧脊柱两旁下行达腰部，进入脊旁肌肉，络于肾，属于膀胱。腰部支脉，从腰部分出，向下挟脊旁，通过臀部，进入腘窝中。后项支脉，从左右肩胛内侧分别下行，穿过脊旁肌肉，经过髋关节部，沿大腿外侧后缘下行，与腰部下行支脉会合于腘窝中，向下通过腓肠肌，出于外踝后方，沿第5跖骨粗隆，至小趾外侧末端，与足少阴肾经相接（图5-12）。

【主治概要】

（1）脏腑病证：十二脏腑及其相关组织器官病证。

（2）神志病：癫、狂、痫等。

（3）头面五官病：头痛、鼻塞、鼻衄等。

（4）经脉循行部位的其他病证：项、背、腰、下肢病证等。

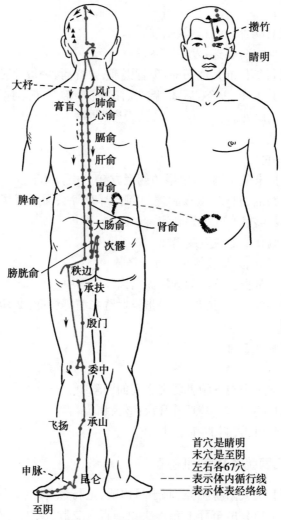

图 5-12　足太阳膀胱经循行及经络示意图

图中标注：攒竹、睛明、大杼、风门、膏肓、肺俞、心俞、膈俞、肝俞、脾俞、胃俞、肾俞、大肠俞、次髎、膀胱俞、秩边、承扶、殷门、委中、飞扬、承山、申脉、昆仑、至阴

首穴是睛明
末穴是至阴
左右各67穴
----- 表示体内循行线
——— 表示体表经络线

【本经腧穴】睛明、攒竹、眉冲、曲差、五处、承光、通天、络却、玉枕、天柱、大杼、风门、肺俞、厥阴俞、心俞、督俞、膈俞、肝俞、胆俞、脾俞、胃俞、三焦俞、肾俞、气海俞、大肠俞、关元俞、小肠俞、膀胱俞、中膂俞、白环俞、上髎、次髎、中髎、下髎、会阳、承扶、殷门、浮郄、委阳、委中、附分、魄户、膏肓、神堂、譩譆、膈关、魂门、阳纲、意舍、胃仓、肓门、志室、胞肓、秩边、合阳、承筋、承山、飞扬、跗阳、昆仑、仆参、申脉、金门、京骨、束骨、足通谷、至阴。

【常用腧穴】

（1）睛明

[定位] 目内眦内上方眶内侧壁凹陷中。

[主治]①目赤肿痛、流泪、视物不清、近视、夜盲等目疾;②急性腰扭伤、坐骨神经痛。

[操作]嘱患者闭目,医者左手轻推眼球向外侧固定,右手缓慢进针,紧靠眶缘直刺0.5~1寸;不宜提插捻转;出针后按压针孔片刻,避免出血;禁灸。

(2)大杼　八会穴之骨会

[定位]第1胸椎棘突下,后正中线旁开1.5寸。

[主治]①颈项强痛、肩背痛、骨病;②咳嗽,发热。

[操作]斜刺0.5~0.8寸;本经背部诸穴,不宜深刺,以免伤及内部重要脏器。

(3)肺俞　肺之背俞穴

[定位]第3胸椎棘突下,后正中线旁开1.5寸。

[主治]①咳嗽、气喘、咯血等肺系病证;②骨蒸潮热、盗汗等阴虚病证。

[操作]斜刺0.5~0.8寸。

(4)心俞　心之背俞穴

[定位]第5胸椎棘突下,后正中线旁开1.5寸。

[主治]①心痛、心悸、失眠、健忘、癫痫等心与神志病证;②咳嗽、咯血等肺系病证。③盗汗、遗精。

[操作]斜刺0.5~0.8寸。

(5)膈俞　八会穴之血会

[定位]第7胸椎棘突下,后正中线旁开1.5寸。

[主治]①呕吐、呃逆、气喘、吐血等上逆之证;②血瘀诸证;③瘾疹、皮肤瘙痒;④潮热、盗汗等阴虚证。

[操作]斜刺0.5~0.8寸。

(6)肝俞　肝之背俞穴

[定位]第9胸椎棘突下,后正中线旁开1.5寸。

[主治]①胁痛、黄疸等肝胆病证;②脊背痛;③目赤肿痛、视物模糊、迎风流泪、目眩、夜盲等目疾;④癫、狂、痫。

[操作]斜刺0.5~0.8寸。

(7)脾俞　脾之背俞穴

[定位]第11胸椎棘突下,后正中线旁开1.5寸。

[主治]①腹胀、纳呆、呕吐、腹泻、痢疾、水肿等脾胃肠腑病证;②背痛;③多食善饥,形体消瘦。

[操作]斜刺0.5~0.8寸。

(8)肾俞　肾之背俞穴

[定位]第2腰椎棘突下,后正中线旁开1.5寸。

[**主治**] ①头晕、耳鸣、耳聋、腰酸背痛等肾虚病证;②遗尿、遗精、早泄、阳痿、不育等泌尿生殖系统疾患;③月经不调、带下、不孕等妇科病证;④消渴。

[**操作**] 直刺 0.5~1 寸。

(9)膏肓

[**定位**] 第 4 胸椎棘突下,后正中线旁开 3 寸。

[**主治**] ①咳嗽、气喘、肺痨等肺系虚损病证;②健忘、遗精、盗汗、羸瘦等虚劳诸证;③肩背痛。

[**操作**] 斜刺 0.5~0.8 寸;此穴多用灸法。

(10)至阴　井穴

[**定位**] 足小趾末节外侧,趾甲根角侧后方 0.1 寸。

[**主治**] ①胎位不正、滞产;②头痛、目痛;③鼻塞、鼻衄。

[**操作**] 浅刺 0.1 寸;胎位不正用灸法。

八、足少阴肾经及常用腧穴

【**经脉循行**】足少阴肾经,起于足小趾下,斜行足心,行舟骨粗隆下,经内踝后分出,下行入足跟中,再沿小腿内侧上行,经腘窝内侧,沿大腿内侧后缘上行,穿过脊柱,属于肾,络于膀胱。肾脏部直行支脉,从肾上行,经过肝、横膈,进入肺中,沿着喉咙上行,止于舌根两旁。肺部支脉,从肺分出,络于心,流注于胸中,与手厥阴心包经相接(图 5-13)。

【**主治概要**】

(1)头面五官病证:头痛、目眩、齿痛、咽喉肿痛、耳鸣、耳聋等。

(2)妇科病、前阴病:月经不调、遗精、阳痿、小便频数等。

(3)经脉循行部位的其他病证:下肢厥冷、内踝肿痛等。

【**本经腧穴**】涌泉、然谷、太溪、大钟、水泉、照海、复溜、交信、筑宾、阴谷、横骨、大赫、气穴、四满、中注、肓俞、商曲、石关、阴都、腹通谷、幽门、步廊、神封、灵墟、神藏、彧中、俞府。

【**常用腧穴**】

(1)涌泉　井穴

[**定位**] 屈足卷趾时足心最凹陷中;约当足底第 2、3 趾蹼缘与足跟连线的前 1/3 与后 2/3 交点凹陷中。

[**主治**] ①昏厥、中暑、小儿惊风、癫、狂、痫等急症及神志病证;②头痛、眩晕、失眠;③咽喉肿痛、喉痹、失音;④便秘、小便不利;⑤足心热。

[**操作**] 直刺 0.5~1 寸;针刺时防止刺伤足底动脉弓;临床常用灸法或药物贴敷。

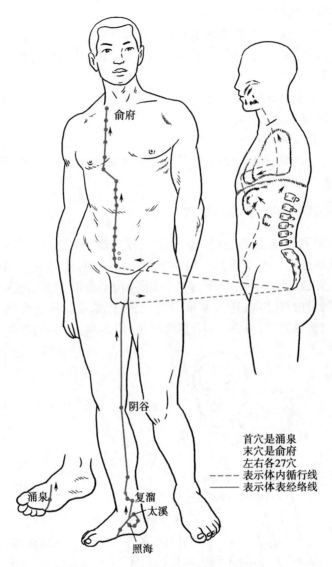

俞府

阴谷

首穴是涌泉
末穴是俞府
左右各27穴
----- 表示体内循行线
—— 表示体表经络线

涌泉

复溜
太溪

照海

图 5-13　足少阴肾经循行及腧穴示意图

（2）太溪　输穴；原穴

[**定位**] 内踝尖与跟腱之间的凹陷中。

[**主治**] ①头痛、目眩、失眠、健忘、咽痛、齿痛、耳鸣、耳聋；②咳嗽、气喘、咯血、胸痛；③小便频数、便秘；④月经不调、遗精、阳痿；⑤内踝肿痛、下肢厥冷；⑥腰脊痛；⑦消渴。

[**操作**] 直刺 0.5~1 寸。

137

（3）复溜　经穴

［**定位**］内踝尖上 2 寸，跟腱的前缘。

［**主治**］①水肿、汗证等津液输布失调病证；②腹胀、腹泻、肠鸣；③腰脊强痛、下肢痿痹。

［**操作**］直刺 0.5~1 寸。

（4）肓俞

［**定位**］脐中旁开 0.5 寸。

［**主治**］①腹痛、腹胀、腹泻、便秘等胃肠病证；②月经不调；③疝气。

［**操作**］直刺 1~1.5 寸。

九、手厥阴心包经及常用腧穴

【经脉循行】手厥阴心包经，起于胸中，浅出属心包络，向下穿过横膈，从胸至腹依次联络上、中、下三焦。胸部支脉，从胸部向外侧循行，至腋下 3 寸处，上行抵达腋窝，沿上臂内侧下行于手太阴和手少阴经之间，进入肘窝中，再向下至前臂，沿两筋之间，进入掌中，循行至中指末端。掌中支脉，从掌中分出，沿环指尺侧至末端，与手少阳三焦经相接（图 5-14）。

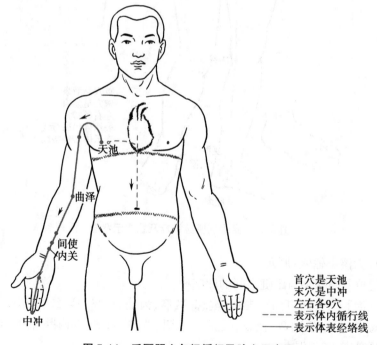

首穴是天池
末穴是中冲
左右各9穴
----- 表示体内循行线
—— 表示体表经络线

图 5-14　手厥阴心包经循行及腧穴示意图

【主治概要】

（1）心胸、神志病：心烦、心痛、心悸、胸闷、癫、狂、痫等。

（2）胃腑病证：胃痛、呕吐等。

（3）经脉循行部位的其他病证：上臂内侧痛、肘臂挛痛、腕痛、掌中热等。

【本经腧穴】天池、天泉、曲泽、郄门、间使、内关、大陵、劳宫、中冲。

【常用腧穴】

（1）天池

［定位］第4肋间隙，前正中线旁开5寸。

［主治］①气喘、咳嗽、胸闷、胸痛等心肺病证；②乳痈、乳少；③瘰疬。

［操作］斜刺或平刺0.3～0.5寸；不可深刺，以免伤及心、肺。

（2）曲泽　合穴

［定位］肘横纹上，肱二头肌腱的尺侧缘凹陷中。

［主治］①心痛、心悸、善惊等心系病证；②胃痛、呕吐、呕血等胃腑热性病证；③暑热病；④肘臂挛痛，上肢颤动。

［操作］直刺1～1.5寸或点刺出血。

（3）内关　络穴；八脉交会穴（通于阴维脉）

［定位］腕掌侧远端横纹上2寸，掌长肌腱与桡侧腕屈肌腱之间。

［主治］①胸闷、心痛、心悸等心系病证；②胃痛、呕吐、呃逆等胃腑病证；③眩晕、偏头痛、偏瘫、中风；④失眠、郁证、癫、狂、痫等神志病证；⑤肘臂挛痛。

［操作］直刺0.5～1寸。

（4）劳宫　荥穴

［定位］横平第3掌指关节近端，第2、3掌骨之间，偏于第3掌骨。简便取穴法：握拳，中指尖下是此穴。

［主治］①中暑、中风、昏迷等急症；②心痛、心烦、癫、狂、痫等心与神志病证；③口疮、口臭；④鹅掌风。

［操作］直刺0.3～0.5寸。

十、手少阳三焦经及常用腧穴

【经脉循行】手少阳三焦经，起于环指尺侧末端，向上出于第4、5掌骨间，沿手腕背侧，上行至前臂外侧，沿尺骨和桡骨间，向上过肘尖，沿上臂外侧上达肩部，交出足少阳经之后，进入缺盆部，分布于胸中，络于心包，向下过横膈，从胸至腹，依次属于上、中、下三焦。胸中支脉，从胸中分出，进入缺盆部，上行至项部，经耳后直上出于耳上方，上至额角，再下行到面颊部至眼眶下。耳部支脉，从耳后分出，入耳中，浅出至耳前，经上关、面颊到目外眦，与足少阳胆经相接（图5-15）。

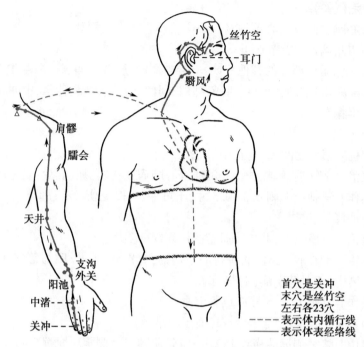

图 5-15 手少阳三焦经循行及腧穴示意图

【主治概要】

(1)头面五官病:头、目、耳、颊、咽喉病等。

(2)热病:热病汗出。

(3)经脉循行部位的其他病证:胸胁痛、肩臂外侧痛、上肢挛急、麻木等。

【本经腧穴】 关冲、液门、中渚、阳池、外关、支沟、会宗、三阳络、四渎、天井、清冷渊、消泺、臑会、肩髎、天髎、天牖、翳风、瘈脉、颅息、角孙、耳门、耳和髎、丝竹空。

【常用腧穴】

(1)关冲 井穴

[定位] 第4指末节尺侧,指甲根角侧上方0.1寸。

[主治] ①头痛、目赤肿痛、耳鸣、耳聋、舌强等头面五官病证;②热病、中暑。

[操作] 浅刺0.1寸或点刺出血。

(2)外关 络穴;八脉交会穴(通于阳维脉)

[定位] 腕背侧远端横纹上2寸,尺骨与桡骨间隙中点。

[主治] ①头痛、目赤肿痛、耳鸣、耳聋等头面五官病证;②上肢痿痹不遂;③热病;④瘰疬。

［**操作**］直刺 0.5~1 寸。

（3）肩髎

［**定位**］肩峰角与肱骨大结节两骨间的凹陷中。

［**主治**］臂痛、肩重不能举。

［**操作**］直刺 1~1.5 寸。

（4）角孙

［**定位**］耳尖正对发际处。

［**主治**］①头痛、项强；②目翳、目赤肿痛；③颊肿、齿痛。

［**操作**］平刺 0.3~0.5 寸。

（5）丝竹空

［**定位**］眉梢的凹陷处。

［**主治**］①眩晕、头痛、目赤肿痛、眼睑眴动等头目病证；②癫痫。

［**操作**］平刺 0.3~0.5 寸。

十一、足少阳胆经及常用腧穴

【**经脉循行**】足少阳胆经，起于目外眦，上达额角部，下行至耳后，沿颈项部至肩上，下入缺盆部。耳部支脉，从耳后进入耳中，出走耳前至目外眦后方。外眦部支脉，从目外眦分出，下至大迎，会合于手少阳经到达目眶下，下经颊车，由颈部向下，会合前脉于缺盆，后向下进入胸中，穿过横膈，络于肝，属于胆，沿胁肋内下行至腹股沟动脉部，经外阴部毛际，横行入髋关节部。缺盆部直行支脉，自缺盆下行，经腋部沿侧胸，经季胁，下行与前脉会合于髋关节部，再向下沿大腿外侧、膝外缘下行，经腓骨前，至外踝前，沿足背部，止于第 4 趾外侧端。足背部支脉，从足背上分出，沿第 1、2 跖骨间，出于足大趾端，穿过趾甲至趾背毫毛部，与足厥阴肝经相接（图 5-16）。

【**主治概要**】

（1）头面五官病：侧头、目、耳、咽喉病等。

（2）肝胆病：口苦、黄疸、胁痛等。

（3）热病、神志病：发热、癫狂等。

（4）经脉循行部位的其他病证：下肢痹痛、麻木、不遂等。

【**本经腧穴**】瞳子髎、听会、上关、颔厌、悬颅、悬厘、曲鬓、率谷、天冲、浮白、头窍阴、完骨、本神、阳白、头临泣、目窗、正营、承灵、脑空、风池、肩井、渊腋、辄筋、日月、京门、带脉、五枢、维道、居髎、环跳、风市、中渎、膝阳关、阳陵泉、阳交、外丘、光明、阳辅、悬钟、丘墟、足临泣、地五会、侠溪、足窍阴。

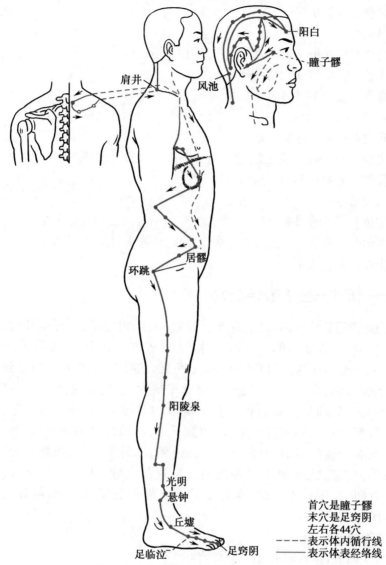

图 5-16　足少阳胆经循行及腧穴示意图

【常用腧穴】

（1）风池

[**定位**] 胸锁乳突肌上端与斜方肌上端之间的凹陷中。

[**主治**] ①眩晕、头痛、中风、癫痫、耳鸣等内风所致的病证；②颈项强痛；③感冒、鼻塞、衄血、目赤肿痛、口眼㖞斜等外风所致的病证。

[**操作**] 针尖微下，向鼻尖斜刺 0.8~1.2 寸；或平刺透风府穴；深部中间为延髓，必须严格掌握针刺的角度与深度。

（2）肩井

[**定位**] 第 7 颈椎棘突与肩峰最外侧点连线的中点。

[**主治**] ①颈项强痛、肩背疼痛、上肢不遂；②难产、乳痈、乳癖等妇产科及乳房疾患；③瘰疬。

[**操作**] 直刺 0.5~0.8 寸；内有肺尖，不可深刺；孕妇禁针。

（3）环跳

[**定位**] 股骨大转子最凸点与骶管裂孔连线的外 1/3 与内 2/3 交点处。

[**主治**] 腰胯疼痛、下肢痿痹、半身不遂等腰腿疾患。

[**操作**] 直刺 2~3 寸。

（4）风市

[**定位**] 髌底上 7 寸：直立垂手，掌心贴于大腿时，中指尖所指凹陷中。

[**主治**] ①下肢痿痹、麻木及半身不遂等下肢疾患；②遍身瘙痒、脚气。

[**操作**] 直刺 1~1.5 寸。

（5）阳陵泉　合穴；胆之下合穴；八会穴之筋会

[**定位**] 腓骨小头前下方凹陷中。

[**主治**] ①口苦、呕吐、吐酸、黄疸、胁痛等肝胆犯胃病证；②膝肿痛、下肢痿痹、麻木等下肢、膝关节疾患；③小儿惊风。

[**操作**] 直刺 1~1.5 寸。

十二、足厥阴肝经及常用腧穴

【**经脉循行**】足厥阴肝经，起于足大趾外侧，沿足背经内踝前上行，至内踝上 8 寸交于足太阴经之后，上经腘窝内缘，沿大腿内侧，上入阴毛中，环绕阴器，上行至小腹，挟胃两旁，属于肝，络于胆，再向上通过横膈，分布于胁肋，上行沿喉咙后方，上入鼻咽部，连于目系，从额部浅出，交会督脉于巅顶部。目系支脉，从目系分出，下循面颊，环绕唇内。肝部支脉，从肝分出，穿过横膈，向上流注于肺，与手太阴肺经相接（图 5-17）。

【**主治概要**】

（1）肝胆病：黄疸、胸胁胀痛、呃逆及肝风内动所致的中风、头痛、眩晕、惊风等。

（2）妇科病、前阴病：月经不调、痛经、带下、崩漏、遗尿、小便不利等。

（3）经脉循行部位的其他病证：下肢痹痛、麻木、不遂等。

【**本经腧穴**】大敦、行间、太冲、中封、蠡沟、中都、膝关、曲泉、阴包、足五里、阴廉、急脉、章门、期门。

【**常用腧穴**】

（1）太冲　输穴；原穴

[**定位**] 足背第 1、2 跖骨间，跖骨底结合部前方凹陷中，或触及动脉搏动。

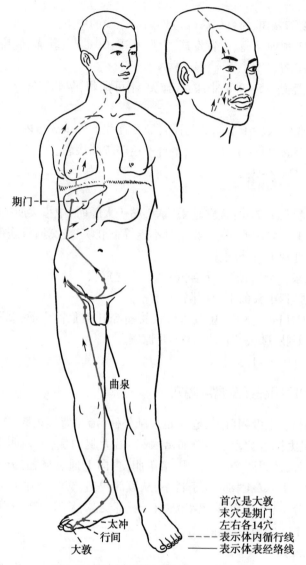

期门

曲泉

太冲
行间
大敦

首穴是大敦
末穴是期门
左右各14穴
----- 表示体内循行线
—— 表示体表经络线

图 5-17　足厥阴肝经循行及腧穴示意图

[**主治**]①眩晕、头痛、中风、目赤肿痛、口歪、小儿惊风等肝经风热病证；②黄疸、胁痛、腹胀、呃逆等肝胃病证；③月经不调、痛经、闭经、崩漏、带下等妇科病证；④足跗肿痛、下肢痿痹；⑤遗尿、癃闭。

[**操作**]直刺0.5~0.8寸。

(2)曲泉　合穴

[**定位**]腘横纹内侧端,半腱肌肌腱内缘凹陷中。

144

［**主治**］①膝髌肿痛、下肢痿痹；②月经不调、痛经、带下、阴痒、阴挺、产后腹痛等；③疝气、遗精、阳痿；④小便不利。

［**操作**］直刺 1~1.5 寸。

（3）章门　脾之募穴；八会穴之脏会

［**定位**］第 11 肋游离端的下际。

［**主治**］①腹痛、腹胀、腹泻、呕吐等脾胃病证；②胁痛、黄疸、痞块等肝胆病证。

［**操作**］直刺 0.8~1 寸。

十三、督脉及常用腧穴

【**经脉循行**】督脉，起于小腹内，下出于会阴部，向后从尾骨端行至脊柱内部，上达项后风府，入脑内，上行达巅顶，沿前额下行鼻柱，止于上唇系带处（图 5-18）。

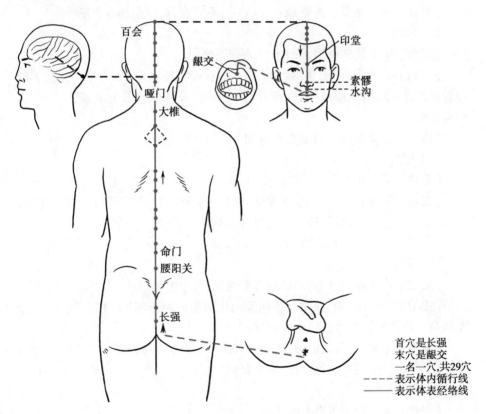

百会　　印堂　　龈交　　哑门　　大椎　　素髎　　水沟　　命门　　腰阳关　　长强

首穴是长强
末穴是龈交
一名一穴，共29穴
------ 表示体内循行线
—— 表示体表经络线

图 5-18　督脉循行及经络示意图

【主治概要】

（1）脏腑病：五脏六腑相关病证。

（2）神志病、热病：健忘、失眠、昏迷、癫痫、发热、中暑、惊厥等。

（3）头面五官病：头痛、眩晕及口齿鼻目等疾患。

（4）经脉循行部位的其他病证：头项、脊背、腰骶疼痛，下肢痿痹等。

【本经腧穴】长强、腰俞、腰阳关、命门、悬枢、脊中、中枢、筋缩、至阳、灵台、神道、身柱、陶道、大椎、哑门、风府、脑户、强间、后顶、百会、前顶、囟会、上星、印堂、神庭、素髎、水沟、兑端、龈交。

【常用腧穴】

（1）长强 络穴

［定位］尾骨端与肛门连线的中点处。

［主治］①腰痛、尾骶部痛；②便秘、便血、泄泻、痢疾、痔疮等肠腑病证；③癫、狂、痫。

［操作］紧靠尾骨前面斜刺0.8~1寸；不宜直刺，以免伤及直肠。

（2）命门

［定位］第2腰椎棘突下凹陷中，后正中线上。

［主治］①腰脊强痛，下肢痿痹；②月经不调、赤白带下、痛经、经闭、不孕等妇科病证；③遗精、阳痿、精冷不育、小便频数等男性肾阳不足病证；④小腹冷痛、腹泻。

［操作］直刺或向上斜刺0.5~1寸。

（3）大椎

［定位］第7颈椎棘突下凹陷中，后正中线上。

［主治］①热病、疟疾、恶寒发热、咳嗽、气喘等外感病证；②项强、脊痛；③骨蒸潮热；④小儿惊风、癫、狂、痫等神志病证；⑤风疹、痤疮。

［操作］向上斜刺0.5~1寸。

（4）风府

［定位］枕外隆突直下，两侧斜方肌之间凹陷中。

［主治］①中风、癫、狂、痫、癔病等内风为患的神志病证；②眩晕、头痛、颈项强痛、咽喉肿痛、失音、目痛、鼻衄等。

［操作］正坐位，头微前倾，项部放松，向下颌方向缓慢刺入0.5~1寸，不可向上深刺，以免刺入枕骨大孔，伤及延髓。

（5）百会

［定位］前发际正中直上5寸。

［主治］①健忘、失眠、失语、痴呆、中风、癫、狂、痫、癔病等神志病证；②眩晕、头痛、耳鸣等头面病证；③脱肛、阴挺、胃下垂等气失固摄而致的下陷性病证。

［**操作**］平刺0.5~0.8寸；升阳举陷可用灸法。

（6）水沟

［**定位**］人中沟的上1/3与下2/3交界处。

［**主治**］①晕厥、昏迷、中风、中暑、休克、呼吸衰竭等急危重症,为急救要穴之一；②鼻塞、鼻衄、面肿、口歪、齿痛、牙关紧闭等；③癫、狂、痫、癔病、急慢惊风等病证；④闪挫腰痛。

［**操作**］向上斜刺0.3~0.5寸,强刺激,或指甲掐按。

（7）印堂

［**定位**］两眉毛内侧端中间的凹陷中。

［**主治**］①失眠、健忘、痴呆、痫证等神志病证；②眩晕、头痛、鼻衄、鼻渊、目痛等；③小儿惊风、产后血晕、子痫。

［**操作**］提捏局部皮肤,平刺0.3~0.5寸；或用三棱针点刺出血。

十四、任脉及常用腧穴

【经脉循行】任脉,起于小腹内,下出会阴部,向上行于阴毛部,循腹上行,经关元等穴达咽喉部,再上行环绕口唇,过面部入眼眶下,联系于目（图5-19）。

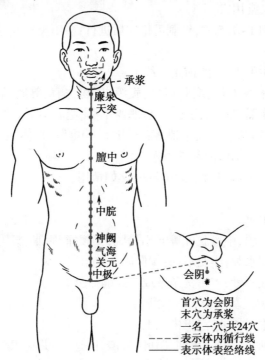

图5-19　任脉循行及腧穴示意图

【主治概要】

(1)脏腑病:腹部、胸部相关内脏病。

(2)妇科病、前阴病:月经不调、痛经、崩漏、带下、遗精、阳痿、遗尿、小便不利等。

(3)颈及面口病:瘿气、梅核气、咽喉肿痛、暴喑、口歪、齿痛等。

(4)神志病:癫痫、失眠等。

(5)虚证:部分腧穴有强壮作用,主治虚劳、虚脱等证。

【本经腧穴】会阴、曲骨、中极、关元、石门、气海、阴交、神阙、水分、下脘、建里、中脘、上脘、巨阙、鸠尾、中庭、膻中、玉堂、紫宫、华盖、璇玑、天突、廉泉、承浆。

【常用腧穴】

(1)关元 小肠之募穴

[**定位**]脐中下3寸,前正中线上。

[**主治**]①腹泻、痢疾、脱肛、便血等肠腑病证;②中风脱证、虚劳冷惫、羸弱无力等元气虚损病证;③遗精、阳痿、早泄等男科病证;④尿血、尿闭、尿频等病证;⑤月经不调、痛经、经闭、崩漏、带下、阴挺、产后恶露不尽、胞衣不下等妇科病证;⑥保健灸常用穴。

[**操作**]直刺1~1.5寸,针刺需排尿后进行;多用灸法;孕妇慎用。

(2)气海

[**定位**]脐中下1.5寸,前正中线上。

[**主治**]①水谷不化、绕脐疼痛、腹泻、便秘、痢疾等肠腑病证;②月经不调、痛经、经闭、崩漏、带下、阴挺、产后恶露不尽、胞衣不下等妇科病证;③小便不利、遗尿等;④遗精、阳痿、早泄等;⑤疝气;⑥虚脱、形体羸瘦、脏气衰惫、乏力等元气虚损病证;⑦保健灸常用穴。

[**操作**]直刺1~1.5寸;多用灸法;孕妇慎用。

(3)神阙

[**定位**]脐中央。

[**主治**]①虚脱、中风脱证等元阳暴脱;②腹痛、腹胀、腹泻、便秘、痢疾、脱肛等肠腑病证;③水肿,小便不利;④保健灸常用穴。

[**操作**]一般不针,多用艾条灸或艾炷隔盐灸。

(4)中脘 胃之募穴;八会穴之腑会

[**定位**]脐中上4寸,前正中线上。

[**主治**]①纳呆、腹胀、胃痛、呕吐、吞酸、呃逆、小儿疳积等脾胃病证;②黄疸;③癫狂、脏躁。

[**操作**]直刺1~1.5寸。

（5）天突

［**定位**］胸骨上窝中央，前正中线上。

［**主治**］①咳嗽、哮喘、胸痛、咽喉肿痛、暴喑等肺系病证；②瘿气、梅核气、噎膈等气机不畅病证。

［**操作**］先直刺 0.2~0.3 寸，后将针尖向下，紧靠胸骨柄后方刺入 1~1.5 寸；必须严格掌握针刺的角度和深度，以防刺伤肺和有关动、静脉。

第四节　治疗概论

针灸治疗，是根据阴阳、脏腑、经络学说，运用"四诊"诊察疾病，获取病情资料进行辨证，以明确疾病的病因病机、所在病位、病证性质和疾病的标本缓急，在此基础上进行配穴处方，依方施术，以通其经脉，调其气血，使阴阳归于相对平衡，从而达到治愈各种疾病的目的。

一、治疗原则

针灸治疗原则是运用针灸治疗疾病所依据的准则，也是确立治疗方法的基础。它对于针灸选穴处方以及操作方法的运用等都具有重要的指导意义。针灸的治疗原则可概括为：

（一）标本缓急

标与本是一个相对的概念，用以说明疾病的本质与现象，以及疾病过程中矛盾的主次、先后关系。从邪正关系来看，正气是本，邪气是标；从病因和症状来看，病因是本，症状是标；从发病的先后来看，旧病、原发病是本，新病、继发病是标。临床上应从复杂的病证中分辨标本缓急，以确定治疗先后主次。

1. 急则治标　即标病紧急，首先治疗标病，这是在特殊情况下采取的一种权宜之法。目的在于抢救生命或缓解患者的急迫症状，为治疗本病创造有利条件。例如，任何原因引起的高热抽搐，应首先针刺大椎、曲池、水沟、合谷、内关、太冲等穴，以泻热、开窍、息风止痉；任何原因引起的昏迷，都应先针刺水沟以醒脑开窍，然后再根据疾病发生的原因从本论治。

2. 缓则治本　即在标病不急时，针对导致疾病发生的根本原因予以治疗。治疗疾病要坚持"治病求本"的原则。如肺痨患者由于阴虚燥热，常有午后发热、咳嗽等，治疗时不应把重点放在退热上，而应着重于滋阴润肺以治其本，解决了阴虚肺燥，发热、咳嗽等症随之消失。

3. 标本同治　即在标病和本病并重时所遵循的治疗原则。如体虚感冒，应当益气解表，益气为治本，解表为治标，宜补足三里、关元，泻合谷、风池、列缺等。

（二）补虚泻实

补虚泻实就是扶助正气,祛除邪气。"虚"指正气不足,"实"指邪气有余。虚则补,实则泻。

1. 补虚 "虚则补之""虚则实之"是指虚证采用补法治疗。"补虚"主要是通过针刺手法的补法和穴位的选择、配伍等实现。适用于正虚而邪气不盛的虚性病证,如气虚、阳虚、血虚、阴虚者。如在有关脏腑经脉的背腧穴、原穴等施行补法,以改善脏腑功能,补益气血阴阳;选取偏补性能的腧穴如关元、气海、命门、足三里等穴,起到补益正气的作用。"陷下则灸之",亦属于虚则补之的范畴,是指气虚下陷而引起的病证,以灸治为主补气举陷,如子宫脱垂灸百会、气海、关元等。

2. 泻实 "盛则泻之""满则泄之""邪盛则虚之"都是指实证宜采用泻法来治疗。"泻实"主要是通过针刺手法的泻法和穴位的选择、配伍等实现。适用于邪实而正未衰的实性病证,如表邪亢盛、痰涎壅塞、食物中毒、食积胀满等。常取偏泻功能的腧穴如十宣、水沟、丰隆、大椎、合谷、委中等穴,在穴位上施行提插、捻转、开阖等泻法,以达到祛邪的目的。

3. 补泻兼施 补泻兼施,即扶正与祛邪兼用。疾病的临床证候常表现为虚实夹杂,治疗上应根据虚实的主次关系,决定补泻的先后与轻重缓急,扶正与祛邪合并使用或先后使用。扶正兼祛邪,适用于正虚为主的虚实夹杂证;祛邪兼扶正,适用于邪盛为主的虚实夹杂证。注意扶正与祛邪之间的作用关系,做到扶正不留邪,祛邪不伤正。

（三）清热温寒

热性病证用"清"法,即以寒治热;寒性病证用"温"法,即以热治寒,均属于正治法。

1. 清热 "清热"即清法,即用针法疏风散热、清热解毒、泻热开窍的一种治法。热性病证的治疗原则是浅刺疾出或点刺出血,手法宜轻而快,可不留针或针用泻法。如风热感冒者,常取大椎、曲池、合谷、外关等穴浅刺疾出,以清热解表。若伴有咽喉肿痛者,可用三棱针在少商穴点刺出血,以加强泻热、消肿、止痛的作用。

2. 温寒 "温寒"即温法,是用针灸温通经络、温养阳气、回阳救逆的一种治法。寒性病证的治疗原则是深刺久留针,以达温经散寒的目的。因寒性凝滞而主收引,针刺时不易得气,故应留针候气,加艾灸更能助阳散寒。如寒邪在表,留于经络者,艾灸法较为相宜;若寒邪在里,凝滞脏腑,则针刺应深而久留,或配合针刺手法"烧山火",或加用艾灸,以温针法扶阳祛寒。

（四）三因制宜

"三因制宜"是指因时、因地、因人制宜,即根据季节(包括时辰)、地理环境和治疗对象的不同情况,制定适宜的治疗方法。

1. 因时制宜 根据不同的季节和时辰特点,选择适宜的治疗方法。四时气候的变化对人体的生理功能和病理变化有一定的影响。春夏之季,阳气升发,人体气血趋向体表,病邪伤人多在浅表;秋冬之季,人体气血潜藏于内,病邪伤人多在深部。故治疗上春夏宜浅刺,秋冬宜深刺。且人体的气血流注盛衰和时辰的变化关系密切,针灸治疗亦强调择时选穴,如子午流注针法等。另外,因时制宜还包括针对某些疾病的发作或加重规律而选择有效的治疗时机,如痛经宜在月经来潮前开始治疗等。

2. 因地制宜 根据不同的地理环境特点,选择适宜的治疗方法。由于地理环境、气候条件和生活习惯等不同,人体的生理活动和病理特点也有所区别,治疗方式应有差异。

3. 因人制宜 根据患者的性别、年龄、体质等不同特点,选择适宜的治疗方法。如女子以血为用,在治疗妇科病时要多考虑调理冲脉和任脉。此外,年龄不同,生理功能及病理特点亦不相同,针刺方法也有差别。

二、治疗作用

(一)疏通经络

疏通经络是针灸最基本和最直接的作用,通过腧穴和针灸手法的作用,使经络疏通,气血畅达,达到治疗疾病的目的。经络"内属于脏腑,外络于肢节",经络功能正常,气血运行畅达,各脏器得以濡养,从而发挥其正常的生理功能。若经络功能失常,气血运行受阻,则导致疾病的发生。针灸通过刺激相应腧穴,来纠正经络功能失常的状态,从而解除由此产生的病理反应,使机体恢复健康。

(二)调和阴阳

调和阴阳是指通过经络、腧穴和针灸手法的作用,纠正机体阴阳的偏盛偏衰,平衡阴阳状态。疾病发生的机制错综复杂,但总体可归纳为阴阳失调。六淫、七情等内外因素导致人体阴阳失去相对平衡,从而导致疾病的发生,即"阴胜则阳病,阳胜则阴病。"运用针灸方法调节阴阳盛衰,恢复阴阳平衡,达到治愈疾病的目的。针灸调和阴阳的作用,主要是通过经络阴阳属性、经穴配伍和针刺手法完成的。如胃火炽盛引起的牙痛,属阳热偏盛,治宜清泻胃火,取足阳明胃经穴内庭,针用泻法。寒邪伤胃引起的胃痛,属阴邪偏盛,治宜温中散寒,取足阳明胃经穴足三里、中脘,针用泻法。

(三)扶正祛邪

扶正祛邪是指针灸具有扶助正气及祛除病邪的作用。疾病的发生、发展及其转归的过程是人体正气与邪气斗争的结果。正胜邪退则病情缓解,邪胜正虚则病情加重。因此,通过针灸的方法来扶助正气,祛除邪气,使疾病转归于良好。在临床上,扶正祛邪是通过补虚泻实来实现的。根据病情,选择一定的穴位施行补法,起到扶正的作用;或选择一定的穴位施行泻法,达到祛邪的目的。

三、治疗穴位的选择

腧穴的选择是针灸处方的第一组成要素。在应用针灸治疗某种疾病时,一般通过针刺或艾灸若干个腧穴来完成,因此正确配穴是获得临床疗效的重要保证。

(一)选穴原则

选穴原则是指临证选取穴位应当遵循的基本法则,包括近部选穴、远部选穴、辨证选穴和对症选穴。

1. 近部选穴　指在病变局部或邻近范围选取穴位的方法。"腧穴所在,主治所在"是腧穴近治规律的体现。如鼻塞选迎香;胃痛选中脘、梁门。

2. 远部选穴　指在病变部位所属及相关经络上,距病位较远处选取穴位的方法。"经络所过,主治所及"是腧穴远治规律的体现。如胃痛选足阳明胃经的足三里、内庭等。

3. 辨证选穴　指根据疾病的证候特点,分析病因病机而辨证选取穴位的方法。如发热、盗汗、虚脱、抽搐、晕厥等,均无明确的局限的病变部位,而以全身症状为主,可采用辨证选穴。如不寐之心脾两虚者取心俞、脾俞;肾阴不足导致的虚热盗汗、五心烦热等,选肾俞、太溪等。

4. 对症选穴　指根据疾病的特殊或主要症状而选取穴位,是腧穴特殊治疗作用及临床经验在针灸中的具体运用。如腰痛选腰痛点;落枕选外劳宫;哮喘选定喘穴等。

(二)配穴方法

配穴方法是在选穴原则的指导下,针对疾病的病位、病因、病机等,选取主治作用相同或相近,或对于治疗疾病有协同作用的腧穴进行配伍应用的方法。总体归纳为两大类。

1. 按经脉配穴法　是以经脉或经脉相互联系为基础而进行穴位配伍的方法,主要包括本经配穴法、表里经配穴法、同名经配穴法。

(1)本经配穴法:是当某一脏腑、经脉发生病变时,即选取该脏腑、经脉的腧穴,配成处方。如肺部咳嗽选中府、尺泽、太渊等。

(2)表里经配穴法:是以脏腑、经络的阴阳表里关系为配穴依据的方法。当某一脏腑、经脉发生病变时,取该经的腧穴和与其相表里的经脉腧穴,配成处方。如风热袭肺导致的感冒咳嗽,可取手太阴肺经的列缺、尺泽配与其相表里的手阳明大肠经的合谷、曲池等。

（3）同名经配穴法：是将手足同名经的腧穴相互组合的配穴方法。如落枕取手太阳小肠经的后溪配足太阳膀胱经的昆仑等。

2. 按部位配穴法　是结合腧穴分布部位进行穴位配伍的方法，主要包括上下配穴、前后配穴法、左右配穴法。

（1）上下配穴法：是指腰部以上或上肢腧穴和腰部以下或下肢腧穴配合应用的方法。此法临床应用较广泛。如偏瘫上选肩髃、曲池、合谷，下选环跳、足三里、解溪等。

（2）前后配穴法：是指将人体前部与后部的腧穴配合应用的方法。本配穴方法常用于治疗脏腑疾患。如脾阳不振之腹痛，前取下脘、关元，后取肾俞、脾俞等。

（3）左右配穴法：是指将人体左侧和右侧的腧穴配合应用的方法。本法是基于人体十二经脉左右对称分布和部分经脉左右交叉的特点总结而成的。临床上常选用左右同一腧穴配合运用。如胃痛选双侧足三里、梁丘等。左右选穴并不局限于选双侧同一腧穴，如左侧头痛，可取同侧太阳、头维和对侧的外关、足临泣等。

四、刺灸法的选择

刺灸法的选择是针灸处方的第二组成要素，包括治疗方法、操作方法和治疗时机的选择。刺灸法是针灸疗法的技术范畴，是影响针灸疗效的关键环节之一，相同的选穴可因刺灸法的不同而出现不同的治疗效果。因此，在针灸处方中必须重视刺灸法的说明和标识。

（一）治疗方法的选择

要针对患者病情和具体情况而确立针灸治疗方法，如用毫针刺法、火针法、灸法、拔罐法等，均应在处方中注明。

（二）操作方法的选择

当治疗方法确立后，要对其具体操作进行说明，如毫针刺法用补法还是泻法，艾灸用温和灸还是瘢痕灸等。对于处方中的部分穴位，当针刺操作的深度、方向等不同于常规的方法时，均要特别强调。

（三）治疗时机的选择

治疗时机是提高针灸疗效的重要方面。当某些疾病的发作或加重呈现明显的时间规律时，临床上治疗时机的选择在这类疾病的治疗上有极其重要的意义，在发作或加重前进行针灸治疗可提高疗效。如痛经在月经来潮前几天开始针灸，直到月经结束为止；女性不孕症，在排卵期前后几天连续针灸等，也应在处方中说明。

五、常见病症的治疗取穴

（一）感冒

1. 治法　祛风解表。以手太阴、手阳明经穴为主。

2. 主穴　列缺、合谷、风池、太阳、外关。

3. 配穴　风寒感冒配肺俞、风门;风热感冒配曲池、大椎。夹湿者配阴陵泉;夹暑者配委中。全身酸楚配身柱;头痛甚配印堂、头维;鼻塞甚配迎香;咽痛甚配少商;体虚感冒配足三里、关元。

4. 操作　毫针刺,用泻法。配穴中足三里、关元用补法或灸法;少商、委中用点刺放血法;余穴用泻法。

（二）头痛

1. 治法　疏调经脉,通络止痛。按部位局部选穴和远端循经选穴。

2. 主穴

(1)阳明头痛:头维、印堂、阳白、阿是穴、合谷、内庭。

(2)少阳头痛:风池、太阳、率谷、阿是穴、外关、足临泣。

(3)太阳头痛:天柱、后顶、阿是穴、后溪、申脉。

(4)厥阴头痛:百会、四神聪、阿是穴、内关、太冲。

(5)全头痛:风池、百会、头维、率谷、太阳、合谷。

3. 配穴

(1)外感头痛:风热头痛配大椎、曲池;风寒头痛配风门、列缺;风湿头痛配偏历、阴陵泉。

(2)内伤头痛:肝阳上亢配太冲、侠溪、三阴交;肾精不足配肾俞、太溪、三阴交;气血亏虚配气海、足三里;痰浊上扰配中脘、丰隆;瘀阻脑络配血海、膈俞。

4. 操作　风门拔罐或艾灸;大椎点刺出血。瘀血头痛可在局部及膈俞行点刺出血并加拔火罐。

（三）中风

1. 中经络

(1)治法:调神导气,疏通经络。以督脉、手厥阴及足太阴经穴为主。

(2)主穴:水沟、内关、三阴交、极泉、尺泽、委中。

(3)配穴:肝阳暴亢配太冲、太溪;风痰阻络配丰隆、风池;痰热腑实配曲池、内庭、丰隆;气虚血瘀配足三里、气海;阴虚风动配太溪、风池。口角歪斜配颊车、地仓;上肢不遂配肩髃、手三里、合谷;下肢不遂配环跳、阳陵泉、阴陵泉、风市、足三里、解溪;头晕配风池、完骨、天柱;足内翻配丘墟透照海;便秘配天枢、丰隆、支沟;复视配风池、天柱、睛明、球后;尿失禁、尿潴留配中极、曲骨、关元。

（4）操作：水沟用雀啄法，以眼球湿润为佳；刺三阴交时，沿胫骨内侧缘与皮肤成45°角，使针尖刺到三阴交穴，用提插补法；刺极泉时，在原穴位置下2寸心经上取穴，避开腋动脉，直刺进针，用提插泻法，以患者上肢有麻胀和抽动感为度；尺泽、委中直刺，用提插泻法使肢体有抽动感。

2. 中脏腑

（1）治法：醒脑开窍，启闭固脱。以督脉穴和手厥阴经穴为主。

（2）主穴：水沟、百会、内关。

（3）配穴：闭证配十二井穴、合谷、太冲；脱证配关元、气海、神阙等。

（4）操作：内关用泻法；水沟用强刺激，以眼球湿润为度。十二井穴用三棱针点刺出血。关元、气海用大艾炷灸；神阙用隔盐灸，不计壮数，以汗止、脉起、肢温为度。

（四）高热

1. 治法　清泻热邪。以督脉、手阳明经穴及井穴为主。

2. 主穴　大椎、曲池、合谷、十二井或十宣。

3. 配穴　肺卫热盛配尺泽、鱼际、外关；气分热盛配支沟、内庭；热入营血配内关、血海。抽搐配太冲、阳陵泉；神昏配水沟、内关。

4. 操作　大椎刺络拔罐；十二井、十宣穴点刺出血。

第六章 推拿概要

第一节 推拿的作用原理

推拿属于中医外治法范畴,是医者施用手法的一门中医学科。推拿治疗的主要手段是手法,手法在推拿治疗中起着关键作用。规范、熟练、适宜的手法运用得当,就能发挥调整阴阳,调节脏腑,理筋整复,疏通经络,活血化瘀的作用。

一、调整阴阳

阴阳是辨证的总纲,疾病的发生发展,从根本上说是阴阳的相对平衡遭到破坏,即阴阳的偏盛偏衰代替了正常的阴阳消长,它贯穿于一切疾病发生发展的始终。《景岳全书》曰:"医道虽繁,可一言蔽之,曰阴阳而已。"所以调整阴阳,是推拿治疗的基本原则之一。

阴阳偏盛,即阴或阳的过盛有余。阳盛则阴病,阴盛则阳病。治疗时应采用"损其有余"的治疗方法。阴阳偏衰,即正气中阴或阳的虚损不足,或为阴虚,或为阳虚。阴虚不能制阳,常表现为阴虚阳亢的虚热证;阳虚则不能制阴,多表现为阳虚阴盛的虚寒证。阴虚而致阳亢者,应滋阴以制阳,如高血压,属阴虚阳亢者,除常规手法外,可采取补肾经的方法,即自太溪穴始沿小腿内侧面推至阴谷穴,或揉按涌泉穴等;阳虚而致阴寒者,应温阳以制阴;若阴阳两虚,则应阴阳双补,如阳虚致五更泻,应以温阳止泻的方法,即摩揉下丹田,或擦肾俞、命门,或推上七节骨等。

由于阴阳是相互依存的,故在治疗阴阳偏衰的病证时,还应注意"阴中求阳,阳中求阴",也就是在补阴时,应佐以温阳;温阳时配以滋阴。从而使"阳得阴助而生化无穷,阴得阳升而生化不竭"。

二、调节脏腑

脏腑是化生气血、通调经络,主持人体生命活动的主要器官。推拿具有调整脏腑功能的作用。脏腑功能失调后,所产生的病变,通过经络传导反映在外,如出现精神不振、情志失常、腹胀、疼痛以及肌痉挛等各种症状,即所谓"有诸内,必形诸外"。推拿是通过手法刺激相应的体表穴位、痛点(或疼痛部位),并通过经络的连属作用进行调节,达到治疗疾病的目的。如:按揉脾俞、胃俞穴可调理脾胃,缓解胃肠痉挛,止腹痛。临床实践表明,不论是虚证或实证,只要在相应的穴位、部位上选用相宜的推拿手法进行治疗,均可得到不同程度的调整,如肾阳不足可用擦命门穴达到温补肾阳的作用。肝阳上亢者可用强刺激点按太冲穴,达到平肝潜阳的作用。现代研究证实,在足三里穴上运用揉按或一指禅推法,既能使分泌过多的胃液减少,抑制胃肠功能,也可使分泌不足的胃液增多,兴奋胃肠的功能;用较强的按法、拿法刺激内关,又可使心率减慢,用于治疗心动过速;按揉肝俞、胆俞、胆囊穴,可抑制胆囊收缩,减少胆汁排出,使胆绞痛缓解。这些说明了推拿不仅可以调整阴阳,补虚泻实,而且对脏腑功能具有良好的双向调节作用,这种作用一是直接作用,即通过手法刺激体表直接影响脏腑功能;二是间接作用,即通过经络与脏腑的联系来实现。

三、理筋整复

中医学中所说的筋,又称经筋,是指与骨相连的肌筋组织,类似于现代解剖学中的四肢和躯干部位的软组织,如肌肉、肌腱、筋膜、韧带、关节囊、腱鞘、滑液囊、椎间盘、关节软骨盘等软组织。因各种原因造成的有关软组织损伤,统称为筋伤或伤筋。筋伤后由筋而连属的骨所构成的关节,亦必然受到不同程度的影响,产生"筋出槽、骨错缝"等有关组织解剖位置异常的一系列病理变化,出现诸如小关节紊乱、脱臼滑脱、不全脱位等病证,目前对这些病证的治疗,有赖于推拿手法。

使用适当的按、揉、推、擦等手法可将部分断裂的肌肉、肌腱、韧带组织抚顺理直;使用弹拨或推扳手法可将肌腱滑脱恢复正常解剖位置;通过适当屈伸、旋转、顿拉手法可使移位嵌顿的关节软骨板回纳,解除关节交锁。

总之,对筋伤和骨缝错位、紊乱等,推拿可以通过手法的作用进行理筋整复,纠正解剖位置的异常;使经络关节通顺、各种组织各守其位,才能有利于软组织痉挛的缓解和关节功能的恢复。

四、疏通经络

经络是人体内经脉和络脉的总称,是人体全身气血运行的通路,它"内属于脏腑,外络于肢节"(《灵枢·海论》),沟通上下内外,网络全身,把人体所有的脏腑组织器官联结成一个统一的有机整体。

经气是脏腑生理功能的动力,经气的盛衰,直接反映了脏腑功能的强弱。

推拿手法作用于体表的经络穴位上,可引起局部经络反应,起到激发和调整经气的作用,并通过经络影响到所连属的脏腑、组织、肢节的功能活动,以调节机体的生理、病理状况,达到百脉疏通,五脏安和,使人体恢复正常生理功能的目的。《医宗金鉴·正骨心法要旨》说:"……按其经络,以通郁闭之气……"如搓摩胁肋可疏肝理气而使胁肋痛缓解。现代研究证实,长时间柔和的推拿手法,可使中枢神经抑制,周围神经兴奋等。说明推拿对经气的调整作用,是通过神经系统的兴奋和抑制,并通过神经的反射作用,进而调整内脏功能来实现的。

五、活血化瘀

瘀血是指体内血液停滞,瘀血包括离经之血,或血运不畅阻滞于经脉及脏腑内的血液。它既是疾病过程中形成的病理产物,又是某些疾病的致病因素。引起瘀血的原因,临床最常见的是外伤性瘀血。《素问·缪刺论》曰:"人有不利,脉络不畅甚至瘀塞而成瘀血。"《景岳全书·胁痛》曰:"凡人之气血犹源泉也,盛则流畅,少则壅滞。故气血不虚则不滞。虚则无有不滞者。"

现代医学研究证实,推拿手法所以能够活血化瘀,是由于推拿后,可以引起一部分细胞内的蛋白质分解,产生组胺和类组胺的物质,使毛细血管扩张、开放,局部血液循环加快。静脉血液及淋巴液回流加速,能使瘀血尽快吸收,有利于损伤组织的修复。

第二节　推拿介质

介质是在手法操作前,先涂搽在治疗局部的一种药物制剂。早在《金匮要略》中就有"膏摩"的记载。后经不断发展,现已成为中医学的宝贵财产。介质种类较多,按剂型可分为药酒、油剂、水剂、粉剂、药膏等。以功效可分为温热类、寒凉类、活血化瘀类和中性介质等。应用介质可以发挥药物功效,加强手法的作用,提高治疗效果,还可以起到润滑的作用,以保护被操作者的皮肤,防止造成破损。

一、温热类介质

(一) 葱、姜水
把新鲜的葱白,或鲜姜,捣碎取汁;或切片后置于75%酒精中浸泡即成。具有温经散寒解表之功,用于治疗风寒表证,一般冬秋季多用。

(二) 冬青膏
要由冬青油、薄荷脑、少许麝香等药物和凡士林配制而成,具有温经散寒和润滑作用。常用于婴幼儿虚寒性腹泻及治疗软组织损伤。

（三）肉桂油

气味芳香而性温热,多用于各种虚寒证。

（四）麻油

除加强手法透热外,尚有补虚健脾润燥之功效。

（五）温经通络膏

由麻黄、马钱子、乳香、没药等研末用蜂蜜或凡士林调膏,具有祛风止痛之功效,可用于治疗损伤肿痛或风湿痹痛。

二、寒凉类介质

（一）薄荷水

把鲜薄荷捣碎取汁,或置于75%酒精中浸泡即成。具有清凉解表、消暑退热的作用。多用于治疗小儿发热及风热外感,一般春夏季节多用。

（二）清洁冷水

具有清凉肌肤和退热的作用,常用于小儿外感热病。

（三）蛋清

将鸡蛋凿穿一小孔,让蛋清流出即可应用。有清凉去热、消肿止痛、消积消食之功效,如涂擦面颊和颈部来治疗牙痛、腮腺炎,配以仙人掌汁效果更佳;也可涂擦胸腹治疗小儿疳积。

另外,瓜蒌汁润肺化痰、散结润肤,可用于治疗风热咳嗽、疖肿和手足皲裂;蒲公英汁清热解毒、消肿散结,常用于乳痈初期及疮疖初起;猪胆汁清热通便,常涂揉脐周以治疗便秘、腹胀,擦揉涌泉又可降压,治疗眩晕。

三、活血化瘀类介质

（一）红花油

由冬青油、红花、薄荷脑等药物组成,有消肿止痛之功效。

（二）药水（酒）

将有治疗作用的中药浸泡于75%酒精或白酒中,数日后取液过滤而成。多用于急、慢性软组织损伤和风湿类疾病。如伤筋药水、舒筋活络水、虎骨木瓜酒、独活寄生酒等。常用配方如下。

1. 三七、三棱、当归尾各18g,生甘草、怀牛膝、五加皮、木瓜各12g,红花、樟脑各30g,高粱酒1 000ml,密封浸泡一个月。具有舒筋活血止痛之功效,用于跌打损伤。

2. 茴香15g,丁香10g,樟脑15g,红花10g,白干酒300ml。活血行气止痛,用于挫伤肿痛。

3. **木香水**　将木香少许放入开水浸泡,放凉,过滤去渣后即可使用。具有行气活血止痛的作用,多用于肝郁气滞引起的胁肋胀痛。

4. **跌打膏**　由乳香、没药、血竭、香油、三七、冰片、樟脑、东丹等熬制而成,具有活血化瘀、消肿止痛之功效,多用于治疗跌打损伤,肿胀疼痛。

5. **消瘀止痛药膏**　由木瓜、蒲公英、栀子、地鳖虫、乳香、没药、大黄等药物制成,用于外伤初期肿胀疼痛剧烈者。

6. **白酒**　主要应用于成人推拿,有活血化瘀、通经活络、祛风散寒的作用,多用于治疗急性扭挫伤,另外,对高热患者尚有降温的作用。

7. **活络油膏**　由红花、没药、白芷、紫草、栀子、甘草、刘寄奴、牡丹皮、梅片、制乳香、露蜂房、当归、白附子、钩藤、黄药子、生地黄、大黄、白芍等药物熬制而成。具有活血通络的作用,用于损伤后期软组织硬化或粘连的治疗。

四、中性介质

(一)传导油
由酒精、玉树油、松节油、甘油、蒸馏水等药物制成,具有消肿止痛、祛风散寒之功效。多用于慢性劳损和关节痹证的治疗。

(二)石蜡油、甘油
有润滑皮肤和增强手法的透热作用。

(三)滑石粉、爽身粉
最常用的介质之一,有吸水、润滑肌肤的作用,一般在夏季使用,小儿推拿中使用较多。

临床上常根据中医辨证选择不同的介质。如寒证,选用具有温热散寒作用的介质;实证,选用具有清、泻作用的介质;寒热虚实不明显可选用中性介质。同时还应考虑被操作者的年龄因素,如小儿经常选用爽身粉、冰水、酒精、薄荷水、姜汁等;成人则不论水剂、油剂、粉剂、酒剂均可使用;老年人多用油剂和酒剂。另外还要注意季节,如春夏季节常用凉水、薄荷水、爽身粉、酒精等;秋冬季节常用冬青膏、石蜡油、红花油、药酒等。

第三节　推拿宜忌及注意事项

一、推拿的适应证

(一)骨伤科疾病
颈椎病、肩周炎、腰椎间盘突出症、落枕、颈肌劳损、背肌劳损、腰肌劳损、急性腰扭伤、脊柱后关节紊乱症、强直性脊柱炎、退行性脊柱炎、梨状肌综合征、腰臀肌筋膜炎、肱骨外上髁炎、腱鞘炎、跟痛症、滑膜炎、半月板损伤、全身各部肌肉关节扭挫伤、关节脱位或半脱位、骨折后遗症等。

(二) 内科疾病

头痛、冠心病、高血压、呕吐、眩晕、慢性胃炎、腹泻、便秘、胃下垂、尿潴留、遗精阳痿、类风湿性关节炎等。

(三) 妇科疾病

痛经、闭经、月经不调、慢性盆腔炎、产后耻骨联合分离症、子宫脱垂、行经乳胀、产后腹痛、产后大便难、产后尿失禁、更年期综合征、不孕症等。

(四) 外科疾病

急性乳腺炎初期、下肢静脉曲张、慢性前列腺炎、腹部手术后肠粘连、褥疮等。

(五) 神经科疾病

坐骨神经痛、三叉神经痛、周围神经损伤、脑震荡后遗症、中风后遗症、老年性痴呆症、面神经麻痹、皮神经炎、胃肠植物神经官能症、神经衰弱(失眠)等。

(六) 儿科疾病

发热、咳嗽、哮喘、呕吐、腹痛、腹泻、厌食、疳积、便秘、惊风、遗尿、夜啼、肠痉挛、肌性斜颈、小儿麻痹后遗症等。

(七) 五官科疾病

近视、声门闭锁不全、慢性鼻炎、慢性咽喉炎、颞颌关节功能紊乱等。

(八) 皮肤科疾病

黄褐斑、痤疮等。

另外,推拿还适用于美容、减肥、成人及小儿保健。

二、推拿的禁忌证

1. 某些感染性疾病　如丹毒、骨髓炎、骨结核、化脓性关节炎等。
2. 各种急性传染病　包括一些有传染性的慢性病,如肝炎、肺结核等。
3. 各种出血症或有出血倾向者　如便血、尿血、消化道出血、或恶性贫血者。
4. 患有皮肤病或皮肤破损,影响推拿操作者　如湿疹、癣、疱疹、撞伤、烧烫伤与溃疡性皮炎的局部等。
5. 患有严重心脏病、急腹症、恶性肿瘤及脓毒血症等内科危重患者。
6. 截瘫初期,各种类型骨折的早期等。
7. 怀疑或诊断未明的脑部、脊柱及内脏损伤。
8. 如有年老久病,体质虚弱,过度疲劳,空腹或饱食后,以及过度饮酒后,一般不宜用或慎用推拿。

9. 孕妇的腹部、腰骶部与臀部等部位均禁用推拿,女性经期小腹和腰骶部一般禁用或慎用推拿。

三、注意事项

1. 接受推拿治疗时要呼吸自然,肌肉放松,不能紧张。腰腹等部位接受治疗时,要宽衣松带,操作部位需覆盖治疗巾或治疗单。

2. 推拿前应排净大小便。

3. 饭后不宜马上接受推拿治疗。

4. 初次接受推拿治疗,推拿部位的皮肤可能有微痛感,此为手法正常反应现象,随着对手法的逐渐适应,这种感觉便会消失。

5. 患者可采取舒适或便于治疗的体位,临床多采取坐位(端坐、俯坐)、卧位(仰卧位、俯卧位、侧卧位)。

第四节　常用推拿手法

手法是推拿治疗疾病的主要手段,推拿疗效的好坏与手法的熟练程度及是否恰当的运用有直接的关系。因此,要提高疗效,熟练操作手法及在恰当的穴位或部位上运用恰当的手法是一个关键的环节。

手法要求持久、均匀、有力、柔和,从而达到"深透"。要熟练掌握各种手法并能在临床中灵活运用,操作自如,必须经过长期的手法练习和临床实践,才能逐渐由生到熟,熟而生巧,直至得心应手,运用自如。成人推拿手法,是与小儿推拿手法相对而言(小儿推拿相关知识详见下一节)。其特点是手法种类多,治疗范围广。现有的手法已多达百余种,治疗范围包括伤科、内科、妇科、五官科等各种临床学科疾病。

根据手法的动作形态及其作用,推拿手法可归纳为摆动类、摩擦类、振动类、挤压类、叩击类、运动关节类共 6 类,每种各由数种手法组成,就其操作方法、要领、功效、注意事项等予以详细介绍。

一、摆动类手法

摆动类手法是指以指或掌、鱼际部着力于体表,通过腕关节协调的连续摆动,使手法产生的力轻重交替、持续不断地作用于操作部位的一类手法。主要包括一指禅推法、缠法、𢳂法和揉法等。

(一)一指禅推法

用拇指指端、偏峰或罗纹面着力于施术部位或穴位,通过前臂的主动摆动带动腕关节有节律的摆动,从而产生轻重交替、持续不断的作用力的一种手法,称为一指禅推法。一指禅推法为一指禅推拿流派的代表手法。

1. 分类及使用部位 根据着力点的不同分为指端推法、罗纹面推法、屈指推法和偏峰推法。指端推法、罗纹面推法适用于全身各部腧穴。屈指推法多用于背部腧穴。偏峰推法适用于头面部。

2. 操作方法

(1)一指禅指端推法:以拇指指端着力于体表施术部位、穴位上,拇指自然伸直,其余四指的指间关节和掌指关节自然屈曲。腕关节自然屈曲90°,腕部放松,悬腕,垂肘120°,沉肩,前臂的主动摆动带动腕关节有节律的左右摆动,摆动中拇指指间关节自然地伸直与屈曲交替,使产生的功力通过拇指指端轻重交替、持续不断地作用于施术部位或穴位上(图 6-1)。摆动频率每分钟120~160次。

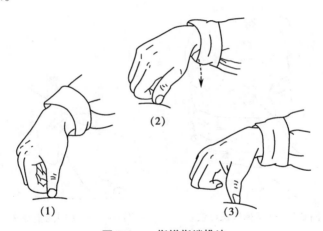

图 6-1 一指禅指端推法

(2)一指禅罗纹面推法:以拇指罗纹面着力于体表施术部位或穴位上,拇指自然过伸,其运动过程同一指禅指端推法,其拇指指间关节应尽量保持在自然的过伸位而不屈曲(图 6-2)。

(3)一指禅偏峰推法:以拇指桡侧缘着力于一定的部位或穴位上,拇指自然伸直并内收,其余指间关节及掌指关节自然伸直,腕关节微屈或自然伸直,其运动过程同一指禅指端推法,仅其腕关节的摆动幅度较小,有时只为旋动(图 6-3)。

(4)一指禅屈指推法:拇指屈曲,指端压在示指桡侧缘或以罗纹面附于示指指背,以拇指指间关节桡侧或背侧着力于施术部位及穴位上,其余四指屈曲,运动过程同一指禅指端推法(图 6-4)。

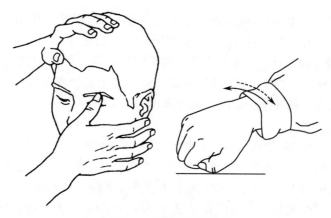

图 6-2　一指禅罗纹面推法

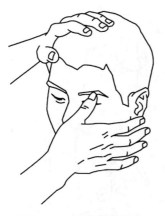

图 6-3　一指禅偏峰推法

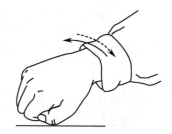

图 6-4　一指禅屈指推法

3. 功效　舒经活络、活血祛瘀、调和营卫、解痉止痛。

4. 适应证　一指禅推法刺激中等,渗透力强,灵活度大,接触面小,适用于全身各部,治疗全身各种疾患。

附:缠法,一指禅推法的频率提高到每分钟 220~250 次,称为缠法。为提高一指禅推法的频率,使频率达到每分钟规定的次数,用拇指指端或偏峰着力于体表减少接触面,减少腕关节摆动的幅度,同时降低对体表的压力来达到提高摆动的频率。缠法相对一指禅推法而言,每次的刺激量减小,对皮肤的压力减小,但由于频率的加快,每分钟的刺激量并没有减少,刺激量的堆积更强地作用于皮下组织,因此缠法具有较强的消散作用,临床常用于实热证及痈疖等外科病症的治疗。本法只有在熟练掌握一指禅推法的基础上才能正确操作。

(二) 揉法

小指掌指关节背侧着力于一定的部位,由腕关节的伸屈和前臂的旋转

的复合运动,使小鱼际与手背在施术部位上作持续不断地滚动的手法称为
㨰法。

1. 分类及使用部位　根据着力面的不同可分为:小鱼际㨰法、掌指关节㨰
法、拳尖㨰法。小鱼际㨰法适用于肩臂部,掌指关节㨰法适用于肩颈部、胸背
部,拳尖㨰法适用于腰臀部及下肢后部。

2. 操作方法

(1)小鱼际㨰法:拇指自然伸直,环指和小指的掌指关节屈曲90°,其余
掌指关节及指间关节自然屈曲,手背呈一自然弧形,以第五掌指关节背侧为
起始着力点,吸定于体表治疗部位上,以肘关节为支点,前臂主动摆动,带动
腕部作伸屈和前臂旋转运动,使小鱼际尺侧部在施术部位上进行持续不断的
滚动(图6-5)。

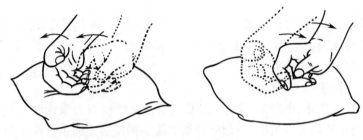

图6-5　小鱼际㨰法

(2)掌指关节㨰法:仍以第五掌指关节背侧为起始着力点,以小指、环指、
中指及示指的掌指关节背侧为滚动着力面,腕关节稍屈向尺侧,前臂作主动的
前后推旋,带动腕关节的小幅度的屈伸活动,其余手法动作同㨰法。

(3)拳尖㨰法:拇指自然伸直,余四指半握空拳状,以小指、环指、中指及示
指的第一指间关节背侧为起始着力点,肘关节屈曲100°~120°,前臂作主动的
前后推拉摆动,带动腕关节作无尺、桡偏移的屈伸活动,使小指、环指、中指及
示指的第一指背、掌指关节背侧、指间关节背侧为滚动着力面,在治疗部位上
产生持续的滚动(图6-6)。

3. 功效　舒筋活血,滑利关节,缓解痉挛,消除疲劳。

4. 适应证　本法接触面积大,压力大,刺激量大,渗透性强;广泛应用于
颈、肩背、腰臀及四肢等肌肉较丰厚的部位。适用面广,为伤科、内科、妇科的
常用手法。

附:㨰法,是以手背吸附在体表进行往返滚动的一种手法。受术者坐位或
卧位,施术者单手或双手自然屈曲似握空拳状,用手背近小指部位或小指、环
指、中指、示指的近节指背面吸定于施术部位,以肘部为支点,前臂作主动摆

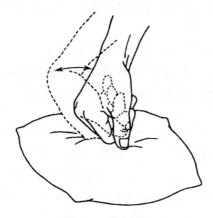

图 6-6　拳尖擦法

动,带动腕部作屈伸和前臂旋转的复合运动。滚法接触面积较大,作用力渗透是一指禅推拿流派的辅助手法,常用于头部和腹部操作,治疗头痛、失眠、腹痛、腹胀、便秘、泄泻等疾病。

（三）揉法

用手掌大鱼际、小鱼际、掌根、前臂或手指罗纹面着力吸定于一定部位或穴位,带动该处的皮下组织,一起做轻柔和缓的回旋运动的手法称之为揉法。

1. 分类及使用部位　根据用力部位的不同可分为:掌根揉法、大鱼际揉法、小鱼际揉法、拇指揉法。大鱼际揉法适用于头面部、胸胁部等病变部位较浅处;小鱼际揉法常用于四肢部、脘腹部;掌根揉法适用于腰背及四肢面积大而平坦的部位;中指揉法、拇指揉法及多指揉法适用于全身各部的腧穴、皮下脂肪薄处,如,头面、胸胁小关节处;叠掌揉法——多用于臀部、腰背等肌肉丰厚处。

2. 操作方法

（1）大鱼际揉法:以大鱼际自然吸定于治疗部位或穴位上,手指自然伸直,腕关节充分放松,以肘部为支点,前臂做主动摆动带动腕部摆动,使大鱼际和吸定部位的皮下组织一起做轻柔和缓的回旋运动。摆动频率 200 次/min（图 6-7）。

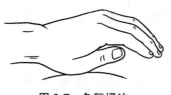

图 6-7　鱼际揉法

（2）掌根揉法：用掌根部自然着力于治疗部位或穴位上，腕关节充分放松并稍背伸，手指自然弯曲，以肘部为支点，前臂做主动摆动带动腕部做轻柔和缓的回旋运动。摆动频率100~200次/min（图6-8）。

（3）小鱼际揉法：用小鱼际自然吸定于治疗部位或穴位上，手指自然屈曲，其余操做同大鱼际揉法。

（4）拇指揉法：用拇指罗纹面自然吸定于某一部位或穴位上，其余四指自然伸直放于体表，以肘部为支点，前臂做主动摆动带动手及大拇指做轻柔的小幅度旋转运动。摆动频率120~160次/min（图6-9）。

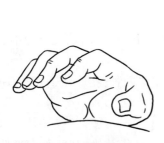

图6-8　掌根揉法

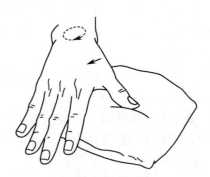

图6-9　拇指揉法

（5）三指揉法：用示指、中指、环指指腹着力于施术部位或穴位上，拇指自然伸直，以肘部为支点，前臂做主动摆动带动三指、腕关节及指下的皮下组织做小幅度的回旋运动。摆动频率120~160次/min（图6-10）。

（6）中指揉法：用中指指腹着力于施术部位或穴位上，其余手指自然伸直，腕关节微屈，以肘部为支点，前臂做主动摆动带动腕关节、中指及指下的皮下组织做小幅度的回旋运动。摆动频率120~160次/min（图6-11）。

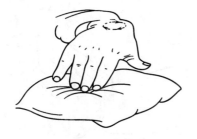

图6-10　三指揉法

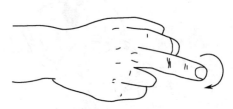

图6-11　中指揉法

（7）叠掌揉法：用两手掌叠掌，下一手掌的掌根按于治疗部位，肘关节伸直，以肩关节为支点，以上身的摆动带动手臂、腕关节及治疗部位的皮下组织做回旋运动。摆动频率40~60次/min（图6-12）。

3. 功效　调和气血、舒筋活络、缓解痉挛、消肿止痛、消积导滞、健脾和胃。

4. 适应证　该手法用力轻柔和缓、深透,可使皮下组织产生摩擦而产生温热作用,适用于全身各部。常用于多种内科杂症、软组织损伤及各种痛症。

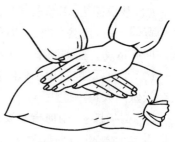

图 6-12　叠掌揉法

二、摩擦类手法

以掌、指或肘臂部附在体表做直线来回或环旋移动,使之产生摩擦的一类手法称为摩擦类手法。包括摩法、擦法、推法、搓法、抹法等手法。

(一) 摩法

以示指、中指、环指相并的罗纹面或掌面为着力点,以腕关节为中心使之做环形而有节律的摩动的手法。

1. 分类及使用部位　分为指摩法和掌摩法两种,指摩法适用于头面、眼球,掌摩法适用于胸腹及胁肋部。

2. 操作方法

(1)指摩法:指掌部自然伸直,示指、中指、环指并拢,其罗纹面贴附在体表,腕关节稍屈并保持不动,以腕关节为中心,三指做轻柔的环旋运动与体表产生摩擦(图 6-13)。

(2)掌摩法:手掌自然伸直,腕关节自然微微下垂,将手掌贴附在治疗部位,腕关节保持不动,以腕关节为中心,手掌在体表做轻柔的环旋运动与之产生摩擦(图 6-14)。

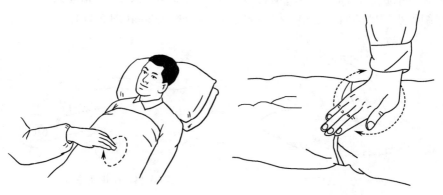

图 6-13　指摩法　　　　　图 6-14　掌摩法

3. 功效　提神醒脑、行气舒肝、温中和胃、消积导滞、温阳益气。

4. 适应证　摩法刺激舒适和缓,临床应用广泛,常用于治疗胃肠道疾患、呼吸道疾患、生殖系统疾患以及四肢痛症等。

(二) 擦法

用指掌的一定部位附着于体表,稍向下用力,做快速的直线往返运动,与体表发生摩擦产生热感的手法称之为擦法。

1. 分类及使用部位 根据具体着力面的不同可分为:掌擦法、大鱼际擦法、小鱼际擦法、指擦法。掌擦法应用广泛,可用于全身各部,大鱼际擦法适用于四肢及额面部,小鱼际擦法适用于胸背部、腰骶部,拇指擦法、四指擦法多用于额面部。

2. 操作方法

(1)掌擦法:用掌面紧贴皮肤,手掌及腕关节自然伸直,以肩关节为支点,通过肘关节及肩关节的屈伸活动带动手掌做快速的直线往返运动,使体表产生热量(图6-15)。

(2)大鱼际擦法:掌指并拢微屈,以大鱼际及掌根部桡侧缘紧贴皮肤,其余操作同掌擦法(图6-16)。

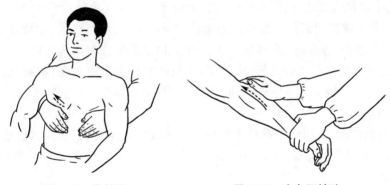

图 6-15 掌擦法　　　　　图 6-16 大鱼际擦法

(3)小鱼际擦法:掌指并拢稍用劲绷直,腕关节伸直稍桡偏,用小鱼际的尺侧缘紧贴皮肤,其余操作同掌擦法(图6-17)。

(4)指擦法:指擦法包括拇指擦法和四指擦法。拇指擦法是将拇指指腹着力于体表,其余四指自然伸直固定局部,腕关节放平,以肩部带动前臂、肘、腕和拇指做前后或上下往返移动(图6-18)。四指擦法是将四指并拢伸直,以四指的罗纹面着力于体表,腕关节微屈,以肘关节为支点,肘关节及腕关节的屈伸活动带动手指在体表来回摩擦(图6-19)。

3. 功效 温经通络、活血止痛、温阳散寒、宽胸理气。

4. 适应证 擦法压力轻,摩擦力强,局部有明显的温热感,局部可出现潮红、痧线、瘀点,又有清热、透热之功。可用于治疗咳嗽、哮喘、腹胀、腹泻、四肢伤筋、风湿痹痛、阳痿、遗精、月经不调等。

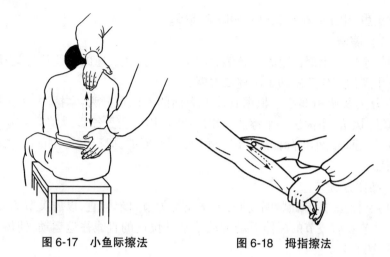

图 6-17　小鱼际擦法　　　　图 6-18　拇指擦法

（三）推法

用指、掌、拳、肘部着力于一定的部位或经络上,紧贴体表做单方向的直线运动的手法称为推法,所谓"按而送之,推而行之"。

1. 分类及使用部位　根据着力部位的不同分为:单指推法、多指推法、掌推法、鱼际推法、拳推法、肘推法。拇指推法和多指推法多用于头面、颈项、四肢等部;掌推法多用于胸胁部、腰背部;大鱼际推法多用于头面、四肢部;拳推法多用于腰背、臀部及下肢部;肘推法适用于肌肉肥厚处或感觉迟钝处。

2. 操作方法

（1）拇指推法:用两手或单手拇指罗纹面着力于体表的一定部位,其余四指自然分开固定于体表,腕关节微屈,拇指向四指的方向做单方向的直线推动（图 6-20）。

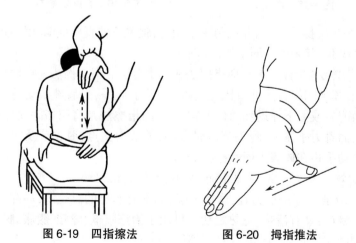

图 6-19　四指擦法　　　　图 6-20　拇指推法

（2）多指推法：除拇指外的四指伸直并拢，以第一及第二指骨的指腹着力于施术部位上，腕关节微屈，通过前臂向前斜下方的主动施力，使四指向指端方向做单方向的直线推动。

（3）掌推法：全手掌按压于施治部位，五指微分开，自然伸直，以全手掌的掌指面为着力面，通过前臂向前斜下方的主动施力，带动手掌向指端方向做单方向的直线推动（图6-21）。

（4）鱼际推法：用掌根和大鱼际着力于体表，腕关节稍背伸，五指微屈自然放于体表，通过前臂向前斜下方的主动施力，带动掌根和大鱼际向虎口方向做单方向的直线推动。

（5）拳推法：手握实拳，以示指、中指、环指及小指的近侧指间关节的背侧关节凸起部着力于体表，腕关节用劲伸直，通过前臂向前斜下方的主动施力，带动背侧关节凸起部做单方向的直线推动（图6-22）。

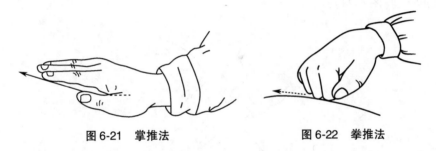

图6-21 掌推法　　　　　　　　图6-22 拳推法

（6）肘推法：屈肘，将肘关节鹰嘴部着力于施治部位，以肩关节为支点，通过上臂部向前斜下方的主动施力，带动肘关节鹰嘴部做较缓慢的单方向直线推动（图6-23）。

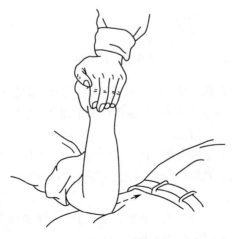

图6-23 肘推法

3. 功效　舒经通络、活血化瘀、行气止痛、理筋整复。

4. 适应证　该手法灵活多变,可在全身各部位操作,患者常感觉温热舒适,是临床常常采用的推拿治疗方法之一。用于治疗各种痛症及气机阻滞的各类疾患。

(四) 搓法

用双手指、掌或指掌相对紧贴于受术部位或单手、双手掌面着力于体表,作方向相反,自上而下地来回摩擦揉动的手法称为搓法。

1. 分类及使用部位　根据用力方式的不同分为:夹搓法、推搓法。夹搓法适用于四肢部及胁肋;推搓法适用于脊柱、躯干部。

2. 操作方法

(1)夹搓法:用双手指、掌或掌指相对用力夹住操作部位,以肩关节为支点,肩关节的主动屈伸运动带动双上肢做快速的相反方向的搓动,同时做上下往返移动(图 6-24)。

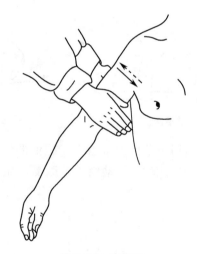

图 6-24　夹搓法

(2)推搓法:用单手或双手叠掌掌面着力于治疗部位,以肘关节为支点,前臂部主动用力,快速地左右搓动时,做较缓慢的推去拉回的动作。

3. 功效　舒经通络、活血止痛、调和气血、祛风散寒、舒筋解痉。

4. 适应证　该法为临床常用的辅助手法之一,作用温和舒适,可用于治疗肢体痛、肩背酸痛、关节活动不利、胸闷、胸胁屏伤、肝郁气滞等症。

(五) 抹法

用单手或双手拇指罗纹面或掌面紧贴皮肤,在体表做上下、左右往返抹动或弧形曲线的抹动的手法称为抹法。

1. 分类及使用部位 根据着力面的不同可分为拇指抹法、多指抹法、掌抹法。拇指抹法适用于额面部,多指抹法多用于头顶部,掌抹法适用于面部、腹部以及四肢部。

2. 操作方法

(1)拇指抹法:用单手或双手拇指罗纹面着力于操作部位,其余手指置于相应的位置作固定,通过拇指掌指关节的主动屈伸活动,带动拇指做上下或左右、直线或弧形曲线的抹动。可根据施术部位的不同而灵活采取不同的抹动(图6-25)。

(2)多指抹法:用双手示指、中指和环指罗纹面分置于前额部正中线两侧,以腕关节为支点,通过腕关节的主动屈伸动作,带动手指自前额部向两侧分抹,经太阳穴至耳上角,反复操作数次(图6-26)。

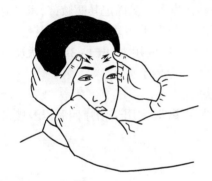
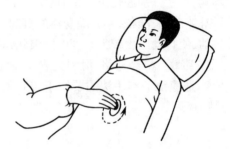

图6-25 拇指抹法   图6-26 多指抹法

(3)掌抹法的操作方法:以单手或双手掌面紧贴于施术部位,腕关节放松,以肘关节为支点,通过肘关节的主动屈伸动作,带动掌面做上下或左右、直线或弧形曲线的抹动。

3. 功效 舒经通络、开窍醒神、舒肝解郁。

4. 适应证 临床常用于治疗感冒、头痛头昏、失眠、面瘫、高血压以及肢体疼痛等病证。

三、振颤类手法

以较高频率的节律性交替刺激持续作用于人体,使受术部位产生震动感觉的手法称为振颤类手法。常用于结束手法,搓法常配伍使用。本类手法包括抖法、振法。

(一) 抖法

用双手或单手握住患者的上肢或下肢远端,静止用力做连续的小幅度的上下颤动,使肌肉、关节有轻松感,达到放松肌肉、关节目的的手法。

1. 分类及使用部位　根据抖动的部位不同分为抖上肢法、抖下肢法、抖腰法。

2. 操作方法

(1)抖上肢法:双手握住患者腕关节,牵引上肢向前方抬起 60°左右,通过前臂的强直性静止用力,使肢体产生小幅度的上下抖动,并使抖动所产生的抖动波似波浪般地传递到肩部(图 6-27);或以一手握住腕部,一手按其肩部,双手做对抗牵拉时,通过一手前臂的强直性静止用力,使肢体产生小幅度的上下抖动,并使抖动所产生的抖动波似波浪般地传递到肩部。

(2)抖下肢法:患者仰卧,术者用双手握住患者患肢的踝部或分别握住两踝部,将肢体牵拉的同时抬起,与床面成 30°角左右,然后做上下兼有内旋的连续抖动,使抖动从踝部经膝关节传至髋腰部(图 6-28)。

(3)抖腰法操作方法:患者俯卧,助手站在患者头侧固定其两腋部,术者站在脚侧,双手分别握住患者两踝部,两臂伸直,与助手相对用力,牵拉其腰部,然后身体前倾,准备抖动,随身体站直起立之势,瞬间用力,做 1~3 次较大幅度的抖动,使抖动产生较大幅度的波浪状运动,向上传至腰部。

3. 功效　舒经通络、滑利关节、活血祛瘀。

4. 适应证　本手法主要用于四肢关节和腰部,常用于治疗四肢以及腰部的疼痛疾患。

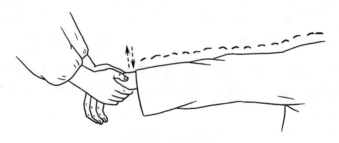

图 6-27　抖上肢法

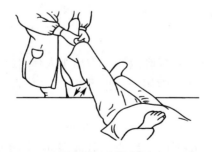

图 6-28　抖下肢法

（二）振法

将指端或手掌紧贴体表上，通过前臂和手部的肌肉强力地静止性用力，做持续性快速振动，使治疗部位产生高速振动的手法称为振法。

1. 分类及使用部位　根据着力部位的不同分为指振法、掌振法。指振法适用于头面、胸腹及全身各部腧穴，掌振法多用于胸腹部。

2. 操作方法

（1）指振法：以示指或中指指端垂直放于体表治疗部位，其余手指自然并拢，注意力集中于指端，通过前臂屈肌群和伸肌群交替的强直性静止用力，产生快速的振动，使受术部位产生温热感、松动感（图 6-29）。

（2）掌振法：以掌面紧贴于治疗部位，腕关节自然背伸，注意力集中于掌部，通过前臂屈肌群和伸肌群交替的强直性静止用力，产生快速的振动，使受术部位产生温热感、松动感（图 6-30）。

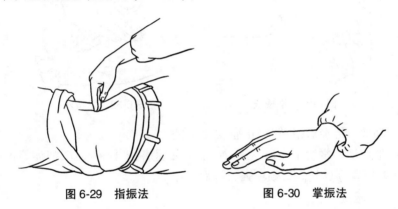

图 6-29　指振法　　　　　　　　图 6-30　掌振法

3. 功效　镇静安神、温中散寒、行气消积、升举阳气。

4. 适应证　该手法常用于治疗头痛、失眠、焦虑、消化不良、胃脘痛、胃下垂、咳嗽、气喘、胸闷不舒、痛经、月经不调、宫冷不孕等症。

四、挤压类手法

用指、掌、肘或肢体的其他部位按压或对称性地挤压体表的一类手法。按压类手法是用指、掌、肘或肢体的其他部位垂直用力按压体表的手法。其代表手法为按法，还包括点法、压法、拨法和踩跷法等；捏拿类手法是用指、掌对称性地挤捏体表或肢体的手法，此类手法包括捏法、拿法、捻法、拧法、挤法等。

（一）按法

用指、掌部着力于体表，用力由轻到重逐渐按压，按而留之的手法称为按法。

1. 分类及使用部位　根据着力面的不同，可分为指按法、掌按法。指按法可用于全身各处穴位,掌按法适用于面积大而平坦的部位。

2. 操作方法

（1）指按法:用拇指指峰、螺纹面或整个指腹按压在体表,其余四指自然伸直置于相应的位置,固定助力,腕关节屈曲 40°～60°,拇指垂直向下用力按压,用力从轻到重,到最大力时停顿片刻,渐减压力,再重复加压,使整个动作过程既平稳又富有节奏性(图 6-31)。

（2）掌按法:用双手或单手手掌掌面紧贴体表,手指自然伸直放于体表,腕关节背伸,肘关节微屈,上半身前倾,将上半身的重量渐通过肩、肘传至手掌面,垂直向下按压,用力方式同指按法(图 6-32)。

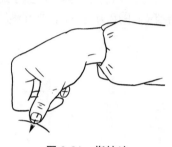 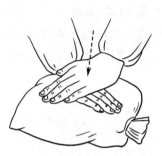

图 6-31　指按法　　　　图 6-32　掌按法

3. 功效　舒经通络、解痉止痛、温经散寒。

4. 适应证　常用于头痛、三叉神经痛、腰腿痛、坐骨神经痛、痹症等各种痛症和风寒感冒、风湿麻木、颈项强直等症。

（二）压法

用拇指螺纹面、掌面或肘关节尺骨鹰嘴部着力于治疗部位持续按压的手法称为压法。

1. 分类及使用部位　根据着力部位的不同,分为指压法、掌压法、肘压法。指压法可用于全身各处穴位,掌压法适用于面积大而平坦的部位,肘压法主要用于腰臀部等肌肉丰厚部位。

2. 操作方法

（1）指压法:用拇指指峰、螺纹面或整个指腹按压在体表,其余四指自然伸直置于相应的位置,固定助力,腕关节屈曲 40°～60°,拇指垂直向下用力持续按压。其手法形态同指按法。

（2）掌压法:用双手或单手手掌掌面紧贴体表,手指自然伸直放于体表,腕关节背伸,肘关节微屈,上半身前倾,将上半身的重量通过肩、肘渐传至手掌面,垂直向下持续按压,其手法形态同掌按法。

（3）肘压法:一手握拳,肘关节屈曲,用肘关节尺骨鹰嘴部的最高点着力于治疗部位,另一手握住该手的拳背面,手臂抬起帮助稳定肘关节,上半身前倾,将上半身的重量通过肩渐传至肘关节尺骨鹰嘴部,垂直向下持续按压(图 6-33)。

3. 功效　舒经通络、解痉止痛。

4. 适应证　指压法、掌压法与指按法、掌按法的作用和适应证相同;肘压法多用于治疗腰肌劳损、腰椎间盘突出以及顽固性腰腿痛等疾患。

(三) 点法

用指端、指间关节着力于患者体表,持续地向下进行点压的手法称为点法。

1. 分类及使用部位

根据着力面的不同,可分为指端点法、屈指点法。指端点法可用于全身各处穴位及痛点,屈指点法适用于背部及腰臀部腧穴。

2. 操作方法

(1)指端点法:用拇指或中指指端着力患处或穴位,其余手指自然屈曲握空拳,肩肘放松,上臂主动用力下压,通过肘、腕关节传导,使指端持续向下点。

(2)屈指点法:用拇指或示指、中指屈曲的近节指间关节背侧着力于操作部位,其余手指自然屈曲握实拳,肩肘放松,上臂主动用力下压,通过肘、腕关节传导,使指间关节屈曲面持续向下点压(图 6-34)。

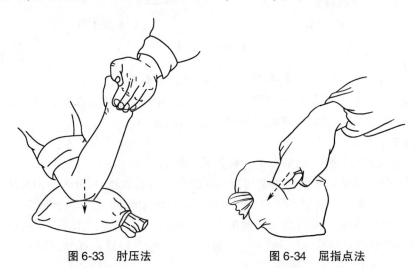

图 6-33　肘压法　　　　　　图 6-34　屈指点法

3. 功效　舒经活络、调经通气、活血化瘀、解痉止痛。

4. 适应证　常用于治疗各种痛症。如头痛、牙痛、颈痛、落枕、腰腿痛、胃脘痛等。

（四）捏法

以拇指和其他手指相对用力，在操作部位做有节律的、一紧一松的挤捏，并做匀速上下移动的手法称为捏法。

1. 分类及使用部位　根据拇指与其他手指配合的多寡分为：三指捏法、五指捏法。三指捏法适用于颈部、肩部，五指捏法适用于四肢、背部。

2. 操作方法　用拇指与示、中指的指面，或用拇指和其他手指的指面自然贴附在体表的两侧，相对用力挤捏，随即放松，再用力挤捏、放松，反复重复挤捏和放松动作，并循序匀速移动（图6-35）。

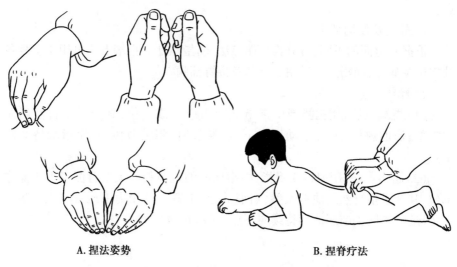

A. 捏法姿势　　　　　　　　　　B. 捏脊疗法

图 6-35　捏法

3. 功效　通经活络、行气活血、解痉止痛、消炎利肿。

4. 适应证　本手法刺激中等，轻重适中，常用于治疗疲劳性四肢酸痛、四肢关节疼痛、颈痛、水肿、脉管炎、骨折后期四肢肿胀等。

（五）拿法

用拇指和其余手指相对用力，提捏或揉捏肌肤的手法称为拿法。

1. 分类及使用部位　根据拇指与其配合手指的数目，可分为三指拿法、五指拿法。三指拿法适用于颈、肩部，五指拿法适用于头部、腰部及四肢部。

2. 操作方法　用拇指与其他手指相对用力，在挤捏肌肤的同时用腕关节的力量向上提起肌肤，继而放下，并用拇指和其他手指施以揉动，持续有节律地进行以上手法的重复操作（图6-36）。

3. 功效　舒经通络、解痉止痛、发散风寒、升举阳气、行气活血、消积导滞。

4. 适应证　该手法既有力又柔和，患者感觉轻松舒适，临床应用比较广泛。常用于治疗落枕、颈椎病、肩周炎、偏瘫、四肢酸痛、头痛身痛、发热恶寒、

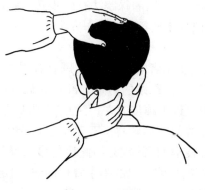

图 6-36 拿法

腹痛、腹胀、消化不良等症。

（六）捻法

用拇指和示指夹住患者的指、趾或肌腱等部位,做对称、快速的捻线状的搓揉,并上下往返移动的手法,称为捻法。

1. 操作方法 用拇指罗纹面与示指桡侧缘或罗纹面相对捏住施术部位,稍用力做对称的、快速的捻线状的搓揉动作,并做上下往返移动(图 6-37)。

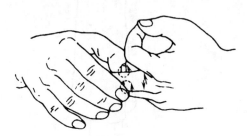

图 6-37 捻法

2. 功效 理筋通络、消肿止痛、活血祛瘀、滑利关节。

3. 适应证 本手法常用于手指间关节、足趾间关节及浅表肌肤、肌腱处,常作为上肢手法治疗的常规手法之一。如类风湿性关节炎、屈指肌腱腱鞘炎等。

（七）踩跷法

用单足或双足有节律性地踩踏施术部位,称之为踩跷。踩跷法临床应用广泛,踩踏的力量沉稳着实,可深入骨间及脏腑,且施术者因以身体的体重化为手法之力,所以省力并持久。但踩跷法危险度较高,要求准确地掌握适应证及熟练的脚法。传统的踩跷法是在胸部和下肢股部各垫 2~3 个枕头,使腰部悬空,然后在腰部进行踩踏。

1. 分类及使用部位　常用的踩蹻法有碎步式踩蹻法、弓步式踩蹻法及摇摆式踩蹻法。适用部位具体见各法的操作方法。

2. 操作方法

(1)碎步式踩蹻法:受术者采取俯卧位,踩蹻者用双手扶在固定的扶手上,通过双手来调节和控制向下踩踏的力量。准备好后,踩蹻者将双足平行踏于受术者腰骶部正中,双足以走蹿步的方式,脚尖靠脚后跟一起一落地节律性踩踏,身体的重心随双足的起落而转移。双足依次从腰骶部循脊柱向上踩踏到第7颈椎下缘,再循脊柱退回腰骶部,如此反复多次操作。在踩踏过程中,可作1~2次腰部弹压踩踏,即将双足踩踏于脊柱两侧,用足掌前部着力而足跟提起,身体随膝关节及踝关节的屈伸而一起一落,通过足前掌对腰部作一轻一重的按压,一次性连续弹压15次左右(图6-38)。

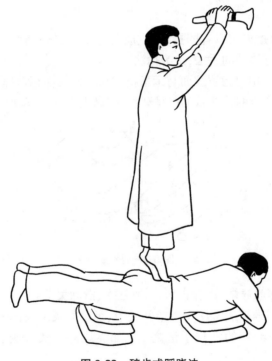

图6-38　碎步式踩蹻法

(2)弓步式踩蹻法:受术者采取俯卧位,踩蹻者准备动作同蹿步式踩蹻法,双足分踏于肩胛部和腰骶部,面部朝向受术者头部,两腿呈弓箭步姿势,一足横踏于腰骶部,与脊柱垂直;另一足踩于肩胛部的内侧,紧扣于一侧肩胛骨内侧缘,而足的内侧缘与脊柱平行。以腰为轴,通过身体节律性的前倾后移,将重心在两足间交替移动,前倾时重心落在前足,后移时重心落于后足,如此有节律性地一前一后地踩踏。亦可依此法将双足分踏于背部和腰部进行踩踏。

(3)摇摆式踩跷法:受术者采取俯卧位,踩跷者准备动作同蹲步式踩跷法,双足呈外八字分踏于双下肢的臀横纹处,身体重心有节律性持续左右摇摆,通过身体重心在双足间的交替移动,使两足进行连续地节律性踩踏,并循大腿后缘下移至腘窝部,再沿原路线返回臀部,如此反复操作多遍。

踩踏的力量、次数和时间:根据受术者的体质状况和病情灵活调节,在操作过程中,如患者难以忍受或不愿配合,应立即停止,不可勉强。

3. 功效　舒经通络、理筋整复、解痉止痛。

4. 适应证　该方法刺激强,具有省力、易持续、易渗透的特点,具有较强的作用力。常用于腰骶部、背部、肩胛部及下肢后侧肌肉较丰厚处,用于治疗脊柱疾病及某些内科杂症。

(八) 拨法

以手指端深按于治疗部位,进行单方向或往返的拨动的手法称之为拨法。又称为指拨法、拨络法等。该手法是临床常用的手法之一,其临床应用有"以痛为腧,不痛用力"的说法。

1. 分类及使用部位　根据着力指端的不同可分为拇指拨法、三指拨法。操作部位位于术者同侧时常用拇指拨法,操作部位在对侧时,则可用三指拨法。

2. 操作方法

(1)拇指拨法:五指自然伸直,腕关节自然屈曲,以拇指端着力于治疗部位,其余手指置于相应位置以固定和助力。拇指用力下压至一定的深度,使局部产生酸胀感时,再做与肌腱、韧带、肌纤维或经络成垂直方向的单向或来回拨动。若单手指力量不足时,亦可用双拇指重叠进行拨动。

(2)三指拨法:五指自然伸直,腕关节自然伸直,示指、中指和环指并拢,以其指端着力于治疗部位,下压至一定的深度,使局部产生酸胀感时,再做与肌腱、韧带、肌纤维或经络成垂直方向的单向或来回拨动。在颈部操作时,常用两手相向对称用力下压拨动。

3. 功效　解痉止痛、松解粘连、活血祛瘀。

4. 适应证　该手法刺激较强,着力面积小,可在全身多处应用,尤多用于阿是穴。常用于治疗各种伤筋疾病,如颈椎病、肩周炎、腰肌劳损等。

(九) 拧法

用手指捏住皮肤进行急速的一拉一放的手法称为拧法。是广泛流传于民间的一种推拿手法,又称"挤拧疗法",常和挤法同用,亦有称为"扯法""揪法"

"扯痧""提痧"等。

1. 操作方法　用拇指的螺纹面和屈曲的示指桡侧面或屈曲的中指和示指,张开如钳形,挟住受术部位的皮肤,拧紧扯拉又迅速放开,如此反复操作,可闻及"嗒嗒"声。

2. 功效　发散解表、退热止痛、健脾和胃、清暑解郁。

3. 适应证　拧法常适用于治疗中暑、外感风寒、音哑和晕车晕船、恶心呕吐、脾胃欠佳等症。

(十) 挤法

用单手指端或双手指端、手掌在受术部位进行相对挤压的一种手法称为挤法。

1. 分类及使用部位　根据着力部位和施术部位所需作用力的不同分为指与指对挤法、掌与掌对挤法、指与骨对挤法。指与指对挤法适用于局部皮肤和肌腱处,掌与掌对挤法多用于胸背、四肢主干等处,指与骨对挤法多用于骨骼突出处的筋结。

2. 操作方法

(1)指与指对挤法:受术者坐位或卧位,术者单手或双手拇指与示指的罗纹面或指端置于皮肤或筋结处,将皮肤或筋结挤按着实,然后两指对称性用力向中央挤按。

(2)掌与掌对挤法:受术者坐位或卧位,术者双手掌心相对,着力于受术部位,进行一紧一松的相对挤压,并随一定的路线上下移动。

(3)指与骨对挤法:受术者坐位或卧位,术者单手或双手拇指与示指的罗纹面或指端置于筋结处,将筋结固定于骨面处,用指端或罗纹面与患者骨骼相对挤压,以挤破筋结。

3. 功效　疏经通络、活血化瘀、消肿止痛、理筋整复。

4. 适应证　该手法常用于治疗头晕头痛、风寒外感、肢体麻木、关节酸痛、腱鞘囊肿等病症。

五、叩击类手法

用手掌、拳背、手指或特制的器械叩击体表的手法为叩击类手法。本类手法包括拍法、击法、叩法、弹法等手法。

(一) 拍法

五指并拢,用虚掌拍击体表的手法,称为拍法。拍法可单手操作,也可双手同时操作。

1. 操作方法　五指自然并拢,掌指关节自然微屈,使掌心空虚,沉肩,垂肘,腕关节放松,肘关节主动屈伸运动,带动虚掌有弹性、有节奏平稳地拍击施术部位(图6-39)。用双掌操作时,以双掌一起一落交替拍击施术部位。

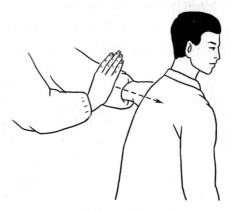

图 6-39　拍法

2. 功效　活血化瘀、解痉止痛、益气升阳。

3. 适应证　常用于肩背部、腰骶部和下肢后侧,用于治疗各种痛症、肢体麻木、感觉减退等症。

(二)击法

用拳背、掌根、掌侧小鱼际、指尖或桑枝棒击打体表一定部位,称为击法。

1. 分类及使用部位　根据接触体表的部位或使用器械可分为:拳击法、掌击法、侧击法、指尖击法、桑枝棒击法。拳击法多用于颈背部;掌击法适用于脊柱及臀部、下肢后侧;侧击法多用于四肢部、肩颈部,指尖击法适用于头顶;桑枝棒击法多用于肩胛区、腰臀部及下肢后侧。

2. 操作方法

(1)拳击法:握拳,腕关节稍背屈,不可屈伸,前臂外旋,通过肘关节的屈伸使拳背有节律地平击在施治部位(图6-40)。

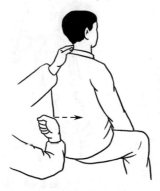

图 6-40　拳击法

（2）掌击法：五指微屈，手指自然分开，背伸腕关节，以掌根着力，通过肘关节的屈伸使掌根有节律地击打在施治部位（图6-41）。

（3）侧击法：五指自然并拢，掌指部伸直，腕关节伸直稍桡偏，通过肘关节的屈伸使单手或双手小鱼际部有节律地击打在施治部位（图6-42）。

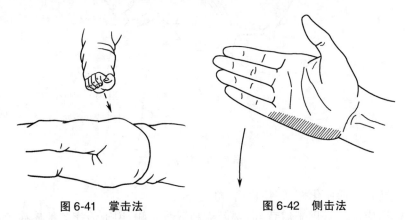

图6-41　掌击法　　　　　　　　　　图6-42　侧击法

（4）指尖击法：拇指伸直，其余四指自然分开屈曲，腕关节放松，通过前臂的主动运动带动腕关节的屈伸，以使四指尖有节律地击打在施治部位（图6-43）。

（5）桑枝棒击法：手握桑枝棒一端，通过前臂的主动运动，带动腕关节的反复屈伸，使棒有节律地击打在施治部位（图6-44）。

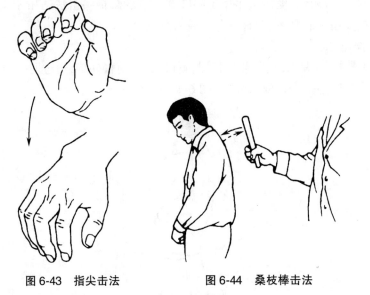

图6-43　指尖击法　　　　　　图6-44　桑枝棒击法

3. 功效　疏经通络、活血祛瘀、行气止痛。

4. 适应证　常用于颈椎病、四肢痹痛、腰椎间盘突出症、偏瘫、截瘫等疾病的治疗。

（三）叩法

以小指尺侧或空拳的尺侧缘叩击体表的手法，称为叩法。叩法刺激程度较击法为轻，有"轻击为叩"的说法，可类同于击法范畴。

1. 分类及使用部位　常可分为佛手掌叩法、屈拳叩法，两种叩法没有严格的部位操作差别。屈拳叩法多用于头顶部，而佛手掌叩法可以全身操作。

2. 操作方法

（1）佛手掌叩法操作方法：双手并拢，十指自然分开，两手手指自然紧贴，掌心空虚，两腕关节背伸，呈拜佛状，指、掌、腕关节放松，前臂主动旋转，使小指尺侧节律性叩击体表，若操作正确，常可发出"嗒嗒"声响。

（2）屈拳叩法操作方法：手握空拳，四指在外包绕在内的拇指，手指及腕关节放松，通过肘关节的主动屈伸，使拳的小鱼际部和小指部节律性地叩击施治部位，操作正确，常可发出"嗒嗒"声响。

3. 功效　行气活血、疏经通络、镇静安神、醒脑开窍。

4. 适应证　常用于治疗头痛、头晕、四肢肌肉疲劳、肩背疼痛等症。

（四）弹法

用指端背侧着力在施治部位施以弹动的手法，称为弹法。

1. 操作方法　用拇指指腹抵住中、示指背侧相对用力，用指的驱动爆发力驳开中指或示指，使示指或中指指甲突然着力于患者体表，一弹即收，着力平稳（图 6-45）。

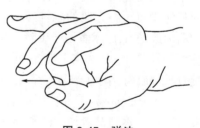

图 6-45　弹法

2. 功效　疏经通络、祛风散寒、调和气血。

3. 适应证　本手法可适用于全身各部，尤以头面、颈项部最为常用，用于治疗头痛、项强、呃逆上气等症。

第五节　常见病证推拿

将推拿手法用于治疗各科病证已有数千年的历史，传统"经络学说"在指导推拿手法治疗各种病证方面仍发挥着重要作用，而新的理论假说如"生物全息律学说""反射区学说"丰富了推拿治疗的理论基础，使更多的人了解到推拿治疗疾病的科学性。推拿治疗常见病证力求以最小的力，用最简单的方法，使患者痛苦最小,疗效最好,疗程最短。本节重点介绍推拿治疗落枕、头痛、失眠、便秘、胃脘痛、呃逆等病证。

一、落枕

(一) 概述

落枕是指颈项部肌肉因劳累、扭闪、受寒等原因引起的以颈项强痛为主的病证。落枕又称"失枕",是颈部软组织常见损伤之一。发病轻者2~3天自愈,重者疼痛、活动明显受限,可延至数周不愈。

(二) 治疗

1. 治疗原则 舒筋活血,温经通络,理筋整复。

2. 推拿治疗

(1)手法:㨰法、按法、拿法、揉法、弹拨法、擦法等。

(2)取穴:阿是穴、风池、风府、颈夹脊穴、天宗、肩井、落枕穴、承山。

(3)基本操作:①患者采取坐位,术者用轻柔的拿捏法和揉法施于患侧颈部2~3min,然后㨰颈项及肩背部2~3min,以缓解肌肉的紧张痉挛,接着做颈部轻微的屈伸和侧屈运动。再拿颈项及肩臂部肌肉,使之放松;②拇指按揉阿是穴及风府、天宗等穴,每穴1min;拿风池、颈夹脊穴、肩井等穴3~5min;随后双手拇指可点按落枕、承山穴,边点按边嘱患者活动头颈部;揉患者胸锁乳突肌后缘中点至斜方肌的副神经,并弹拨肌痉挛处,以解痉止痛,松解粘连;③颈部肌肉放松后,施术者站于患者身后,双手拇指抵风池穴,示指、中指略分开,托住下颌骨,缓慢、稳力向上端提,同时做缓慢的屈伸和旋转运动3~5次;④拿揉患侧颈项部肌肉,小鱼际叩肩背部,最后可在局部肌肉痉挛处加用擦法和热敷法。

(4)辨证加减:①外伤引起者加擦法和湿热敷;②风寒引起者拿风池、肩井、曲池穴,疼痛甚者加擦法和湿热敷;③肾虚引起者用一指禅推法推风池、风府、大椎、合谷,拿肩井,按揉肾俞穴,加擦腰部。

(三) 注意事项

1. 睡眠时枕头高低适宜,不宜睡高枕、硬枕;天冷时颈部宜保暖,避免外感风寒之邪;平时加强颈部功能锻炼,避免肌肉过度疲劳。

2. 疼痛甚者(颈项不敢转动者)可先按揉患侧天宗、手三里、后溪等穴2~3min,并嘱患者轻缓转动颈部,当疼痛稍减后,再用上述方法治疗。

3. 推拿治疗该病手法要轻快柔和,颈部被动运动幅度要由小到大,缓慢进行。

二、头痛

(一) 概述

头痛通常是指局限于头的上半部分,包括眉弓、耳轮上缘和枕外隆突连线以上部位的疼痛,为临床常见的症状。头痛可单独出现,也可兼见于各种急、慢性疾病中。其中,外感头痛、颈源性头痛、偏头痛、内伤头痛等适合推拿手法治疗。

(二) 治疗

1. 治疗原则　疏经通络,活血化瘀,解痉止痛。

2. 推拿治疗

(1)手法:一指禅推法、按法、拿法、击法等。

(2)取穴:印堂、头维、太阳、百会、四神聪、风池、风府、天柱、肩井、大椎。

(3)基本操作:①患者采取仰卧位,术者用一指禅推法从印堂开始向上沿前额发际至头维、太阳穴,往返 3~4 遍,配合点按印堂、太阳、百会、四神聪等穴;然后患者采取坐位,术者用五指拿法从头顶至风池穴,改用三指拿法,拿颈项至大椎穴,往返 4~5 次;最后用指尖击前额部至头顶部,反复 3~6 遍;②患者采取俯卧位,术者用一指禅推法沿项部两侧膀胱经上下往返治疗 3~4min,配合按风池、风府、天柱等穴;再拿两侧风池,沿颈项两侧膀胱经自上而下操作 4~5 遍;③患者正坐,术者立其后,双手提拿肩井穴及周围大筋,反复 5~10 次。

(4)辨证加减:①颈源性头痛可在颈项、肩及上背部的阿是穴处施以指揉、指拨、指推法 3~5min;②偏头痛除在太阳、头维穴区行一指禅推法外,可以较重力量按揉风池穴 3~5min;③外感头痛可重点按揉肺俞、风门,拿肩井 30 次,风寒头痛可用小鱼际擦法直擦背部两侧膀胱经,以透热为度;风热头痛可按拿曲池、合谷穴,以酸胀为度,拍击两侧膀胱经,以皮肤微红为度;暑湿头痛除用治疗风热头痛的方法外,可提捏印堂及项部皮肤,以皮肤微红为度;④肝阳头痛可按揉肝俞、阳陵泉、太冲、行间,每穴约 1min;推桥弓 30 次左右,两侧交替进行;⑤血虚头痛按揉中脘、气海、关元、足三里、三阴交、膈俞,每穴约 1min;擦背部督脉,以透热为度;⑥痰浊头痛用一指禅推法推中脘、天枢穴,每穴约 2min;按揉脾俞、胃俞、足三里、丰隆,每穴约 1min;⑦肾虚头痛按揉肾俞、命门、腰阳关、气海、关元、太溪,每穴 1~2min;擦背部督脉、腰骶部,以透热为度;⑧瘀血头痛分抹前额 1~2min;按揉攒竹、太阳,每穴 1~2min;按揉合谷、血海、太冲,每穴约 1min;擦前额部,以透热为度。

(三) 注意事项

1. 头痛原因较为复杂,在做推拿治疗前需审证求因,辨证论治,积极治疗原发病,避免延误病情。

2. 头部推拿时手法应轻柔,避免使用暴力和蛮力,以免造成医源性损伤。

3. 头痛患者需避免过度劳累,饮食宜清淡并保持心情舒畅。

三、失眠

(一) 概述

失眠是指以经常不能获得正常睡眠为特征的一种病证,又称不寐。轻者难以入眠,或睡中易醒,醒后不能再寐,或时寐时醒;重者彻夜不能入眠。本病可以单独出现,也可以头痛、健忘、眩晕、心悸等同时出现。

(二) 治疗

1. 治疗原则　宁心安神,虚证辅以滋阴养血,实证辅以清热和胃。

2. 推拿治疗

(1)手法:一指禅推法、按法、拿法、揉法、抹法、擦法、击法等。

(2)取穴:印堂、神庭、攒竹、睛明、太阳、百会、四神聪、风池、安眠穴、迎香、神门、三阴交、心俞、肝俞、脾俞、胃俞、肾俞、命门、华佗夹脊穴等。

(3)基本操作:①患者采取仰卧位,术者以一指禅推法或鱼际揉法,从印堂向上至神庭,往返5~6次,再从印堂沿两侧眉弓至太阳穴往返5~6次,再从印堂沿鼻两侧向下经迎香沿颧骨至两耳前,往返2~3次,治疗时可重点点按印堂、神庭、攒竹、睛明、太阳穴;②分抹前额3~5次;③患者采取坐位,术者以五指拿法从头顶开始,拿到枕骨下部改用三指拿法,并配合拿风池2~3min,拿后对按风池1min;④点按百会、四神聪、安眠、三阴交、神门穴,用指尖击前额部至头顶部,反复3~6遍;⑤患者采取俯卧位,术者用擦法沿脊柱两侧华佗夹脊穴操作,并配合揉、点按心俞、肝俞、脾俞、胃俞、肾俞、命门等穴5min。

(4)辨证加减:①阴虚火旺者分别推两侧桥弓穴20~30次;掌擦法先擦肾俞、命门穴,再擦两侧涌泉穴,以透热为度;②心脾两虚者按揉神门、天枢、足三里,每穴1~2min;擦背部督脉,以透热为度;③肝郁化火者按揉肝俞、胆俞、太冲、章门,每穴1~2min,搓两胁,由上而下,1~2min;④痰热内扰者按揉神门、内关、丰隆、足三里,每穴1~2min。

(三) 注意事项

1. 养成良好的生活习惯,多参加体育锻炼。

2. 消除思想顾虑,避免情绪激动。

3. 若可能,推拿治疗时间尽量选择晚上睡前,效果更佳。

四、便秘

(一) 概述

便秘是指大便秘结不通,排便间隔时间延长,或虽有便意但粪便干燥、艰涩难解的一种病证。可单独出现,也可见于多种病证中。

(二) 治疗

1. 治疗原则　和肠通便为总则,胃肠燥热者宜佐以清热降浊;气血亏虚者宜佐以补益气血;气机郁滞者宜佐以疏肝理气;阴寒凝结者宜佐以温中散寒。

2. 推拿治疗

(1)手法:一指禅推法、擦法、按法、揉法、摩法等。

（2）取穴：中脘、天枢、关元、肺俞、脾俞、胃俞、三焦俞、肾俞、八髎、长强、足三里。

（3）基本操作：①患者采取仰卧位，术者以一指禅推法在患者中脘、天枢、关元穴治疗，每穴1~2min；②顺着肠蠕动的方向用掌摩法摩腹，约5min；③患者采取俯卧位，术者用一指禅推法或𢪛法沿脊柱两侧从肺俞开始向下，沿脾俞、胃俞、三焦俞、肾俞直到八髎穴，往返治疗，时间约为5min，并按揉上述穴位及长强、足三里。

（4）辨证加减：①胃肠燥热者可直擦八髎穴，以透热为度，按揉合谷、曲池、支沟、足三里、大肠俞，以酸胀为度；②气血亏虚者宜横擦胸上部，直擦背部及腰骶部，均以透热为度，接着按揉足三里、三阴交、曲池、支沟、搓涌泉穴各1min；③气机郁滞者宜按揉胸腹部的膻中、章门、中府等穴，以及背部的肺俞、肝俞，指按太冲、行间各1min；横擦胸上部，斜擦两胁，均以透热为度；④阴寒凝结者宜横擦脘腹部和腰骶部，直擦背部督脉，均以透热为度。

（三）注意事项

1. 养成定时排便的习惯。
2. 晨起可空腹饮用一杯淡盐水，并保证每天有足够的饮水量。
3. 平时多吃水果、蔬菜，适当增加运动。

第六节 小儿推拿

一、概述

小儿推拿是根据小儿的生理病理特点，研究在其体表特定的穴位或部位施以手法，以防治疾病、助长益智的一种外治疗法，是一门独具特色的中医临床学科。

小儿推拿学具有自身系统的理论体系和临床宝贵经验，是千百年来我国历代医家长期临床实践中不断积累和总结的结果，它对我国小儿的健康做出了突出的贡献。

（一）概念

小儿推拿是以中医理论为指导，应用手法作用于小儿机体的部位与穴位，以调整脏腑、经络、气血功能，从而达到防病治病目的的一种外治方法。

（二）特点

小儿推拿疗法属于中医传统疗法，具有疗效显著、无副作用的特点，由于小儿发病以外感病和饮食内伤居多，临证以阳证、实证、热证为多，因此在推拿治疗上常以解表（推攒竹、推坎宫、推太阳、拿风池等）清热（清天河水、推脊等）、消导（推脾经、揉板门、揉中脘、揉天枢等）为多。小儿推拿的穴位除常用的少数经穴、奇穴外，多数穴位为小儿特定穴位，除点状穴位外，还有线状和面状之不同。

（三）操作顺序

小儿推拿操作顺序一般有三种方法，可根据临床情况灵活应用。一是先推头面部穴位，依次推上肢、胸腹、腰背、下肢部穴位。二是先推主穴、后推配穴。三是先推配穴、后推主穴（如捏脊等）。不论采取哪种方法，无论主穴、配穴，都应该先运用轻柔手法（如揉、摩、运、推等），而掐、拿、捏等强刺激手法，应最后操作，以免引起患儿哭闹，影响操作进行和治疗效果。

（四）注意事项

1. 小儿脏腑娇嫩，形气未充，肌肤柔弱，手法要求轻柔深透，适达病所而止，因此要很好地进行手法的练习。

2. 治疗时应配合推拿介质，如滑石粉等，其目的是润滑皮肤、防止擦破皮肤，又可提高治疗效果。

3. 小儿推拿手法常和具体穴位结合在一起，如补脾经、捏脊、运内八卦、推三关等。

4. 上肢部穴位习惯只推一侧，无男女之分。其他部位的双侧穴位，两侧均可治疗。

5. 最佳的小儿推拿时间宜在饭后 1 小时进行。应根据患儿年龄大小、病情轻重、体质强弱及手法的特性而定，一般不超过 20min。亦可根据病情灵活掌握，通常每日治疗 1 次，高热等急性病可每日治疗 2 次。

6. 推拿时应注意小儿体位，应以小儿舒适为宜，既能消除小儿恐惧感，又便于临床操作。

7. 对于惊厥的患儿，经治疗施术后，如症状仍不减轻，应注意保持其侧卧位，保持呼吸道通畅，防止窒息，并及时请有关科室会诊，以免贻误病情。

（五）手法补泻

"虚者补之，实者泻之"是推拿治疗的基本法则，小儿推拿更需注重手法补泻。

1. **轻重补泻法** 轻重是指操作者在患儿体表穴位操作时用力的大小而言。轻手法操作为补法，重手法操作为泻法。临床实践表明，推拿对调节脏腑机体功能确实有很大的作用。轻手法作用于特定的部位与穴位，有促进胃肠蠕动、健脾和胃、疏通经络、促进气血运行等作用；重手法作用于机体穴位，具有一定抑制机体亢进的作用。

2. **快慢补泻法** 快慢是指操作者运用手法在患儿体表穴位上操作的速度，即频率。一般而言，手法操作频率快为泻法，反之为补法。现代研究表明，速度快的手法作用于局部穴位,能加快血液、淋巴液的循环,起到活血化瘀的作用,使瘀血、水肿迅速消散,是为泻法;慢而柔和的手法,有激发正气、强壮身体的作用,是为补法。

3. 方向补泻法 此种补泻主要用于小儿手部穴位与腹部穴位。

(1)手部特定穴位补泻:一般而言,在手部穴位上做向心性方向直推为补;离心性方向直推为泻。如心经、肝经、脾经、肺经、大肠经、小肠经等。向指根(向心性)方向直推为补法;向指尖(离心性)方向为泻法,唯肾经相反。目前方向补泻逐渐被淡化,如湘西小儿推拿旋推为补,直推向上为泻。

(2)腹部穴位补泻:在小儿或成人腹部操作时,如摩腹、揉脐,以患者自身为准,自左摩、揉为补法,自右摩、揉为泻法。

4. 经络补泻法 又称迎随补泻法或顺逆补泻法,是指随(顺)其经络走行方向操作为补法;迎(逆)其经络走行方向为泻法。如脊柱位于督脉经,大椎至尾椎连线即是。用捏法由尾椎捏至大椎顺其经络施术为补法,主治先后天不足的一切虚弱病证;逆其经络由上而下推之为泻法,主治发热等实证。

5. 次数补泻法 是指操作者运用手法在穴位上操作次数的多少,它是衡量手法补泻的有效治疗量。一般而言,次数多、时间长而轻柔的手法为补法;次数少、时间短而较重的手法为泻法。一般 1 岁左右的患儿,推法、揉法在一个穴位推拿 300 次左右,根据年龄和病情而酌情增减。

6. 平补平泻法 是指患儿虚实不明显或平素小儿保健时常用的一种方法。常用于手部和腹部穴位。手部穴位平补平泻法,是指操作者用推法在患儿手部穴位来回推之;腹部穴位平补平泻法,是指用摩法于患儿腹、脐穴顺时针及逆时针各揉、摩半数的一种操作。

二、常用手法

小儿推拿手法与成人手法有所不同,如有的手法名称虽与成人推拿一样,在具体操作要求上却完全不同(如推法、捏法等),有些手法只用于小儿,而不用于成人(如运法等)。小儿推拿疗法的对象一般是 6 岁以下的小儿,尤其适用于 3 岁以下的婴幼儿。一般 1 岁左右的患儿,在一个穴位推拿 300 次左右,根据年龄和病情而酌情增减。需上百次的推拿手法一般是推法、揉法、抹法、运法而言,而只需 3~5 次的推拿手法多指刺激性较重的掐、捏、拿法等。

(一)推法

以拇指或示指、中指的螺纹面着力,附着在患儿体表一定的穴位或部位上,做单方向的直线或环旋移动,称为推法。临床上根据操作方向的不同,可分为直推法、旋推法、分推法、合推法。

【操作要领】

1. 直推法 以一手捏持患儿肢体,使被操作的部位或穴位向上;另一手拇指自然伸直,以螺纹面或其桡侧缘着力,或示指、中指伸直,以螺纹面着力,用腕部发力,带动着力部分做单方向的直线推动。操作时宜做直线推动,不宜歪斜,同时配用适当介质。频率为每分钟 250 次左右(图 6-46)。

2. 旋推法 以拇指螺纹面着力于一定的穴位上,拇指主动运动,带动着力部分做顺时针方向的环旋移动,仅在皮肤表面推动,不得带动皮下组织。要求动作协调,均匀柔和,速度较直推法稍缓慢。频率为每分钟 200 次左右(图 6-47)。

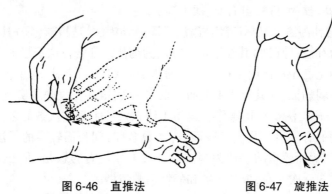

图 6-46 直推法　　　　　　图 6-47 旋推法

3. 分推法 以双手拇指螺纹面或其桡侧缘,或用双掌着力,稍用力附着在患儿所需治疗的穴位或部位上,用腕部或前臂发力,带动着力部分自穴位或部位的中间向两旁做直线或弧线推动。两手用力要均匀一致,用力切勿忽大忽小。一般可连续分推 20~50 次(图 6-48)。

4. 合推法 合推法是与分推法相对而言。以双手拇指螺纹面或双掌着力,稍用力附着在患儿所需治疗的穴位或部位的两旁,用腕部或前臂发力,带动着力部分自两旁向中间做相对方向的直线或弧线推动。动作幅度宜较小,不要使皮肤向中间起皱,本法又称合法或和法(图 6-49)。

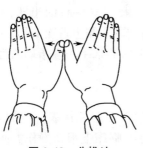
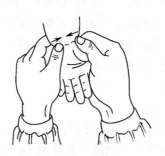

图 6-48 分推法　　　　　　图 6-49 合推法

【适用部位】直推法适用于小儿推拿特定穴中的线状穴位和五经穴，多用于头面部、四肢部、脊柱部；旋推法主要用于手部五经穴；分推法适用于头面部、胸腹部、腕掌部及肩胛部等；合推法适用于头面部、胸腹部、腕掌部。

（二）揉法

以手指的指端或螺纹面、手掌大鱼际、掌根着力，吸定于一定的治疗部位或穴位上，做轻柔和缓的顺时针或逆时针方向的环旋运动，并带动该处的皮下组织一起揉动，称为揉法。揉法是小儿推拿的常用手法之一，根据着力部分的不同，可分为指揉法、鱼际揉法、掌根揉法三种。

【操作要领】同成人推拿手法的揉法要领，腕部放松，紧贴体表，带动皮下肌肉组织，但动作宜轻柔。

【适用部位】拇指与中指揉法适用于全身各部位或穴位；示指、中指揉法适用于肺俞、脾俞、胃俞、肾俞等穴位；三指揉法适用于胸锁乳突肌及脐、双侧天枢穴处。鱼际揉法适用于头面部、胸腹部、胁肋部、四肢部。掌根揉法适用于腰背部、腹部及四肢部。

（三）按法

以拇指或中指的指端或螺纹面，或掌面(掌跟)着力，附着在一定的穴位或部位上，逐渐用力向下按压，按而留之或一压一放地持续进行，称为按法。根据着力部位不同分为指按法和掌按法。

【操作要领】同成人推拿手法的按法，但力度应稍小。

【适用部位】指按法适用于全身各部的经络和穴位。掌按法适用于面积大而又较为平坦的部位，如胸腹部、腰背部等。

（四）摩法

以示指、中指、环指、小指的指面或掌面着力，附着在患儿体表一定的部位或穴位上，做环形而有节奏的抚摩运动，称为摩法。分为指摩法和掌摩法。

【操作要领】同成人推拿手法的摩法，动作要和缓协调，用力轻柔、均匀。

【适用部位】主要适用于头面部、胸腹部的面状穴位。

（五）拿法

用拇指与示、中指，或拇指与其余四指相对用力，在一定部位或穴位上进行有规律的提捏动作，称拿法。用于穴位时，一般拿3~5下，用于肩颈、四肢部时，一般操作1~2min。

【操作要领】沉肩、垂肘、朝后上方拿起；同时或交替拿起，快拿快放，节奏感强。

【适用部位】颈项、肩、四肢部位。

（六）掐法

以拇指指甲着力于患儿的一定穴位或部位向下按压,称为掐法,又称"切法""爪法""指针法"。

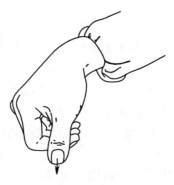

图 6-50　掐法

【操作要领】操作者手握空拳,拇指伸直,指腹紧贴在示指中节桡侧缘,以拇指指甲着力,吸定在患儿需要治疗的穴位或部位上,逐渐用力进行切掐。操作时,应垂直用力切掐,可持续用力,也可间歇性用力以增强刺激,取穴宜准。掐法是强刺激手法之一,不宜反复长时间应用,更不能掐破皮肤(图 6-50)。掐后常继用揉法,以缓和刺激,减轻局部的疼痛或不适感。

【适用部位】适用于头面部和手足部的点状穴位。

（七）捏法(捏脊法)

以单手或双手的拇指与示、中两指或拇指与 4 指的指面做对称性着力,夹持住患儿的肌肤或肢体,相对用力挤压并一紧一松逐渐移动,称为捏法。在小儿推拿中主要用于脊柱,故又称捏脊法。

【操作要领】患儿取俯卧位,被捏部位裸露,操作者双手呈半握拳状,拳心向下,拳眼相对,用两拇指指面的前 1/3 处或指面的桡侧缘着力,吸定并顶住患儿龟尾穴旁的肌肤,示指、中指的指面前按,拇指、示指、中指 3 指同时用力将该处的皮肤夹持住并稍提起,然后双手交替用力,自下而上,一紧一松地挤压,向前移动至大椎穴处。操作时,可捏三下提拿一下,称之为"捏三提一法"。操作者肩、肘关节要放松,腕指关节的活动要灵活、协调;操作时间的长短和手法强度的轻重及挤捏面积的大小要适中,用力要均匀;挤压向前推进移动时,需做直线移动,不可歪斜;操作时既要有节律性,又要有连贯性(图 6-51)。

【适用部位】脊柱两侧(沿膀胱经)。

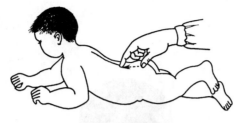

图 6-51　捏脊法

（八）运法

以拇指螺纹面或示指、中指的螺纹面在患儿体表做环形或弧形推动,称为运法。

【操作要领】以一手托握住患儿手臂,使被操作的部位或穴位平坦向上,另一手以拇指或示指、中指的螺纹面着力,轻附着在治疗部位或穴位上,做由此穴向彼穴的弧形运动;或在穴周做周而复始的环形运动。每分钟操作 60～120 次。手法宜轻不宜重,宜缓不宜急,要在体表旋绕摩擦推动,不带动深层肌肉组织。为小儿推拿手法中最轻的一种(图 6-52)。

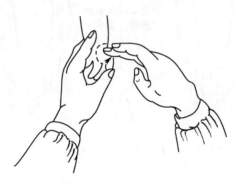

图 6-52　运法

【适用部位】多用于弧线形穴位或圆形面状穴位。

三、常用的特定穴

小儿推拿穴位除了包含十四经穴、经外奇穴、经验穴、阿是穴之外,还有相当部分穴位是小儿特有的,称为小儿推拿特定穴。小儿推拿特定穴不同于经络理论中的特定穴位,具有以下特点:形态上不仅具有点状,还有线状和面状之分;大多数分布在头面和四肢部位,尤其以两手分布最多,正所谓"小儿百脉汇于两掌"。小儿推拿穴位呈面状分布为多,操作特点是直接作用于皮肤,因此与十二皮部的关系密切。下面介绍 32 个小儿推拿常用的特定穴(图 6-53)。

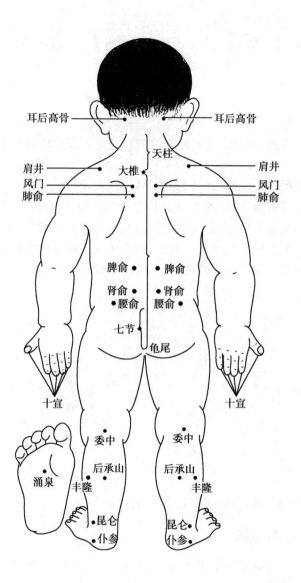

耳后高骨　　　　　　　　　　　　　耳后高骨

天柱

肩井　　　　大椎　　　　　　　肩井
风门　　　　　　　　　　　　　风门
肺俞　　　　　　　　　　　　　肺俞

脾俞　　　脾俞

肾俞　　　肾俞
腰俞　　　腰俞

七节

龟尾

十宣　　　　　　　　　　　　　　十宣

委中　　　　委中

后承山　　　后承山
涌泉　　丰隆　　　　　　丰隆

昆仑　　　昆仑
仆参　　　仆参

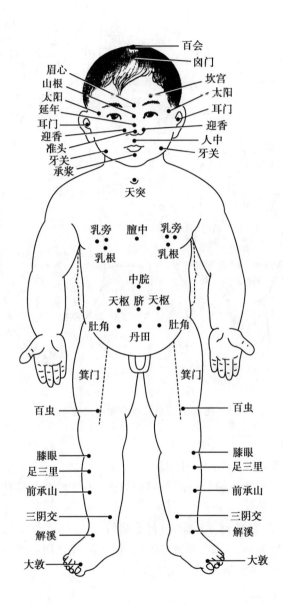

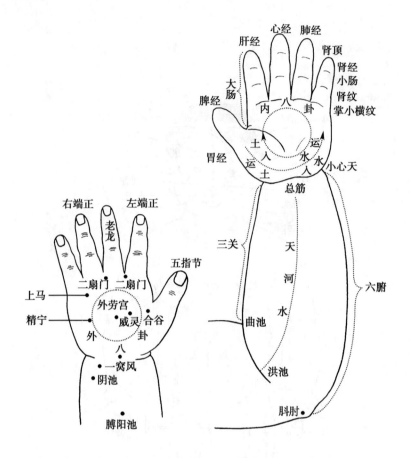

图 6-53 小儿推拿常用穴位

（一）坎宫

【**定位**】自眉心至眉梢成一横线。

【**操作**】用两拇指自眉心向两侧眉梢分推 30~50 次,称推坎宫,亦称"分推阴阳"(图 6-54)。

【**主治**】感冒、发热、头痛、惊风、目赤痛等。

【**应用**】外感发热、头痛,多与开天门、揉太阳等合用;若治疗目赤痛,多与清肝经、揉小天心、清天河水等同用。

（二）攒竹（天门）

【**定位**】两眉中点至前发际成一直线。

【**操作**】用两拇指自下而上交替直推 30~50 次,称推攒竹,又称开天门(图 6-55)。

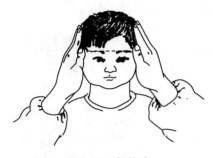

图 6-54　推坎宫

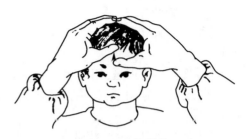

图 6-55　推攒竹

【主治】感冒发热、头痛、精神萎靡、惊惕不安等。

【应用】外感发热、头痛等症,多与推太阳、推坎宫等合用;若惊惕不安、烦躁不宁,多与清肝经、按揉百会等配伍应用。

（三）耳后高骨

【定位】耳后入发际,乳突后缘高骨下凹陷中。

【操作】用两拇指或中指端按揉 30~50 次,称揉耳后高骨;或用两拇指运推,运 30~50 次,称运高骨（图 6-56）。

【主治】感冒、头痛、惊风、烦躁不安等。

【应用】用于治疗感冒,多与推攒竹、推坎宫、揉太阳等合用。

（四）天柱骨

【定位】颈后发际正中至大椎穴成一直线。

【操作】用拇指或示指、中指两指指面,自上向下直推 100~300 次,称推天柱骨（图 6-57）。亦可用汤匙边蘸水自上向下刮,刮至皮下轻度瘀血即可,称刮天柱骨。

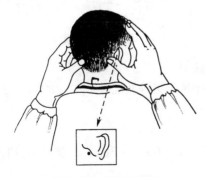

图 6-56　揉耳后高骨

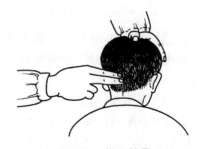

图 6-57　推天柱骨

【主治】发热、呕吐、颈项痛等。

【应用】治疗呕吐多与横纹推向板门、揉中脘等合用;治疗外感发热、颈项强痛等多与拿风池、掐揉二扇门等同用;用刮法亦可治暑热发痧等症。

（五）胁肋

【定位】从腋下两胁至两髂前上棘(天枢穴水平处)。

【操作】小儿正坐,用两手掌自两胁下搓摩至髂前上棘处,称搓摩胁肋,又称按弦走搓摩。搓摩50~100次(图6-58)。

【主治】胸闷、胁痛、痰喘气急、疳积等。

【应用】用于治疗小儿食积、痰壅气逆所致的胸闷、腹胀、气喘等。

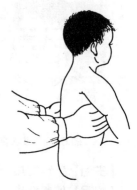

图6-58　搓摩胁肋

（六）腹

【定位】腹部。

【操作】有摩腹与分推腹阴阳之分。用两拇指指端沿肋弓角边缘或自中脘至脐,向两旁分推100~200次,称分推腹阴阳(图6-59)。用掌面或四指摩腹5min,称摩腹(图6-60)。逆时针摩为补,顺时针摩为泻,往返摩之为平补平泻。

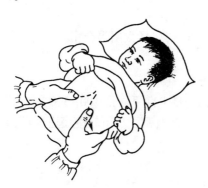

图6-59　分推腹阴阳

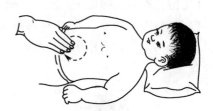

图6-60　摩腹

【主治】腹胀、腹痛、疳积、呕吐、便秘等。

【应用】多与推脾经、运内八卦、按揉足三里等相配合。

（七）丹田

【定位】小腹部、脐下2.5寸。

【操作】有摩丹田与揉丹田之分。用掌摩该穴2~3min,称摩丹田;用拇指或中指端揉100~300次,称揉丹田。

【主治】腹泻、遗尿、脱肛、尿潴留等。

【应用】用于治疗小儿先天不足、寒凝少腹及腹痛、疝气、遗尿、脱肛等,常与补肾经、推三关、揉外劳宫等合用;治疗尿潴留常与推箕门、清小肠等同用。

（八）肚角

【定位】脐下2寸(石门)旁开2寸之大筋。

【操作】有拿肚角与按肚角之分。患儿仰卧,操作者用拇、示、中3指深拿3~5次,称拿肚角(图6-61);用中指端按穴处3~5次,称按肚角。

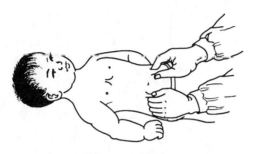

图 6-61　拿肚角

【主治】腹痛、腹泻、便秘等。

【应用】拿肚角是治疗腹痛的要法。可用于治疗各种原因引起的腹痛,以寒痛、伤食痛效果更佳。

（九）脊柱

【定位】在后正中线,自第一胸椎至尾椎端成一直线。穴呈线状。

【操作】有推脊、捏脊、按脊之分。以示、中两指螺纹面着力,自上而下在脊柱穴上做直推法100~300次,称推脊(图6-62);以拇指与示、中两指呈对称着力,自龟尾开始,双手一紧一松交替向上挤捏推进至第一胸椎处,反复3~7遍,称捏脊(图6-63);以拇指螺纹面着力,自第一胸椎向下依次按揉脊柱骨至尾椎端3~5遍,称按脊。

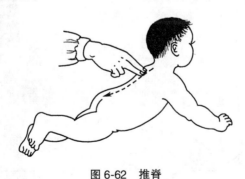

图 6-62　推脊

【主治】发热、惊风、疳积、腹泻等。

【应用】捏脊多与补脾经、补肾经、推三关、摩腹、按揉足三里等配合应用,治疗先天和后天不足的一些慢性病证均有一定的效果。推脊柱多与清天河

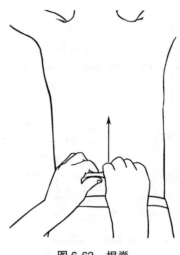

图 6-63　捏脊

水、退六腑、推涌泉等相配合,用于治疗发热、惊风等。按脊法多与揉肾俞、按揉腰俞、拿委中、拿承山等相配合,用于治疗腰背强痛、角弓反张、下焦阳气虚弱等。

(十) 七节骨

【定位】第四腰椎至尾椎骨端(长强穴)成一直线。

【操作】用拇指桡侧面或示、中两指螺纹面着力,自下而上或自上而下做直推法 100~300 次,分别称推上七节骨(图 6-64)和推下七节骨(图 6-65)。

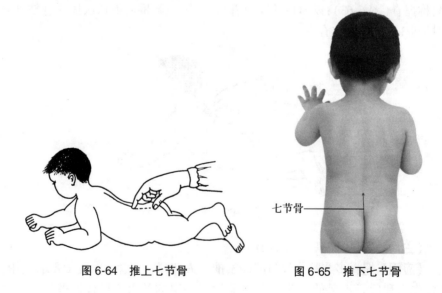

七节骨

图 6-64　推上七节骨　　　　图 6-65　推下七节骨

【主治】泄泻、便秘、脱肛等。

【应用】推上七节骨能温阳止泻,多用于虚寒腹泻、久痢等,临床上常与按揉百会、揉丹田等合用治疗气虚下陷引起的遗尿、脱肛等;推下七节骨能泻热通便,多用于治疗肠热便秘或痢疾等。

（十一）龟尾（长强）

【定位】尾椎骨端。

【操作】以拇指端或中指端着力,在龟尾穴上揉动 100～300 次,称揉龟尾（图 6-66）。

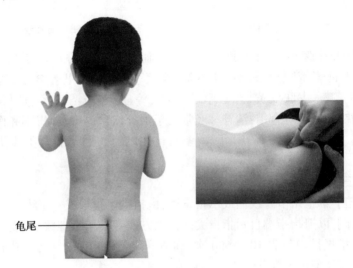

龟尾———

图 6-66　揉龟尾

【主治】泄泻、便秘、脱肛、遗尿等。

【应用】揉龟尾能止泻,也能通便,多与揉脐、推七节骨等相配合,治疗泄泻、便秘等。

（十二）脾经

【定位】拇指桡侧缘或拇指末节螺纹面,由指尖至指根成一直线。

【操作】补脾经:将患儿拇指屈曲,操作者循小儿拇指桡侧缘由指尖向指根方向直推 100～500 次,或以拇指螺纹面旋推小儿拇指螺纹面,称补脾经（图 6-67）。清脾经:操作者将患儿拇指伸直,自指根方向直推小儿拇指螺纹面;或以拇指指端自小儿拇指桡侧缘由指根向指尖方向直推 100～500 次,称清脾经（图 6-68）。若来回直推为平补平泻,称清补脾经。

【主治】腹泻、便秘、食欲不振、痢疾、咳嗽等。

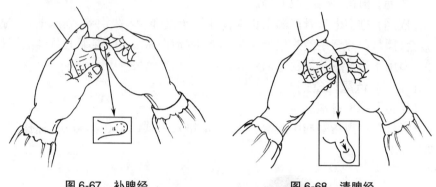

图6-67 补脾经　　　　　　　　图6-68 清脾经

【应用】补脾经常用于脾胃虚弱、气血不足引起的食欲不振、肌肉消瘦、消化不良等,常与补胃经、揉中脘、摩腹、按揉足三里等合用;清脾经常用于湿热熏蒸、皮肤发黄、恶心呕吐、痢疾等症,多与清胃经、揉板门、清大肠、揉中脘、揉天枢等合用;清补脾经常用于治疗饮食停滞、脾胃不和而引起的胃脘痞闷、吞酸纳呆、腹泻、呕吐等,多与运内八卦、揉板门、分推腹阴阳等相配合。

（十三）肝经

【定位】示指末节螺纹面或示指掌面,由指尖至指根成一直线。

【操作】以拇指指端自示指指尖向指根方向直推示指螺纹面,或沿整个示指掌面自指根推向指尖 100~500 次,称清肝经(图 6-69);反之为补肝经。补肝经和清肝经统称为推肝经。

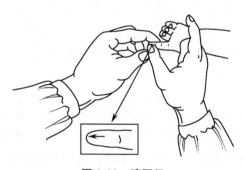

图 6-69 清肝经

【主治】惊风、目赤、烦躁不安、五心烦热、口苦咽干等。

【应用】清肝经常用于惊风、抽搐、烦躁不安、五心烦热等,多与掐人中、掐老龙、掐十宣、指揉小天心等合用。肝经宜清不宜补,若肝虚应补时,则补后加清,或以补肾经代之,为滋肾养肝法。

204

（十四）肺经

【定位】环指末节螺纹面或环指掌面,由指尖至指根成一直线。

【操作】补肺经:以拇指螺纹面旋推小儿环指末节螺纹面,或沿整个环指掌面自指尖推向指根 100~500 次,称补肺经(图 6-70);反之为清肺经(图 6-71)。补肺经和清肺经统称为推肺经。

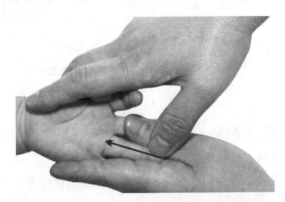

图 6-70 补肺经

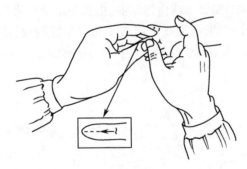

图 6-71 清肺经

【主治】感冒、咳嗽、气喘痰鸣、自汗、盗汗、遗尿、脱肛等。

【应用】清肺经多与清天河水、退六腑、运内八卦等合用;补肺经多与补脾经、推三关等合用。

（十五）肾经

【定位】小指末节螺纹面或小指掌面稍偏尺侧,由指尖至指根成一直线。

【操作】补肾经:以拇指螺纹面旋推小儿小指末节螺纹面,或沿整个小指掌面自指尖推向指根 100~500 次,称补肾经(图 6-72);反之为清肾经(图 6-73)。补肾经和清肾经统称为推肾经。

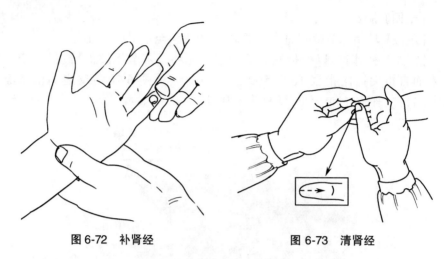

图 6-72　补肾经　　　　　　　　图 6-73　清肾经

【主治】五更泄泻、遗尿、虚喘、小便淋沥刺痛等。

【应用】补肾经多与补脾经、揉肾俞、揉命门、捏脊等合用；清肾经多与掐揉小天心、清小肠、推箕门等合用。

（十六）心经

【定位】中指末节螺纹面或中指掌面，由指尖至指根成一直线。

【操作】补心经：以拇指螺纹面旋推小儿中指螺纹面，或沿整个中指掌面自指根推向指尖 100～500 次，称清心经；反之为补心经（图 6-74）。

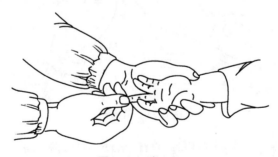

图 6-74　清心经

【主治】五心烦热、口舌生疮、小便短赤、惊惕不安、心血不足等。

【应用】清心经多与清天河水、清小肠、退六腑等配合使用。本穴宜清不宜补，恐动心火，若需用补法时，可补后加清，或以补脾经代之。

（十七）小肠

【定位】小指尺侧缘，由指尖至指根成一直线。

【操作】补小肠：以拇指螺纹面由小儿指尖向指根直推 100～500 次，称补小肠；反之为清小肠（图 6-75）。补小肠和清小肠统称为推小肠。

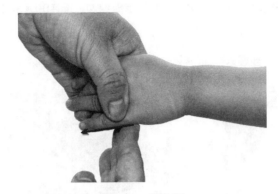

图 6-75　清小肠

【主治】小便赤涩、水泻、口舌糜烂等。

【应用】本穴多用清法,若心经有热,移热于小肠,可配合清天河水,加强清热利尿作用;若下焦虚寒、多尿、遗尿等则可用补法。

（十八）大肠

【定位】示指桡侧缘,由指尖至虎口成一直线。

【操作】补大肠:以拇指螺纹面由小儿示指尖推向虎口 100~500 次,称补大肠(图 6-76);反之为清大肠(图 6-77)。补大肠和清大肠统称为推大肠。

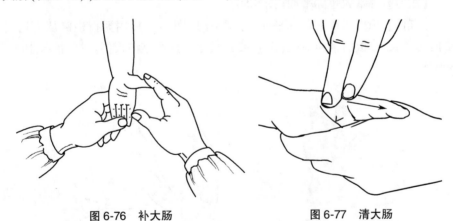

图 6-76　补大肠　　　　　　　图 6-77　清大肠

【主治】泄泻、便秘、痢疾、脱肛等。

【应用】补大肠多与补脾经、推三关、补肾经、揉脐等合用;清大肠常与清大河水、退六腑,分推腹阴阳等合用。

（十九）四横纹

【定位】手掌面示、中、环、小指的第一指间关节横纹处(图 6-78)。

【操作】用拇指指甲掐揉 3~5 次,称掐四横纹;患儿四指并拢,操作者用拇指指面从患儿示指横纹处推向小指横纹处,推100~300次,称推四横纹(图6-79)。

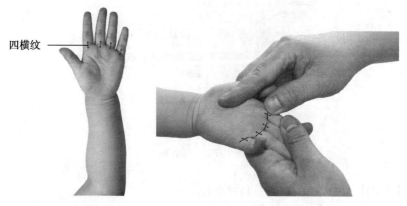

图 6-78　四横纹　　　　　　　　图 6-79　推四横纹

【主治】气血不畅、消化不良、疳积、腹痛、气喘、口唇破裂等。

【应用】掐四横纹常用于治疗疳积、腹胀、气血不和等证,常与补脾经、揉中脘等合用。

（二十）板门

【定位】手掌大鱼际平面(图6-80)。

【操作】用拇指揉大鱼际平面,称揉板门(图6-81);用拇指桡侧从拇指根推向腕横纹,称板门推向横纹(图6-82),反之称横纹推向板门。揉、推各100~300次。

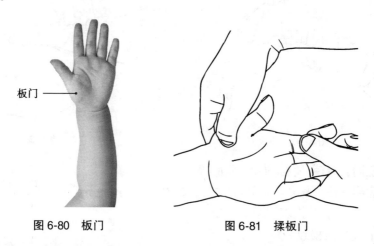

图 6-80　板门　　　　　　　　图 6-81　揉板门

【主治】食积、腹胀、食欲不振、呕吐、腹泻、气喘、嗳气等。

【应用】揉板门多与推脾经、运内八卦等合用;板门推向横纹,专攻止泻;

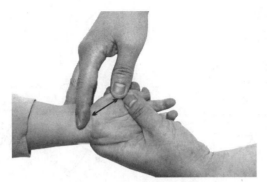

图 6-82 板门推向横纹

横纹推向板门,专攻止呕。

（二十一）内劳宫

【定位】掌心中,屈指握拳时中指和环指之间中点(图 6-83)。

【操作】揉内劳宫:以拇指端或用中指端揉 100～300 次,称揉内劳宫(图 6-84)。运内劳宫:用拇指指腹自小指根运推,经掌小横纹、小天心至内劳宫、运 10～30 次,称运内劳宫(水底捞月)。

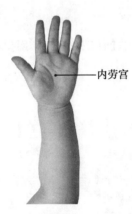

图 6-83 内劳宫

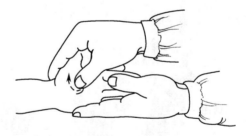

图 6-84 揉内劳宫

【主治】发热、烦渴、口疮等。

【应用】揉内劳宫多与清天河水、清心经、清小肠等合用,对心、肾两经湿热最为适宜。

（二十二）小天心

【定位】大小鱼际交接处凹陷中。

【操作】用中指端揉 100～150 次,称揉小天心(图 6-85);用拇指指甲掐 3～5 次,称掐小天心;用中指尖或屈曲的指间关节捣 10～30 次,称捣小天心(图 6-86)。

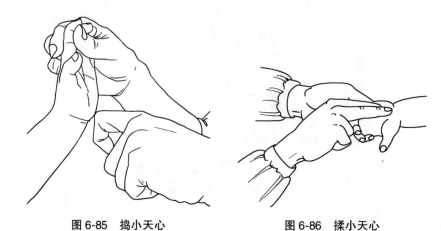

图 6-85　捣小天心　　　　　　　图 6-86　揉小天心

【主治】惊风、抽搐、烦躁不安、夜啼、小便短赤、目赤肿痛等。

【应用】掐揉小天心常用于心经有热而致的目赤肿痛、口舌生疮、惊惕不安、小便短赤等,多与清肝经、清天河水等合用;掐、捣小天心常用于惊风抽搐、夜啼、惊惕不安等,可配合掐老龙、掐人中、清肝经等。

(二十三)　总筋

【定位】掌后腕横纹中点(图 6-87)。

【操作】用拇指或中指按揉 100~300 次,称揉总筋(图 6-88)。用拇指指甲掐 3~5 次,称掐总筋。

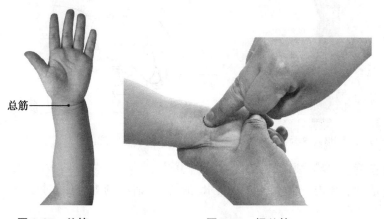

总筋

图 6-87　总筋　　　　　　　　图 6-88　揉总筋

【主治】惊风、抽搐、口舌生疮、潮热、牙痛等。

【应用】揉总筋常用于口舌生疮、潮热等,多与清心经,清天河水合用;掐总筋多用于治疗惊风抽搐、常与掐人中、拿合谷、掐老龙等同用。

（二十四）大横纹

【定位】仰掌,掌后横纹。近拇指端为阳池,近小指端为阴池。

【操作】两拇指自掌后横纹中点(总筋)向两旁分推,称分推大横纹,又称分阴阳;自两旁(阳池、阴池)向横纹中点(总筋)合推,称合阴阳。推 30~50 次。

【主治】寒热往来、腹泻、腹胀、呕吐、食积、烦躁不安等。

【应用】分阴阳能平衡阴阳、调和气血、行滞消食。若实热证,阴池宜重分,虚寒证阳池宜重分。合阴阳多配合清天河水以加强化痰散结,主治痰结咳嗽、胸闷等。

（二十五）三关

【定位】前臂桡侧缘,自阳池至曲池成一直线(图 6-89)。

【操作】用示、中指指腹,自腕推向肘,称推三关(图 6-90),推 100~500 次。

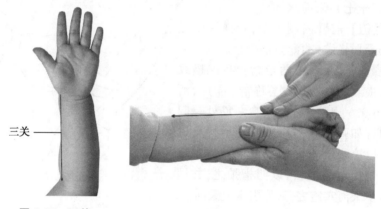

三关 ——

图 6-89 三关　　　　　图 6-90 推三关

【主治】温阳散寒、益气活血,兼发汗解表。

【应用】腹痛、腹泻、畏寒肢冷、病后体弱等一切虚寒证,多与补脾经、摩腹、揉脐、捏脊等合用;推三关用于治疗感冒、畏寒肢冷或疹出不透等,多与清肺经、推攒竹、掐揉二扇门等合用。

（二十六）六腑

【定位】前臂尺侧缘,自肘尖至腕横纹(阴池)成一直线(图 6-91)。

【操作】用拇指或示、中两指指腹自肘横纹推向腕横纹,推 100~500 次,称退六腑或推六腑(图 6-92)。

【主治】清热、凉血、解毒。主治高热、烦渴、惊风、鹅口疮、咽痛、疟腮、大便干结等一切实热病证。

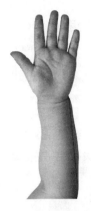

图 6-91　六腑

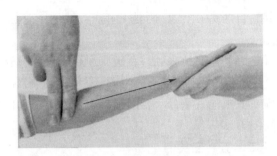

图 6-92　推(退)六腑

【应用】推六腑性寒凉,适用于一切实热病证。常与推三关同用,能平衡阴阳,防止大凉大热,清热而不伤正气。

(二十七) 天河水

【定位】前臂内侧正中,腕横纹中点(总筋)至肘横纹(曲泽)成一直线。

【操作】用示、中两指指腹自腕横纹推向肘横纹 100～500 次,称清(推)天河水(图 6-93);用示指蘸水,自总筋处一起一落弹打如弹琴状,直至洪池,称打马过天河。以凉水滴于大横纹处,用示、中二指腹慢慢推至洪池,再以四指拍之,并用口吹气于天河穴透之,又称引水上天河。

【主治】清热解表、泻心火、除烦躁、润燥结。主治外感发热、潮热、烦躁不安、口渴、弄舌等一切热证。

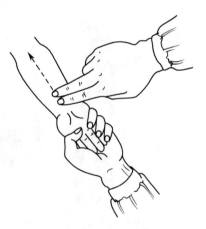

图 6-93　清天河水

【应用】本穴性微凉,清热力平和,清热而不伤阴,治疗一切热证。多用于五心烦热、口燥咽干、唇舌生疮等症;常与清心经、退六腑同用。若用于外感风热所致感冒发热、头痛、恶风、咽痛等,则多与推坎宫、推攒竹、揉太阳配合使用。

四、小儿常见病证推拿

(一) 感冒

1. 概述　感冒是小儿的常见病。四季均有发生,尤以秋冬多见。多因气候突变,遭受外邪侵袭,肺气不宣所致。临床分风寒、风热两型。

2. 临床表现

(1)风寒感冒:恶寒发热,头痛体痛,无汗,喷嚏鼻塞,流清涕,咳嗽痰稀,口不渴或纳呆呕吐。舌淡红,苔薄白,脉浮。

(2)风热感冒:发热重,恶寒轻,鼻塞流浊涕,头痛咽痛,口渴微汗,面赤唇红。舌红苔白或薄黄,脉浮数。

3. 治疗

(1)风寒感冒

治则:疏风解表散寒。

处方:一窝风、清肺平肝、天河水。

方义:一窝风解表散寒,清肺平肝、天河水疏风清热解表。

加减:头痛鼻塞重加阳池,呕吐加清胃。

(2)风热感冒

治则:清热解表。

处方:清肺平肝、六腑。

方义:清肺平肝清热解表宣肺,六腑清热解毒除烦。

加减:咳嗽重加八卦;头痛加阳池;呕吐加清胃;惊厥加小天心。以上治疗每天1次。一般感冒,推拿1次就可痊愈,最多推拿2~3次可愈。推拿后4小时左右,发热会更高一些,这是邪热外表之象,发热持续2~3小时,则汗出烧退、病愈。

4. 预防与护理

(1)加强护理,平时多晒太阳,多在室外活动,增强体质和抗病能力。

(2)根据气候变化增减衣服,避免衣着过暖,因出汗易受外感。俗语说:"要使小儿安,须带三分饥与寒",即寓此意。

(3)感冒流行时,少去公共场所,避免接触上呼吸道感染患者。

(4)患病期间多饮水,吃易消化的食物。

(二) 咳嗽

1. 概述　咳嗽是肺脏疾病的主要证候之一。有声无痰谓之咳,有痰无声谓之嗽,二者常同时并见,故统称为咳嗽。临床上多种疾病均可引起咳嗽,如感冒、肺炎等。本病一年四季都可发生,尤以冬春季节多发。多数患儿预后良好,有少部分患儿反复发作,日久不愈。本病相当于西医学的急、慢性支气管炎等疾病。

2. 临床表现

(1)风寒咳嗽:咳嗽有痰,声重紧闷不爽,鼻塞,流涕,恶寒,发热,头痛。舌淡红,苔薄白,脉浮紧,指纹浮红。

(2)风热咳嗽:咳嗽不爽,痰黄黏稠,不易咳出,鼻流浊涕,咽喉肿痛,发热汗出,大便秘结,小便黄数。舌红,苔薄黄,脉浮数,指纹浮紫。

(3)内伤咳嗽:干咳少痰,久咳不止,伴手足心热,午后潮热,口渴咽干,食欲不振,形体消瘦,倦怠乏力。舌红,苔少乏津,脉细数,指纹紫滞。

3. 治疗

(1)风寒咳嗽

治则:疏风散寒、宣肺止咳。

处方:推攒竹、推坎宫、揉太阳、清肺经、开天门各 200 次,运内八卦、推揉膻中各 100 次,推三关、揉外劳宫、揉掌小横纹、揉擦肺俞各 100 次。

方义:推攒竹、推坎宫、揉太阳、清肺经、开天门疏风解表;推揉膻中、运内八卦宽胸理气、化痰止咳;揉擦肺俞、推三关、揉外劳宫、揉掌小横纹,能温阳散寒,宣肺止咳。

(2)风热咳嗽

治则:疏风清热、化痰止咳

处方:推攒竹、推坎宫、揉太阳、开天门各 200 次,揉耳后高骨、退六腑、清肺经、清天河水各 200 次,推膻中、揉掌小横纹、揉肺俞各 100 次。

方义:推攒竹、开天门、推坎宫、揉太阳疏风解表;揉耳后高骨、清天河水、清肺经、退六腑清热宣肺;推膻中、揉掌小横纹、揉肺俞止咳化痰,宽胸理气。

(3)内伤咳嗽

治则:养阴清肺、润肺止咳、健脾化痰。

处方:补脾经、补肺经各 200 次,运内八卦、推揉膻中、揉乳旁、揉乳根、揉中脘、揉肺俞、按揉足三里各 100 次。

方义:补脾经、补肺经健脾养肺;推揉膻中、运内八卦宽胸理气,化痰止咳;揉乳旁、揉乳根、揉肺俞宣肺止咳;揉中脘、按揉足三里健脾胃、助运化。

加减:久咳体虚喘促者,加补肾经、推三关各 200 次,以止咳平喘;阴虚咳嗽加揉上马 200 次;痰吐不利加揉丰隆、揉天突各 200 次,以滋阴止咳化痰。

4. 预防与护理

(1)保持病室安静,注意休息,保证充足睡眠。

(2)饮食给予富含营养易消化之品。

(3)经常变换体位及拍打背部,以促进痰液排出。

(4)注意气候变化,防止外邪侵袭。

(5)加强锻炼,经常到户外活动,增加小儿抗病能力。

(三) 积滞

1. 概述 积滞是指小儿内伤乳食,停聚不化,气滞不畅所形成的一种胃肠疾患,以不思乳食、食而不化、脘腹胀满、大便酸臭不调等为特征。积滞可单独出现,亦可夹杂于感冒、肺炎、疳证等其他疾病之中,预后大多良好,但个别积滞日久,迁延失治,导致脾胃功能严重受损。气血生化乏源者,可转化为疳证。本病相当于西医学功能性消化不良症。

2. 临床表现

(1)乳食内积:不思乳食、脘腹胀满、疼痛拒按、食欲不振或呕吐酸馊乳食,面黄肌瘦、烦躁多啼、夜卧不安、小便短黄或如米泔、大便酸臭,舌质红,苔白腻或黄厚腻,脉滑数,指纹紫红。

(2)脾虚夹积:面色萎黄、困倦无力、夜睡不安、不思乳食、食则饱胀、腹满喜按、呕吐酸馊乳食、形体消瘦、大便溏泻酸腥、夹有乳片或不消化食物残渣,舌质淡,苔白腻,脉细弱或细滑,指纹淡滞。

3. 治疗

(1)乳食内积

治则:消食导滞、调理脾胃。

处方:补脾经、揉板门、清大肠、推四横纹、运内八卦、分推腹阴阳、揉天枢。

方义:补脾经以健脾助运;揉板门、运内八卦以理气和中;清大肠、推四横纹以消食导滞;分推腹阴阳、揉天枢以调和气血。

加减:呕吐酸馊乳食、腹部胀实者,去补脾经、加清脾经、清胃经、按弦搓摩;腹痛明显者加揉天枢、拿肚角、按揉足三里;低热烦躁者加清心经、清肝经、清天河水、清大肠;大便秘结臭秽者加清大肠、推下七节骨。

(2)脾虚夹积

治则:健脾助运、消补兼施。

处方:补脾经、运内八卦、揉四横纹、清大肠、揉外劳宫、摩中脘。

方义:补脾经以健脾助运,运内八卦以理气消食,揉四横纹、清大肠以消食化积;揉外劳宫以温阳益气;摩中脘以理气和中,调和气血。

加减:呕吐频繁者加推天柱骨、横纹推向板门;大便溏薄酸臭者,加清补大肠经;腹胀痛,腹冷喜按者加摩腹、揉膊阳池。

4. 预防与护理

(1)合理喂养:掌握小儿辅食添加的原则。注意饮食规律,定时定量,忌暴饮暴食。饮食种类丰富且易于消化吸收,避免肥甘厚味、生冷油腻。

(2)患儿应暂时控制饮食入量,待病愈后逐渐增加饮食量和食物种类。

(3)注意观察病情变化,呕吐者应暂禁食物,给予生姜汁数滴加少许糖水口服;腹胀者可轻轻按摩腹部;大便不通者可外用开塞露 5~10ml;脾虚者可灸足三里穴。

(四) 泄泻

1. 概述　泄泻是指小儿大便次数增多,粪质稀薄或完谷不化,甚至泻出如水样。一年四季均可发生。尤以夏、秋两季发病为多,发病年龄以婴幼儿为主,其中以 6 个月至 2 岁的小儿发病率高。本病轻者如治疗得当,预后良好;重者下泄过度,易见气阴两伤,甚至阴竭阳脱;久泻迁延不愈者,则可影响小儿的营养和发育;重症患儿还可能出现脱水、酸中毒等严重症状,甚至危及生命,故临诊务必注意。本病相当于西医学的小儿腹泻病。

2. 临床表现

(1)寒湿泻:泻下清稀,甚至如水样,色淡不臭,腹痛肠鸣,脘闷食少,或兼有恶寒发热、鼻塞头痛、面色淡白、口不渴、小便清长,苔薄白或白腻,脉濡缓,指纹色红。

(2)湿热泻:大便如水样,色黄褐,或如蛋花汤样,秽臭量多,腹痛即泻,急迫暴注,身有微热,口渴,小便短赤,舌红,苔黄腻,脉滑数,指纹色紫。

(3)伤食泻:大便稀溏,夹有乳凝块或食物残渣,气味酸臭,或臭如败卵,脘腹痞满,腹痛肠鸣,泻后痛减,嗳气酸馊,或有呕吐、不思乳食、夜卧不安,舌苔垢浊或厚腻,或微黄,脉滑实,指纹滞。

(4)脾虚泻:久泻不愈,或时作时止,多于食后作泻,大便稀溏,夹有未消化食物残渣,色淡不臭,面色萎黄,形体消瘦,饮食减少,肢倦乏力,舌淡苔薄,脉弱,指纹淡。若腹泻日久不愈,损及肾阳,症见大便水样、完谷不化、次数频多、形寒肢冷,舌淡苔白,脉弱无力。

3. 治疗

(1)寒湿泻

治则:散寒化湿、温中止泻。

处方:补脾经、推三关、揉外劳宫、摩腹、补大肠、揉龟尾、按揉足三里。

方义:推三关、揉外劳宫温中散寒;补脾经、补大肠与摩腹能健脾化湿;揉龟尾和足三里能理肠止泻。全方共奏散寒化湿、温中止泻之功。

加减:腹痛、肠鸣重者,加揉一窝风、摩腹、拿肚角;体虚加捏脊;惊惕不安加开天门、清肝经、掐揉五指节;恶寒发热者加开天门、推坎宫、揉太阳、拿风池。

(2)湿热泻

治则:清热利湿、调中止泻。

处方:清大肠、退六腑各 300 次,清补脾经、清胃经各 200 次,推下七节骨、揉龟尾各 100 次。

方义:清大肠、退六腑能清泻肠道湿热;清胃经及清补脾经能泻脾胃湿热;推下七节骨能泻热通便;揉龟尾能理肠止泻;全方共奏清热利湿、分利止泻之功。

加减:发热加清天河水;高热、烦渴引饮、小便短黄者加揉小天心、揉二马、清天河水;呕吐较频者加推天柱骨;腹痛明显者,加分推腹阴阳;腹胀纳差者加运内八卦、揉板门、揉按足三里。

（3）伤食泻

治则:消食导滞、助运止泻。

处方:补脾经、运内八卦、摩腹各 300 次,清胃、清大肠、退六腑各 200 次,揉龟尾 100 次。

方义:补脾经能健脾消食;运内八卦能消宿食、降胃逆;摩腹善消宿食;清胃、清大肠及退六腑能清胃热、消食导滞;揉龟尾能理肠止泻。全方共奏消食导滞、助运止泻之功。

加减:脘腹胀满甚者加揉脾俞、揉胃俞;腹痛甚者加拿肚角;呕吐较频者加推天柱骨;平素体虚者,改清脾胃经为补脾经。

（4）脾虚泻

治则:健脾益气、温阳止泻。

处方:补脾经、补大肠、摩腹各 300 次,揉外劳宫 200 次,推上七节骨、揉龟尾各 100 次,捏脊 20 次。

方义:补脾经与补大肠能健脾益气;揉外劳宫温中健脾;摩腹、捏脊能温阳消食;推上七节骨、揉龟尾能理肠止泻。

加减:神疲乏力、食少腹胀者、加揉脾俞、揉胃俞、运内八卦、按揉足三里;久泻不止者,加按揉百会;伴粪质清稀、完谷不化、形寒肢冷等肾阳亏虚症状者,加补肾经、揉外劳宫。

4. 预防与护理

（1）保持居室清洁、环境安静、空气流通。

（2）注意饮食卫生,适当控制饮食,减轻脾胃负担。对吐泻严重及伤食泄泻患儿暂时禁食,随病情好转,逐渐增加饮食量,忌食油腻、生冷及不易消化的食物。

（3）提倡母乳喂养,不宜在夏季及小儿有病时断奶,遵守添加辅食的原则,注意科学喂养。

（4）加强户外活动,注意气候变化,防止感受外邪,尤其要避免腹部受凉。

（5）保持皮肤清洁干燥,勤换尿布。每次大便后要用温水清洗臀部,并扑上爽身粉,防止发生红臀。

（6）密切观察病情变化,及早发现腹泻变证,一旦出现高热等变证应及时采用中西药物治疗。

（五）便秘

1. 概述　便秘是指大便秘结不通,排便时间延长,或欲大便而排时不爽,艰涩难于排出。便秘本身不是一个独立的疾病,是某种疾病的一个症状,既可单独出现,又可继发于其他疾病过程之中。单独出现的便秘,多为习惯性便秘,与体质、饮食习惯及生活无规律有关;亦可因突然改变生活环境,或过食辛辣香燥,或饮食过于精细而发生一时性便秘。还可在某些疾病过程中出现便秘,如先天性巨结肠等。本病相当于西医学中的功能性便秘。

2. 临床表现

(1)实秘:大便干结、面红身热、心烦不安、多汗、食少、腹胀腹痛、口干口臭、时欲饮冷,小便短赤,苔黄厚,指纹色紫,为肠胃积热;大便干涩,难以排出,腹中攻满,喜温恶寒,四肢不温,或呃逆呕吐,苔白,指纹色淡,为阴寒积滞。

(2)虚秘:虽有便意,但临厕努挣难下,面白神疲,肢倦懒言,汗出,气短乏力,苔薄白,指纹色淡,为气虚便秘;大便干结,努挣难下,面白无华,口干心烦,潮热盗汗,为血虚津亏之便秘。

3. 治疗

(1)实秘

治则:调理脾胃、消积导滞。

处方:清大肠、摩腹各 300 次,清补脾经(清后加补)、退六腑、运内八卦各 200 次,按揉膊阳池、推下七节骨各 100 次,按揉足三里、搓摩胁肋、捏脊各 20 次。

方义:清补脾经、摩腹、捏脊、按揉足三里具有健脾助运之功;运内八卦、搓摩胁肋能疏肝理气、调理脾胃;清大肠、退六腑、按揉膊阳池及推下七节骨能消积导滞。

加减:面赤身热者,加清脾胃经、清天河水;脘腹胀满者加推四横纹、揉中脘;呕吐者,加横纹推向板门。

(2)虚秘

治则:健脾益气、养血滋阴。

处方:补脾经、推三关、摩腹 300 次,补肾经、清大肠各 200 次,按揉膊阳池、揉上马、按揉足三里、捏脊各 20 次。

方义:补脾经、推三关、摩腹、捏脊、按揉足三里,能健脾调中、益气养血;补肾经、清大肠,按揉膊阳池及揉上马,能滋阴润燥。

加减:神疲、纳差、腹胀者,加揉板门、揉中脘、摩腹、揉脐、揉脾俞、揉胃俞;腹痛者,加揉外劳宫。

4. 预防与护理

(1)以奶粉喂养为主的婴幼儿,奶粉宜调稀一些,并加适量果汁或蔬菜汁。断奶后的小儿,主食不宜过于精细,鼓励多吃富含纤维素的蔬菜及香蕉、梨、苹果等水果,少食辛辣香燥等易于上火之品。

(2)积极锻炼身体,每天保证有足够的运动量。

(3)养成定时排便习惯,改掉不良习惯。

(4)及时治疗原发疾病,如先天性巨结肠、过敏性结肠炎等。

第七章 方药基础知识

方药是中医治病的主要手段,中药的用药护理是护理工作的重要内容。护士必须了解中药的基本知识,掌握中药的给药途径、用法、剂量、时间、服药禁忌等内容,为患者提供正确的用药护理。

第一节 中药的性能

中药的性能是指各种不同中药各自具有若干特性和作用,也称为药物的偏性。中药的性质和作用,简称药性。中药的性能是历代医家在长期的实践基础上,从大量药物在临床治疗的效果中概括总结出来的。中药的性能主要包括四气五味、升降沉浮、归经及毒性等。

一、四气五味

(一)四气
四气,是指药物具有寒、热、温、凉四种不同的药性,又称四性。寒凉与温热是两类不同的属性,寒凉属阴,温热属阳,而寒与凉、热与温仅是程度上的不同。

寒凉之性的药物有清热、泻火、解毒等作用,如黄芩、黄连、黄柏、大黄、板蓝根、蒲公英等,主要用于治疗热性病证;温热之性的药物有散寒、助阳的作用,如附子、干姜、肉桂等,主要用于治疗寒性病证。

药物寒热之性不甚显著,作用也比较缓和,称为平性,平性是相对而言,仍未越出四气的范围,因药性缓慢、作用迟缓而得名,如茯苓、猪苓、党参等。

四气应用的原则——寒者热之、热者寒之,疗寒以热药、疗热以寒药。

(二)五味
五味,是指药物具有酸、苦、甘、辛、咸五种不同的药味。药味的产生源于口味,但主要是从药物对人体的治疗作用中总结归纳出来的。人们把药物的口尝味道与治疗作用联系起来解释和归纳药物的性能。

五味的基本作用:辛散、甘缓、酸收、苦坚、咸软。

1. 辛 散、行,具有发散、行气、行血、开窍、化湿等作用。用于表证、气滞血瘀、湿阻等证。如麻黄、香附、红花、藿香等。

2. 甘 补、缓、和,具有补益、缓急止痛、调和药性、和中的作用。用于虚证、脾胃不和、拘急疼痛及使用毒烈性药时调和药性等。如人参、甘草、熟地黄、麦芽等。

3. 酸 收、涩,具有收敛固涩作用。常用于体虚多汗、久泻、遗精、滑精、带下、遗尿等症。如五味子涩精敛汗,乌梅敛肺止咳,涩肠止泻,牡蛎止汗涩精等。

4. 苦 泄、燥、坚,具有清热泻火、降逆止呕、通泻大便、燥湿祛湿、泄火存阴等作用。常用于实热证、热结便秘、气逆、寒湿证等。如杏仁降泄,大黄通泄,蒲公英清泄,苍术、黄连燥湿等。

5. 咸 软、下,具有软坚散结和泻下通便的作用。常用于瘿瘤、热结便秘、痰核等症。如海藻、芒硝、鹿茸等。

此外中药还有淡味药和涩味药。

1. 淡 渗、利,用于水肿、小便不利等。如茯苓渗湿利水、健脾和胃,薏苡仁利水消肿、渗湿健脾。

2. 涩 涩、止,与酸味作用相似,但也不尽相同,酸能生津开胃、酸甘化阴等,但涩味皆不具备。

二、升降浮沉

升降浮沉,即指药物在人体产生作用的四种不同趋向。升指上升、升提;降指下降、降逆;浮是升浮、上行、发散;沉是重沉、下行、泄利。一般而言,升浮药物的作用趋向向上、向外,具有发汗解表、升阳、涌吐开窍、宣毒透疹的作用,多用于病位在表、病势下陷的病证;沉降药物的作用趋向向下、向内,有清热泻下、利水渗湿、潜阳息风、降气平喘、降逆止呕、消积导滞、重镇安神的作用,多用于病位在下、病势上逆的病证。

(一) 升降沉浮与病位和病势的关系

就病位而言,应顺其而治。即病位在上、在表者,宜升浮不宜沉降;病位在下、在里者,宜沉降不宜升浮。就病势而言,应逆其而治。即病势上逆,宜降不宜升,病势下陷者宜升不宜降。

(二) 升降浮沉与药物质地、性质、炮制和配伍的关系

药物的质地,凡花、叶、皮、枝类质轻的药多主升浮,如桑叶、辛夷花、菊花等;种子、果实、矿物、贝壳等质重的药品多主沉降,如紫苏子、枳实、磁石等。

药物的气味,凡气味轻薄者多主升浮,如紫苏叶、金银花;气味厚者多主沉

降,如熟地黄。

药物的性味,凡性属温热,味属辛、甘、淡的药物,多主升浮,如桂枝;而性属寒凉,味属酸、苦、咸的药物,多主沉降,如天花粉。

药物的升降浮沉之性还可因炮制与配伍而发生变化,如酒炙则升,姜炒则散,醋炒收敛,盐炒下行。因此,在复方配伍中,少量升浮药配大量沉降药或少量沉降药配大量升浮药,均可以使药性受到一定程度的制约。

三、归经

归经是指药物对机体某一部位或某些部位的选择性治疗作用,是以脏腑经络理论为基础,以药物所治病证为依据而确定的。药物对其所归经的治疗效果明显,而对其他经的治疗作用则相对较小甚或没有作用。

在应用药物时,除要掌握药物的归经外,还必须与四气五味、升降浮沉结合起来。因脏腑经络发生病变时有寒热虚实的不同,比如同一入肺经的药物又有补肺、清肺、温肺、泻肺的不同作用。因此,临床应用时只有把中药的多种性能结合起来,方能达到最佳效果。

四、毒性

毒性是指药物对机体的损害性,可通过必要的炮制、配伍、制剂等途径来减轻或者消除这种毒性,保证临床用药的安全和有效。如巴豆泻下作用剧烈,宜去油取霜用。

第二节　中药的用法

一、配伍

配伍是根据病情需要和药物的性能,选择两种以上的药物配合使用。古人在长期的用药实践中把药物配伍关系总结为用药"七情"。

(一)单行

单行指使用单味药治疗疾病的方法。如人参(独参汤)治气虚欲脱证;黄芩单用治肺热。

(二)相须

相须是指两种以上性能和功效相似的药物合用,以增强原有药物的疗效。如石膏配知母能增强清热泻火的作用;人参配黄芪能增强补气的作用。

(三)相使

相使是以一种药为主,余药为辅,以提高主药的功效。如黄芪配茯苓治脾虚水肿,茯苓能提高黄芪补气利水的作用。

(四) 相畏

相畏是指一种药物的毒性或副作用被另一种药物减轻或消除。如生姜配半夏或生南星,可减轻半夏或生南星的毒性。

(五) 相杀

相杀是指一种药物能减轻或消除另一种药物的毒性或副作用。如防风可解除砒霜之毒,绿豆能杀巴豆之毒。相畏和相杀是同一配伍关系中的两种提法。

(六) 相恶

相恶是一种药可使另一种药的功效降低,甚至丧失。如莱菔子与人参同用,人参的补气作用能被莱菔子消弱;黄芪能消除生姜温胃止呕的作用。

(七) 相反

相反是两种药物同用能产生剧烈的不良反应。如甘草反甘遂,贝母反乌头,细辛反藜芦等。

相须、相使可以起到协同作用,能提高药效,临床常用。相畏、相杀可以减轻或消除不良反应,以保证药物安全,是使用不良反应较强药物的配伍方法,也可用于有毒中药炮制及中毒解救。相恶、相反是配伍用药的禁忌。

二、禁忌

中药用药禁忌,主要包括配伍禁忌、证候禁忌、妊娠禁忌、服药禁忌四个方面。

(一) 配伍禁忌

配伍禁忌主要指相反药物的禁忌应用。有关相反药物的记载和认识,主要是金元时期所概括的"十八反"和"十九畏",这里的畏不同于七情中相畏的畏,而是反的意思,累计三十七种反药。

1. 十八反歌 本草明言十八反,半蒌贝蔹及攻乌。藻戟遂芫俱战草,诸参辛芍叛藜芦。

注:十八反列述了三组相反药,分别:乌头(川乌、附子、草乌)反半夏、瓜蒌(全瓜蒌、瓜蒌皮、瓜蒌仁、天花粉)、贝母(川贝、浙贝)、白蔹、白及;甘草反海藻、大戟、甘遂、芫花;藜芦反人参、南沙参、丹参、玄参、苦参、细辛、芍药(赤芍、白芍)。

2. 十九畏歌

　　　　硫黄原是火中精,朴硝一见便相争。
　　　　水银莫与砒霜见,狼毒最怕密陀僧。
　　　　巴豆性烈最为上,偏与牵牛不顺情。

丁香莫与郁金见，牙硝难合京三棱。

川乌草乌不顺犀，人参最怕五灵脂。

官桂善能调冷气，若逢石脂便相欺。

大凡修合看顺逆，炮爁炙煿莫相依。

注："十九畏"和"十八反"诸药，有一部分同实际应用有些出入，历代医家也有所论及，引古方为据，证明某些药物仍然可以合用。如感应丸中的巴豆与牵牛同用；甘遂半夏汤以甘草同甘遂并列；散肿溃坚汤、海藻玉壶汤等均合用甘草和海藻；十香返魂丹是将丁香、郁金同用；大活络丹乌头与犀角同用等等。现代这方面的研究工作做得不多，有些实验研究初步表明，如甘草、甘遂两种药合用时，毒性的大小主要取决于甘草的用量比例，甘草的剂量若相等或大于甘遂，毒性较大；又如贝母和半夏分别与乌头配伍，未见明显的增强毒性。而细辛配伍藜芦，则可导致实验动物中毒死亡。

（二）妊娠禁忌

妊娠禁忌是指某些药物具有损害胎元导致流产的副作用，所以应该作为妊娠禁忌的药物。根据药物对于胎元损害程度的不同，一般可分为禁用与慎用二类。禁用的大多是毒性较强，或药性猛烈的药物，如巴豆、牵牛、大戟、斑蝥、商陆、麝香、三棱、莪术、水蛭、虻虫等；慎用的包括通经去瘀、行气破滞，以及辛热等药物，如川芎、牛膝、桃仁、红花、乳香、没药、王不留行、大黄、枳实、附子、干姜、肉桂等。凡禁用的药物，绝对不能使用；慎用的药物，则可根据孕妇患病的情况，酌情使用，但没有特殊必要时，应尽量避免，以防发生事故。

（三）服药禁忌

服药禁忌是指服药期间对某些食物的禁忌，又简称食忌或忌口。在古代文献中有常山忌葱；地黄、何首乌忌葱、蒜、萝卜；薄荷忌鳖肉；茯苓忌醋；鳖甲忌苋菜，以及蜜反生葱等记载。这说明服用某些药时不可同吃某些食物。另外，由于疾病的关系，在服药期间，凡属生冷、油腻、腥臭等不易消化及有特殊刺激性的食物，都应根据需要予以避免。此外，病情不同，饮食禁忌也有区别，如热性病忌食辛辣、油腻、煎炸类食物；寒性病忌食生冷类食物；疮疡及皮肤病患者忌食腥膻发物及辛辣刺激性食物。

三、剂量

中药剂量是指临床应用时的分量，主要指每味药的成人一日剂量，其次是指方剂中药与药之间的比较分量，也即相对剂量。一般而言，药物单用时剂量可较大，而在复方中则较小；主要药物剂量相对较大，辅助药物相对较小。

（一）中药的计量单位大多以公制重量单位千克、克、毫克为主。

也有用数量、容量计算的，如生姜 3 片、蜈蚣 2 条、大枣 5 枚等。1979 年以前采用的是市制单位,斤、两、钱、分、厘。市制与公制换算:1 市两 = 30g;1 钱 = 3g;1 分 = 0.3g。

(二) 确定中药剂量的因素

中药绝大多数来源于生药,剂量的安全幅度较大。确定中药剂量应考虑以下几个方面的因素:

1. 药物的性质 剧毒或作用峻烈的药物,用量宜轻;质轻味浓,作用较强的药物,或下品药材,或贵重药材一般用量宜小,反之宜大。

2. 剂型和配伍 一般入汤剂或单味药使用时剂量宜大,反之宜小。

3. 患者情况 老年、小儿、体质虚弱者及妇女产后用量宜小;成人及体重壮实者用量宜重;病情轻、病势缓、病程长者用量宜小,反之宜大。

除剧毒药、峻烈药、精制药及某些贵重药外,一般单味药常用剂量为 10g,较大剂量为 15~30g。

第三节 中药分类及常用中药

古代中药分类法有自然属性分类法、功能分类法以及脏腑经络分类法。现代中药学的主要分类方法是功效分类法。它的优点是便于掌握同一类药物在药性、功效、主治病症、禁忌等方面的共性和个性,更好地指导临床应用,它是现代中药学普遍采用的分类方法。

一、解表药

凡能疏肌解表、促使发汗,用以发散表邪、解除表证的药物,称为解表药,或发表药。

根据解表药的药性和主治差异,一般将其分为发散风寒药和发散风热药两类,又称辛温解表药与辛凉解表药。

(一) 发散风寒药

多属辛温,故又名辛温解表药,适用于风寒表证,代表药物有麻黄、桂枝、紫苏、荆芥、防风等。

(二) 发散风热药

多属辛凉,故又名辛凉解表药,适用于风热表证,代表药物有柴胡、葛根、牛蒡子、薄荷、菊花等。

二、清热药

清热药是以清泻里热为主要作用的药物,主要用于热病高热、痢疾、痈肿疮毒,以及目赤肿痛、咽喉肿痛等呈现各种里热证候的病症。

（一）清热泻火药

清气分热，对气分实热证有清火泄热的作用。主要药物有石膏、知母、芦根、栀子。

（二）清热凉血药

能清热凉血，对热入营血、衄血、脉数等血分实热证有凉血清热作用。主要药物有生地黄、牡丹皮、大青叶、玄参。

（三）清热解毒药

有清热解毒作用，常用于治疗各种热毒的病证。主要药物有连翘、紫花地丁、蒲公英、鱼腥草、土茯苓。

（四）清热燥湿药

药性寒凉，偏于苦燥，有清热化湿的作用，可用于湿热病证。主要药物有黄连、黄芩、黄柏、苦参、龙胆草。

（五）清虚热药

能清虚热、退骨蒸，常用于午后潮热、低热不退等证。主要药物有地骨皮、银柴胡、白薇、青蒿。

三、泻下药

凡能攻积、逐水，引起腹泻，或润肠通便的药物，称为泻下药。

根据泻下程度的不同，一般可分攻下药、润下药和峻下逐水药三类：

（一）攻下药

多属味苦性寒，既能通便，又能泻火，适用于大便燥结、宿食停积、实热壅滞等症。主要药物有大黄、芒硝、番泻叶。

（二）润下药

适用于一切血虚津枯所致的便秘。主要药物有火麻仁、郁李仁。

（三）峻下逐水药

作用峻烈，能引起强烈腹泻，而使大量水分从大小便排出，以达到消除肿胀的目的，故适用于水肿、胸腹积水、痰饮结聚、喘满壅实等症。主要药物有甘遂、芫花、巴豆、牵牛子、大戟。

四、祛风湿药

祛风湿药是以祛除风寒湿邪、治疗风湿痹证为主要作用的一类中药。

（一）祛风湿散寒药

独活、威灵仙、川乌。

（二）祛风湿清热药

秦艽、防己、桑枝。

（三）祛风湿强筋骨药

桑寄生、枸杞。

五、芳香化湿药

凡能宣化湿浊,健脾醒胃的药物,称为化湿药。主要药物有藿香、佩兰、苍术、厚朴、砂仁。

化湿药物多含挥发油成分而气味芳香,煎煮过久可降低或丧失疗效,故不宜久煎,多应后下。

六、利水渗湿药

利:通利。渗:渗除、渗泄。利水渗湿药:凡能通利水道,渗泄水湿,治疗水湿内停为主要功用的药物。

（一）利水消肿药

主治水湿内停之水肿,小便不利等证。主要药物有茯苓、薏苡仁、猪苓、泽泻。

（二）利尿通淋药

主治下焦湿热淋证。主要药物有车前子、滑石、关木通、通草、瞿麦、扁蓄。

（三）利尿退黄药

主治湿热黄疸。主要药物有茵陈、金钱草、虎杖。

七、温里药

凡以温里祛寒、治疗里寒证为主要作用的药物,称为温里药。主要药物有附子、干姜、肉桂。

八、理气药

以疏通气机、消除气滞、平降气逆为主要作用的一类中药。

（一）疏肝解郁药

常用的有香附、青皮、橘核、川楝子等。

（二）疏肝和胃药

常用的有佛手、青木香、玫瑰花等。

（三）通宣理肺药

常用的有橘皮、化橘红等。

九、消导药

凡以消食化积、治疗饮食积滞之类的药物,称为消食药:山楂、神曲、麦芽、谷芽、莱菔子。

凡哺乳妇女应用消食药须忌用麦芽、神曲,服人参时忌用莱菔子。

十、止血药

凡以制止体内外出血的药物,称为止血药。

(一)凉血止血药

大蓟、小蓟、地榆、槐花、侧柏叶、白茅根。

(二)化瘀止血药

三七、茜草、蒲黄。

(三)收敛止血药

白及、仙鹤草、棕榈炭、血余炭。

(四)温经止血药

炮姜、艾叶、灶心土。

止血药用量与用法各自不同,有需炒炭者(艾叶),有不需炒者(三七),有主要用于汤剂者(蒲黄),有直接研粉吞服者(白及),有需用量较大者(仙鹤草),当各随药性用之。

十一、活血化瘀药

凡以通畅血行,消除瘀血为主要作用的药物,称活血化瘀药。

(一)活血止痛药

川芎、延胡索、郁金。

(二)活血调经药

丹参、红花、桃仁、益母草、鸡血藤。

(三)活血疗伤药

自然铜、苏木、骨碎补、马钱子、刘寄奴。

(四)破血消癥药

莪术、三棱、水蛭、虻虫、穿山甲。

十二、化痰止咳平喘药

凡能祛除痰涎的药物称为化痰药。能减轻或制止咳嗽和喘息的药物,称为止咳平喘药。

(一)化痰药

半夏、天南星、白芥子、前胡、桔梗、川贝母、浙贝母、瓜蒌、竹茹、竹沥、天竺黄。

（二）止咳平喘药

苦杏仁、紫苏子、百部、紫菀、款冬花、白果。

十三、安神药

凡以镇静安神为其主要功效的药物,称为安神药。

（一）重镇安神药

朱砂、磁石、龙骨,琥珀。多用于实证。

（二）养心安神药

酸枣仁、柏子仁、远志、合欢皮、夜交藤。多用于虚证。

十四、平肝息风药

平肝息风药是以平肝潜阳、息风止痉为主要作用的一类中药。

（一）平肝潜阳药

石决明、珍珠母、牡蛎、刺蒺藜、罗布麻。

（二）息风止痉药

羚羊角、牛黄、钩藤、天麻、地龙、全蝎、蜈蚣、僵蚕。此类药中的动物甲壳、金石矿物药质地坚硬,有效成分难以煎出,在煎药时应打碎先煎。

十五、补虚药

凡能补益正气,增强体质以提高抗病能力,治疗虚证为主的药物,称为补虚药。

（一）补气药

人参、西洋参、党参、太子参、黄芪、白术、山药、白扁豆、甘草、大枣、饴糖、蜂蜜。

（二）补阳药

鹿茸、淫羊藿、巴戟天、仙茅、补骨脂、益智仁、海狗肾、海马、肉苁蓉、锁阳、菟丝子、沙苑子、杜仲、续断、韭子、阳起石、葫芦巴、核桃仁、蛤蚧、冬虫夏草、紫河车。

（三）补血药

当归、熟地黄、白芍、何首乌、阿胶、龙眼肉。

（四）补阴药

北沙参、南沙参、百合、麦冬、天冬、石斛、玉竹、黄精、枸杞子、墨旱莲、女贞子、桑椹、黑芝麻、龟甲、鳖甲。

十六、收涩药

凡具有收敛固涩作用,可以治疗各种滑脱证候的药物,称为收涩药。

（一）固表止汗药

麻黄根、浮小麦。

（二）敛肺涩肠药

五味子、乌梅、五倍子、罂粟壳、诃子。

（三）固精缩尿止带药

山茱萸、覆盆子、桑螵蛸、海螵蛸、金樱子、莲子、芡实。

十七、开窍药

凡具有辛香走窜之性，以开窍醒神为主要作用的药物，以治疗热入心包或痰蒙心窍所致的神志昏迷，中风晕厥、癫痫、惊厥以及猝然昏厥、痉挛抽搐等证的药物，称为开窍药。如麝香、冰片、牛黄、苏合香等。

十八、驱虫药

凡以驱除或杀灭寄生虫为主要作用，治疗人体寄生虫病的药物，称驱虫药。如使君子、槟榔、南瓜子等。

十九、外用药

凡以在体表使用为主要给药途径，具有解毒消肿、散结止痛、杀虫止痒、化腐排脓、生肌收口、收敛止血等功效的药物称为外用药。本类药物主要适用于疥癣、湿疹、痈疽疔毒、毒蛇咬伤等病证。

代表药：硫黄、雄黄、砒石、轻粉、升药、铅丹、密陀僧、炉甘石、硼砂、白矾、石灰、火硝、青黛、斑蝥、蟾酥、蛇床子、露蜂房、木槿皮、瓦楞子、壁虎等。

第四节　方剂的组成及剂型

方剂是在辨证论治的基础上，根据药物的性质、用法及配伍禁忌组方的一门学科。"药有个性之专长，方有合群之妙用"。通过合理的配伍，能增强药物原有的作用，能调和偏盛，削减毒性，消除或缓和对人体的不利影响，使各具特性的药物发挥综合作用。因此方剂的应用能够更好、更全面适应比较复杂的病情。中医源远流长，历代医学家在实践中积累了相当丰富的宝贵经验，已经从理论上总结提高，并掌握了方剂的规律。

一、方剂的组成与变化

方剂主要是根据患者病情的需要，在辨证施治立法的基础上，配伍适当的药物，规定必要的剂量而组成。

（一）方剂的组成原则

方剂一般由君药、臣药、佐药和使药四个部分组成。

1. 君药 又称主药，是针对主病或主证，起主要治疗作用的药物。

2. 臣药 又称辅药，有两种意义。一是辅助君药以加强君药功效的药物；二是针对重要的兼病或兼证起主要治疗作用的药物。

3. 佐药 佐药的意义有：一是对主药有制约作用，消除或减弱君、臣药的毒性，称为佐制药；二是能协助主药治疗一些次要症状，称为佐助药。前者适用于主药有毒或药性味太偏；后者适用于兼证较多的病例。此外，尚有"反佐"之用之说，即病重邪盛可能拒药时，配用与君、臣药性味相反，在治疗中又能起相成作用的药物，以防止药病格拒。

4. 使药 使药，一般解释为引经药，具有引导诸药直达病所的作用；但有时使药并不是引经药，而具有调和诸药的功用，称之为调和药。

根据历代医家的论述，方剂组方原则如下：

君药 ①针对主病或主症起主要治疗作用的药物。
②药力居方中之首。

臣药 ①辅助君药加强治疗主病或主症的药物。
②针对兼病或兼证起主要治疗作用的药物。
③药力小于君药。

佐药 ①佐助药 配合君、臣药以加强治疗作用。
直接治疗次要症状。
②佐制药 消除或减弱君、臣药的毒性。
制约君、臣药的烈性。
③反佐药 性味与君、臣药相反而功效相成之药。
防止拒药现象之药，一般用量较轻。

使药 ①引经药——引诸药直达病所之药。
②调和药——调和方中诸药作用之药。
③在方中不是最需要的，但加之以后可使方剂更加完善，如桂枝汤服后啜粥。

在这里用《伤寒论》麻黄汤为例加以说明。麻黄汤是由麻黄、桂枝、杏仁、甘草四味药组成,治伤寒表证,见有发热恶寒,头痛、骨节烦痛,无汗而喘,苔薄白,脉浮紧等,功能是辛温发汗,发散寒邪,宣肺平喘,使在表证的寒邪随汗出而解。其中:

君药:麻黄,辛温,发汗解表,宣肺平喘。

臣药:桂枝,辛甘温,温经解肌,助麻黄发汗解表;温通经脉,解头身疼痛。

佐药:杏仁,苦温,助麻黄宣肺平喘(佐助药)。

使药:甘草(炙),甘温,调和诸药。

本方中麻黄、杏仁都是肺经药,故不再加用引经药的使药。

通过麻黄汤的分析,可以看出,方剂重视药物的配伍,以发挥其协同作战的作用,取得更高的疗效;而且通过严密配伍之后,方剂结构完整,并具有更明显的目的性。

(二)方剂的变化原则

在临证时应随着病情的变化,体质的强弱,年龄的大小,年龄和性别、生活环境、习惯的不同,要灵活地予以加减运用。

1. 药味加减变化　指一剂药方在主药、主证不变的情况下,随着次要症状或兼证的不同,增减次要药物,以适应新的病情需要,亦叫随证加减。如银翘散主治风热表证,口渴可加天花粉生津止渴,咳嗽加杏仁宣肺止咳,热甚加黄芩清热解毒,见鼻衄,去荆芥,加白茅根凉血止血。

2. 药物配伍的变化　方剂在主要药物不变的情况下,改变其配伍,直接影响该方的主要作用。例如:伤寒表实证,宜用汗法,麻黄固为主药,目的在于发汗解表,配以桂枝,两药都性味辛温,则为辛温发汗剂,但只用于伤寒表实证。假使病症属于表实证未解而里热之病,则麻黄不能配以桂枝,而要配以石膏,由于石膏辛凉,如此既有麻黄疏散表邪,又有石膏清泻里热,成为解表清热之剂,可适用于壮热无汗(或汗出)而喘之证。如为恶寒发热脉沉,成为少阳伤寒,则麻黄又须与附子同用,因恶寒发热是表证,脉沉是少阳阳气不足,既用麻黄以解表,必加附子以温里。

3. 药量加减的变化　相同药物的方剂,由于药量的加减变化,治疗对象却大不相同,方名亦因而改变。例如小承气汤、厚朴三物汤、厚朴大黄汤三方同样由大黄、枳实、厚朴三味药组成。小承气汤用大黄 12g 为君药,枳实 9g 为臣药,厚朴 6g 为佐使药,主治阳明腑实,大便秘结、潮热谵语等症。厚朴三物汤用厚朴 12g 为君药,枳实 9g 为臣药,大黄 6g 为佐使药,主治腹痛胀满、大便秘结等症。厚朴大黄汤以厚朴 12g 为君药,大黄 6g 为臣药,枳实为 4g 为佐使药,主治支饮胸满。小承气汤的病机是阳明腑实,治疗目的在于攻下,故用大黄为君药。厚朴三物汤证的病机是气机阻滞,治疗目的在于除满,故用厚朴为君药,厚朴大黄汤证的病机是胸有支饮,治疗目的在于开胸泄饮,故并用厚朴、大黄为君药。

4. 剂型更换的变化 同一首方剂,由于剂型的不一样,药力、功效及主治也有所不同。

二、方剂的剂型与用法的原则

药物配伍成方剂,又必须研究方剂的剂型与用法,才能适合病情的需要。历代医家经过长期的临床实践,已经创制了多种剂型,如汤、散、丸、膏、丹、酒、露、锭、饼、条、线,还有浸洗、搐鼻、坐药、导药、熏剂等。现代医疗在保持传统制剂的基础上,又创造出了新的制剂方法,如针剂、片剂、糖浆剂等新的剂型。这些剂型各有其治疗特点,且为临床上所实用。制剂用法,一般有内服与外用之分,在这里说的大部分是以内服为主。

(一) 汤剂

又称煎剂。药物配伍成方剂,加水浸泡后煮成汤液饮服,称为汤剂,如麻黄汤、承气汤、四逆汤等。李东垣说:"汤者荡也,去大病用之。"汤剂的优点是吸收快,作用强,加减灵活,故病情较急者,多采用汤剂。汤剂中所用的药物,在古方中多注明将药物切碎,至宋、金、元时代多锉为细末,近代则多用饮片,目的是便于煎煮,以发挥药效。

(二) 散剂

有内服外用两种。内服散剂,是将药物研细成粉末调服;如为细末,则多用水煎服。服散剂,可用茶汤、米饮或酒、醋调服等,根据病情的需要和药物的作用而定。散剂对胃肠发生直接作用,且服用方便,如五苓散、行军散等。外用散剂是将药物研成极细末,撒布或调敷患处,如外科的生肌散、金黄散等。

(三) 丸剂

将药物研细,用水泛或蜜炼或面糊、米糊制成圆形固体剂型,宜用于久服缓治的患者之用。李东垣说:"丸者缓也,不能速去之,其用药舒缓而治之意也。"但也有峻猛药品,不能急切时使用,做成丸剂取其缓慢显效。又有大毒之药,不能入汤散者,可作为丸剂应用。丸剂的运用有下列几种情况:

1. 长期虚弱疾患,宜于久服缓治者,可用丸剂,如六味地黄丸、肾气丸等。

2. 瘀血、癥瘕或积水等病,在难以用汤剂药物猛攻时,可改用丸剂治疗,如抵当丸、大黄䗪虫丸。

3. 具有毒性药物难入煎剂时,可配入丸剂服用,如备急丸。

4. 对某些药物如冰片、麝香等不宜煎服的,可作为丸剂,如至宝丹、苏合香丸等。至于丸剂大小,有以某些实物为准,如粟米大、绿豆大、梧桐子大、龙眼大等等;亦有以药丸重量为计量的。这些区别,可按各地使用习惯和便于计量、服用为原则。

（四）膏剂

有内服外用之分。内服膏剂,是将饮片再三煎熬,去渣,再用微火浓缩,加冰糖或蜂蜜收膏,可长期服用。滋补药多采用膏剂,故又称膏滋药,如琼玉膏等。外用膏剂一般叫作膏药,古代称为"薄贴",是将药物用油类煎熬,去渣之后再加黄丹、白蜡收膏,然后加热贴于纸上或布上,常用于外科疮疡疾患或风寒湿证等,分为软膏和硬膏两种。

（五）丹剂

有内服和外用两种。没有固定剂型,有将药物研细末即成,有的再加糊或黏性药汁制成各种形状,可供内服。有时丹剂也是丸剂的一种,因多用精练药品,或贵重药品制成,所以不称为丸而称丹,如黑锡丹、至宝丹等。至于外用的丹剂,如红升丹、白降丹等,仅用于外科使用。

（六）酒剂

古称"酒醴",后世称为药酒。是将药物浸入白酒或黄酒内,经过一定的时间,或隔离煎煮,使药物的有效成分溶于酒中,去渣喝酒,常用于风湿痹痛,不能用于阴虚火旺之病。

（七）药露

多用新鲜药物蒸馏成露。气味清淡,芳香无色,便于口服。一般作为饮料,夏令尤为常用,如金银花露、蔷薇花露等。

（八）锭剂和饼剂

将药物研为极细末,用黏性浆液和匀制成一种不定形状的固定制剂。可以研末调服,或磨汁冲服,亦可以磨汁涂患处;或制成饼状,则为饼剂。

（九）条剂

将药物研末粘着于线条上,或纯用药末加浆液做成药条,插入疮口或瘘管内用以引流脓液,拔毒祛腐,生肌收口。

（十）线剂

将丝线或棉线放在药汁中浸泡煮,用以结扎瘘管,使其自行萎缩脱落。

（十一）浸洗剂

用药煎汤浸洗全身或局部,可以"疏其汗孔,宣导外邪"。如《金匮要略》百合洗方、矾石汤等。

（十二）熏剂

用药物烧烟熏患处,《金匮要略》有雄黄熏法。古代有用药煮汤至沸,以木桶盛汤,患者坐于木桶上。熏蒸使汗出的方法,也属于熏剂的一种。《伤寒论》说:"阳气怫郁在表,当解之熏之。"

（十三）坐药

用药制成丸剂或锭剂,或用丝绵包裹药末,纳入阴道内,以治疗白带或阴痒等症,如《金匮要略》矾石丸、蛇床子散等。

(十四) 导法

用易于溶解的药物制成锭状,纳入肛门内,取其溶解后滑润肠道,使干燥的粪便易于排出,《伤寒论》中有蜜煎导法。猪胆汁、土瓜根汁皆可作为导药。

上述剂型中,以汤、丸、散、膏、酒剂等为临床上所常用。不同剂型的采用,主要是根据病情来决定,一般来说,凡起于骤急,欲取速效,多用汤剂;慢性疾患,宜用缓治久服,多用丸剂或膏剂;散剂的功效,较汤剂缓慢,比丸剂迅速。风湿痹痛,多采用酒剂。

第五节 中药的煎煮方法

汤剂是临床常用的主要方剂剂型,历代医家对于汤剂的煎服法很重视。明代医家李时珍曾指出:"凡服汤药,虽品物专精,修治如法,而煎药者鲁莽造次,水火不良,火候失度,则药亦无功。"《医学源流论》也曾曰:"煎药之法,最宜深讲,药之效不效,全在乎此。"由此可见,临床上应用中药时,不同的煎煮法,对药物的疗效有着不同的影响。汤剂的煎服法,概述如下:

一、煎药器具

在煎药时尽量使用砂锅、搪瓷等为佳,忌用铁器、铝器、锡器、铜锅。因为前者理化性质比较稳定,不易与药物中的成分发生反应,以保证药物的疗效。而铁铜类成分性质较为活泼,易与药物中的成分发生反应,影响疗效。如果煎器蒸过他药者,必须洗净。目前则通用沙锅或沙罐,价廉而且不会发生化学变化。

二、浸泡方法

煎药前,应先将药物放入药锅内,加干净的冷水浸泡药物。古代医家对于煎药用水,也很注意,并有多种水名,如长流水、新汲水、麻沸汤、甘澜水、地浆水、阴阳水,以及雨水和雪水等。

加水量根据药量、药物质地(吸水性)和煎煮时间的长短来定,一般第一煎加水量以淹没过药面 3~5cm,第二煎加水至浸过药物表面即可,浸泡 20~60分钟为宜(过久则药物易发霉变质),这样有利于药物有效成分的煎出。

三、煎煮方法

每剂药煮两次。第一煎先用大火将浸泡好的药煮沸后,改用中、小火,维持药物沸腾,第二煎加水适量少些(以淹没过药面),火候同第一煎。煎时最好加盖,一般情况下煎药时注意不宜频频打开锅盖,否则气味易走失,药效降低。

四、煎熬时间

药物煮沸后开始计算时间。一般药物第一煎 20～30min,第二煎 15～25min,滋补及质地坚实的药物第一煎 40～60min,第二煎 30min 左右,解表、理气及质地疏松、芳香的药物第一煎 6～15min,第二煎 5～10min;有毒性的药物需久煎,如乌头、附子等,一般煎煮 60～90min。

五、滤取药液

药液煎取量需根据患者的病情、年龄等具体情况决定,成人量 200～300ml,儿童量为成人的 1/4～1/2,即 50～150ml。

六、特殊药物煎法

有些药物因为性能、成分特殊,煎煮时需要进行特殊的处理。总结如下:

(一) 先煎

对于矿石类、动物角甲、贝壳药物、有毒类药物,如生石膏、龟甲、乌头等,因其质地坚硬、有效成分不易煎出、具有毒性等原因,需在煎煮其他药物之前砸碎,提前煎煮 30min。

(二) 后下

对于含挥发性成分如薄荷、青蒿、藿香等,还有不宜长时间煎煮的如钩藤、杏仁等药,应该在其他药物煎好前 5～10min 再放入锅内煎煮。

(三) 包煎

对煎后可使药液浑浊,或易产生沉淀、焦糊,或一些花粉种子类,如松花粉、蒲黄、葶苈子等,质地较轻体积小的颗粒种子的,如车前子等,含细小绒毛的,如旋覆花等,煎煮前须用纱布包好后与其他药物同时煎煮。

(四) 烊化

对某些胶质或黏性较大且易溶的药物,如阿胶、鹿角胶、蜂蜜、龟甲胶、饴糖等,因煎煮时易于粘附于锅和其他药物上,应先加温使其熔化,再加入已去渣的药液中微煮,或趁热搅拌使之溶解。

(五) 另煎

对于人参、西洋参、鹿茸、冬虫夏草等贵重药物,为了保存其有效成分不被其他药渣吸附而造成浪费,应单独煎服,也称"另炖"。将药物切成小片,单味煎煮 60～120min 不等,煎好后,单独服用或直接兑入其他药液服用。

(六) 冲服

对于牛黄粉、三七粉、麝香、琥珀、沉香、珍珠、羚羊角等,先研成粉末,再用开水或用煎好的药液调匀后服用。新鲜多汁的药物如鲜生地、甘蔗等,可以打汁冲服。

(七) 泡服

某些挥发性强、容易出味的药,不宜煎煮,泡服即可。一般是将药物放入杯中,加开水泡 10~15min,出味后服用。如番泻叶、胖大海、菊花等。也可将药物放入刚煎煮好的药液中泡服。

沙泥多的灶心土等宜先用水煎,然后取其煎汁再煎别药。有些药物在未煎之前先用水浸泡,或加酒煎煮,是为了更容易煎出药性,麻黄先煎去泡沫,是为避免引起心烦。有将主要药物先煎者,取其力专效速。又有去渣重煎的,取其和解;水酒合煎,取其温行等。

第八章 中医养生

第一节 中医养生基本理论

中医养生是中华民族传统文化的重要组成部分,它继承了中医学的理论和古代哲学思想的精华。以"天人相应"和"形神合一"的整体观为出发点,主张从综合分析的角度去看待生命和生命活动。养生方法以保持生命活动的动静互涵、平衡协调为基本准则。主张"正气为本",提倡"预防为主",强调辨证思想,它不等同于预防疾病,其学术领域除了预防疾病之外还包含延缓衰老、增强智力、调适心理、美容养颜、提高生活质量、促进人类与自然及社会的协调能力等。

一、基本概念

养生即保养生命,是中医学特有的概念,古人亦称为摄生、道生等。养生一词最早见于《庄子·内篇》,摄生一词最早见于《道德经·五十》。所谓生就是生命、生存、生长之意;所谓养即保养、调养、培养、补养、护养之意。

中医养生是指通过各种方法颐养生命、增强体质、预防疾病,从而达到延年益寿的一种医事活动。中医养生重在整体性和系统性,目的是提前预防疾病,治未病。以传统中医理论为指导,遵循阴阳五行生化收藏之变化规律,对人体进行科学调养,保持生命健康活力。

二、中医养生的特点

中医养生以其博大精深的理论和丰富多彩的方法而闻名于世。自古以来东西方人对养生保健都进行了长期的大量实践和探讨,但由于各自的文化背景不同,其养生保健的观点和方法也有差异。中医养生是在以中华民族文化为主体背景下发生发展起来的。其基本特点如下:

(一)独特完善的理论体系

中医养生理论根植于中医学理论,它以"天人相应""形神合一"的整体观念为出发点,去认识人体生命活动及其与自然、社会的关系。特别强调人与自然环境、社会环境的协调统一,心理与生理的协调一致,讲究体内气化升降。并用阴阳五行学说、脏腑经络理论来阐述人体生理病理及生老病死的规律。尤其把精、气、神作为养生保健的核心,进而确定了指导养生实践的原则,提出养生之道必须"法于阴阳""和于术数""起居有常""形神并养",自成独特完善的养生体系。

(二)和谐适度的宗旨

养生必须整体协调,它贯穿于日常生活之中,在衣、食、住、行、坐、卧之间都有讲究。中医养生理论认为阴阳平衡是身体健康的基本标志,而和谐适度是其突出特点。《素问·生气通天论》中记载:"阴平阳秘,精神乃治,阴阳离决,精气乃绝。"只有维持阴阳和谐的生理状态,才能保证机体的生存。阴阳平衡,守其中正,保其冲和,则可健康长寿。例如,情绪保健要求不卑不亢、不偏不倚、中和适度,又如节制饮食、节欲保精、睡眠适度、形劳而不倦等,都体现了这种思想。晋代养生家葛洪提出"养生以不伤为本",不伤的关键在于遵循自然及生命过程的变化规律,掌握适度,注意调节。

(三)综合、辨证的调摄

人类健康长寿并非靠一朝一夕、一功一法的摄养就能实现的,而是应根据人体的实际状态,有针对性地采取多种调养方法,持之以恒地进行审因施养。因此,中医养生学一方面强调从自然环境到衣食住行,从生活爱好到精神卫生,从药饵强身到运动保健等进行较为全面的、综合的防病保健。另一方面十分重视按照不同情况区别对待,反对千篇一律、一个模式,而是针对各自的不同特点有的放矢,体现中医养生的动态整体平衡和审因施养的思想。历代养生家都主张养生要因人、因时、因地制宜,全面配合。例如,因年龄而异分阶段养生;顺乎自然变化四时养生;注意环境养生等。又如传统健身术的运用原则提倡根据各自的需要可分别选用动功、静功或动静结合之功,又可配合导引、按摩等法。这样不但可补偏救弊、导气归经,有益寿延年之效,又有开发潜能和智慧之功,从而收到最佳摄生保健效果。

(四)适应范围广泛

养生保健可与每个人的一生相始终。人生自妊娠于母体之始直至耄耋老年,每个年龄阶段都存在着养生的内容。人在未病之时、患病之际、病愈之后,都有养生的必要。不仅如此,对不同体质、不同性别、不同地区的人也都有相应的养生措施。因此养生学的适应范围非常广泛。它应引起人们的高度重视,进行全面普及,提高养生保健的自觉性,把养生保健活动看作人体生命活动的一个重要组成部分。

第二节 中医养生的基本观念

养生和生活的关系决定了养生观点的多面性。那么,中医的养生观念又是什么呢?下面就让我们来领略养生文化的悠久历史和丰富内涵,以及了解健康理念深厚的文化渊源。中医养生主要有预防观、整体观、平衡观、辨证观。

一、预防观:未病先防、未老先养的预防观

历来的养生家比一般医生高明之处就是"防微杜渐",我国上古医学已有"预防为主"的"治未病"思想。《素问·四气调神大论》中记载:"是故圣人不治已病治未病,不治已乱治未乱,此之谓也。夫病已成而后药之,乱已成而后治之,譬犹渴而穿井,斗而铸锥不亦晚乎?"《淮南子》提出:"良医者常治无病之病故无病;圣人者常治无患之患故无患。"元代朱丹溪在《丹溪心法·不治已病治未病》中提出:"与其救疗于有疾之后不若摄养于无疾之先。"是指与其在得病之后治疗,不如平时加强保护措施防止疾病发生。张仲景强调"养慎",具体措施是"无犯王法、禽兽灾伤""服食节其冷热、苦酸辛甘",并指出"房事勿令竭乏"等。说明保持身体健康,既要加强道德修养避免意外的伤害,又要注意在日常生活中穿衣吃饭及房事都要有节制,这样就能保持"五脏元真通畅""不遗形体有衰"而健康无病。

"未病先防"的思想喻示人们从生命开始就要注意养生,在健康或亚健康状态下,预先采取养生保健措施,才能保健防衰和防病于未然。这种居安思危、防微杜渐的哲学思想是中国文化的精华。

二、整体观:天人相应、形神兼具的整体观

中医认为人生于天地之间,一切生命活动都与大自然息息相关,必须随时随地与其保持和谐一致,主动适应自然环境,这就是"天人相应"的思想。

《灵枢·岁露》曰:"人与天地相参也,与日月相应也。"也就是说人与自然界是一个不可分割的整体,即"天人相应"。人类适应四时阴阳变化的规律,才能发育成长。中医养生理论都是以"天人相应"的整体观为出发点认识人体、生命活动及其与自然、社会的关系。特别强调人与自然环境、与社会环境的协调,讲究体内气化升降以及心理与生理的协调一致,并用阴阳形气学说、脏腑经络理论来阐述人体生老病死的规律。尤其把精、气、神作为人体之三宝,作为养生保健的核心,提出养生之道必须"法于阴阳,和于术数"。中医养生学在"天人相应顺应自然"的观念指导下,把人体看成与天相应相通的精气神三位一体的、以五脏为核心的有机整体,人的生命活动与天地大自然是密切联系在

一起的。"天人相应顺应自然"是中国养生学的一大特色。

"形神合一"又称为"形与神俱",或"形神相印",即形体与精神的统一。所谓形,是指整个机体的外在表现,是物质基础;所谓神,是指精神意识、思维以及生命活动的外在表现,是功能作用。形体健壮,必然精神饱满,生理功能正常;精神旺盛,又能促进形体健康。为了保持思想活动的健康和防止内在情志刺激因素的产生,必须培养乐观的精神、开阔的胸怀,恬静的情绪。

《素问·移精变气论》曰:"得神者昌,失神者亡。"可见精神活动失调是发病的内在依据。实际上,中医的"神"不仅主导着人体的精神活动,也主宰着人体的物质代谢、能量代谢、调节适应、卫外抗邪等为特征的脏腑功能活动。

张介宾在《类经》中指出:"形者神之质,神者形之用;无形则神无以生,无神则形不可活。"正如《灵枢·天年》说:"神气皆去,形骸独居而终矣。"因此,"形""神"是统一的,养生只有做到"形神俱在",才能保持生命的健康长寿。其特别强调精神因素对健康的影响,提出了"形神合一""情志与内脏相关"等理论。所以一般认为,良好的精神状态可以增进人体健康长寿,不良的精神刺激可以使人致病,甚至死亡。这些理论不仅有效地指导着临床实践,也广泛地应用于养生保健中。

三、平衡观:调整阴阳、补偏救弊的平衡观

人体是一个阴阳运动平衡的统一整体,人生历程是一个阴阳运动平衡的过程,所以阴阳平衡是人体健康的必要条件。养生保健的根本任务就是以正气为本运用阴阳平衡规律协调机体功能达到内外平衡。

正气是泛指人体的抗邪能力包括脏腑气血阴阳、经络之气、阴精及津液等基本物质及生理功能,是人体卫外功能、免疫功能、调节功能以及各种代偿功能的高度概括。正气旺盛则人体阴阳协调、气血充盈、脏腑经络功能正常,邪气无以侵犯人体,即"正气存内邪不可干"之意,正气充足是机体健壮的根本所在。人体之所以衰老,其根本原因在于机体正气的虚衰,"邪之所凑,其气必虚"就是说明疾病的发生也与正气不足有直接关系,正气虚弱,邪气乘虚而入而发为诸疾,故保养正气是养生的根本任务。从阴阳对立统一、相互依存的观点出发,认为脏腑、经络、气血津液等必须保持相对稳定和协调才能维持"阴平阳秘"的正常生理状态,从而保证机体的生存。人体正气是抵御外邪、防病健身和促进机体康复的最根本的要素,疾病的过程就是"正气"和"邪气"相互作用的结果。《灵枢·百病始生》曰:"风雨寒热,不得虚邪,不能独伤人。卒然逢疾风暴雨而不病者,盖无虚,故邪不能独伤人。此必因虚邪之风,与其身形,两虚相得,乃客其形。"就是说正气充沛,虽有外邪侵犯也能抵抗,而使机体免于生病,患病后亦能较快地康复。正气充盛可保持体内阴阳平衡更好地适应

外在变化,因此历代医家和养生家都非常重视护养人体正气。

《素问·至真要大论》云:"谨察阴阳所在而调之,以平为期。""以平为期"就是以保持阴阳的动态平衡为准则。无论精神、饮食、起居的调摄还是自我保健或药物的使用都离不开阴阳协调平衡,以平为期的宗旨。和谐均衡,一是指机体自身各部分间的正常生理功能的协调平衡;二是指机体功能与自然界物质交换过程中的相对平衡。人体复杂的生命活动是以五脏为主体脏腑功能的综合反映。因此首先要协调脏腑的生理功能使其成为一个有机整体。在协调机体功能时要特别注意情志平衡,喜、怒、忧、思、悲、恐、惊等情志过激都可影响脏腑,造成脏腑功能失衡而孳生百病,而疾病又可反馈人的情志,造成恶性循环。因此,必须随时调整机体生理与外界环境的关系,才能维护其平衡状态。

四、辨证观:动静有常、和谐适度的辨证观

动与静是自然界物质运动的两种形式,人体的生理功能也有动与静的运动形式。生活中主要指形与神宜保持动、静的适度,从宏观上讲心神宜静,形体宜动。所谓适度就是要恰到好处,简言之就是养不可太过也不可不及。养生保健不仅要方法合适,而且要经常坚持不懈地努力,才能不断改善体质。只有持之以恒地进行调摄才能达到目的。例如人体的阴精与阳气便有相对的动静运动,阴精主静是人体营养的根源,阳气主动是人体运动的根本;又如形属阴主静代表物质结构,气属阳主动反映生理功能。动与静必须适度,即不能出现太过与不及的状态才能保持人体的健康。

第三节　中医养生原则

一、整体原则

人体是一个有机的整体,中医养生保健理论应指导或帮助患者与自然、社会融为一个整体,还要使人体各个组成部分之间协调统一,形体与精神协调统一,这就是中医养生保健学的整体原则。

(一)部分与整体协调,形体与精神并重

在进行养生保健和康复医疗时,对局部的功能障碍要使之能与整体统一,还要时时注意调整形体与精神之间的关系,使之恢复统一协调的状态。

(二)功能与自然统一,血气与四季同步

中医养生保健和康复活动要顺应季节气候的变化及地理条件的差异等。要做到"因地制宜""因时制宜"的原则,目的就是顺从四时气候、地域差异的

变化规律来调理脏腑,调畅气血,调摄精神,以适应自然界的生、长、化、收、藏的变化,保持人体内外阴阳的相对平衡,从而达到健康长寿的目的。

社会环境的变化也会影响人体的生理功能及病理变化,如由于社会发展中工业化和都市化趋势的加快,导致环境(空气、土壤、噪声)污染,可以引发一些新的疾病;生活方式的改变,工作压力的增大,造就"现代文明病"日益严重。许多心身疾病,如冠心病、高血压、消化性溃疡、支气管哮喘等的发生,都与社会环境有关。因此,帮助患者适应社会环境的变化,纠正其不良生活方式与行为,加大对环境污染的防护都非常重要。

二、辨证原则

辨证论治是中医学最大的特色。养生保健措施和康复医疗必须根据辨证的结果来确定相应的养生保健、康复原则和方法,在辨证论治理论的指导下,病同证异,康复亦异;病异证同,康复亦同。此外,还要兼顾辨证与辨病相结合的原理来指导康复医疗。

三、功能原则

人体生理活动,是气机的"升降出入"有序。养生保健学要求维护生理功能;康复医疗的目的是恢复正常的功能状态。它注重功能训练、运动形体,促使精气流通,使脏腑组织的生理功能得以协调,最大限度地恢复个人生活、家庭和社会生活以及职业工作的适应能力。

(一)脏腑功能重在协调

康复患者,伤残病后余邪未尽,正气尚虚,脏腑功能未完全恢复正常,必须针对其病理特点,采取综合措施,促使脏腑功能尽快恢复,并且能与其他脏腑协调。如肝病患者康复期不仅要消除其肝经湿热,也要顾及脾胃功能的损伤。

(二)生存能力重在质量

生存能力主要指日常生活能力和职业工作能力,要采取多种方式进行功能训练,保存和恢复其身体运动、感知、言语交流、生活和职业等方面的功能,提高生活质量。

第四节　中医传统运动养生

传统运动养生法是我国劳动人民智慧的结晶。千百年来,人们在运动养生实践中总结出许多宝贵的经验,使运动养生不断地得到充实和发展,形成了融导引、吐纳、按跷、武术、医术为一体的具有中华民族特色的养生方法。运用传统的导引、吐纳、按跷方法进行锻炼,通过活动筋骨关节、调节气息、宁心安神以疏通经络、行气活血、调和脏腑,进而达到增强体质、益寿延年的目的,这种养生方法称为中医运动养生。传统的运动养生是采用调身、调息、调心方式达到养生防病的目的。

一、中医传统运动养生的原则

我国传统的运动养生法之所以能健身、治病、益寿延年,是因为它有一套较为系统的理论、原则和方法,注重和强调机体内外的协调统一,和谐适度。运动养生过程中必须始终坚持以下几个原则:

(一) 掌握运动养生的要领

传统运动养生的练功要领就是意守、调息、动形的统一。这三方面中,最关键的是意守,只有精神专注,方可宁神静息,呼吸均匀,气血运行。三者的关系是:以意领气,以气动形。这样,在锻炼过程中,内炼精神、脏腑、气血;外炼经脉、筋骨、四肢,使内外和谐,气血周流,整个机体可得到全面锻炼。

(二) 注重动静结合

我国古代养生思想有"宜动""宜静"两种不同观点,两者都源自道家。唐代孙思邈主张:"唯无多无少,几乎道矣。"即不宜多动,亦不宜多静。元代朱震亨提出:"天主生物,故恒于动;有人此生,亦恒于动。"指出自然界的变化规律是"动"多"静"少。"动"为阳,"静"为阴,一切物质的运动发展,以阳为主导,时刻处在"阳动"的状态。从运动保健来说,运动时,一切顺其自然,进行自然调息、调心,神态从容,摒弃杂念,神形兼顾,内外俱练,动于外而静于内,动主练而静主养神,把动静结合作为运动保健的原则。

(三) 强调适度,不宜过量

运动养生是通过锻炼以达到健身的目的,因此,要注意根据个人情况掌握运动量的大小。运动量太小则达不到锻炼目的,起不到健身作用;太大则超过了机体耐受的限度,反而会使身体因过劳而受损。孙思邈在《备急千金要方》中指出:"养性之道,常欲小劳,但莫大疲及强所不能堪耳。"运动量的测定,往往以运动者的呼吸、心跳、脉率、氧气消耗量等作为客观指标,并且结合运动者自己的主观感觉加以全面测量。如果运动之后,锻炼者食欲增进,睡眠良好,情绪轻松,精力充沛,即使增大运动量也不感到疲劳,这是动静结合、运动量适宜的表现。反之,如运动后食欲减退,头昏头痛,自觉劳累汗多,精神倦怠者,说明运动量过大,应适当酌减。如减少运动量后,仍有上述症状,且长时间疲劳,则应做身体检查。

(四) 适宜的运动时间

一般早晨最好,因为早晨的空气最新鲜,到室外空气清新的地方进行运动锻炼,使休息一夜的身体为一天的活动做些准备。也有人爱好在晚上睡觉前练功锻炼,这是各人运动的习惯。如在饭前锻炼,至少要休息 0.5 小时后才能用餐;饭后则至少要休息 1.5 小时以上才能锻炼。为了避免锻炼后过度兴奋而影响入睡,应该在临睡前 2 小时左右结束锻炼。

(五)因人因时因地制宜

每个人可根据自己的身体状况、年龄阶段、体质与运动量的配合,选择相适宜的运动方法和运动量来进行日常的运动锻炼。有慢性病者要选择对自己疾病有帮助的锻炼方式,由少逐渐增多,逐步增加运动量。太极拳、八段锦、五禽戏可重复锻炼,打两遍或三遍来增加运动量,以取得有效的健身效果。太极拳、八段锦、五禽戏、跑步等,不需要借助任何器具,也不需要特定的场所,在公园、广场、街道、空地、屋前、走廊等处均可,当然到室外林木繁茂、空气新鲜的地方更为理想。

(六)提倡持之以恒,坚持不懈

锻炼身体并非一朝一夕的事,要经常而不间断。"流水不腐,户枢不蠹",这句话一方面说明了"动则不衰"的道理;另一方面强调了经常、不间断的重要性,水常流方能不腐,户枢常转才能不被蠹。只有持之以恒、坚持不懈,才能收到健身的效果,三天打鱼两天晒网是不会达到锻炼目的的。运动养生不仅是身体的锻炼,也是意志和毅力的锻炼。

二、常用的中医传统运动

(一)自然静坐养生法

自然静坐,闭目养神可以养生防病这是众所周知的。儒家的"存心养性",道家的"修身养性",释家的"明心见性",都强调静坐功夫。目前国内气功流派也都以自然静坐为养生的上乘功夫。"负喧闭目坐和气生肌肤。初似饮醇醪又如蛰者苏。外融百骸畅中适一念无。旷然忘我在心与虚俱空。"从唐代大诗人自居易的《静坐》诗中可以领悟到静坐的要领、静坐的感受和静坐的效果。

1. 动作要领

(1)姿式:采取自然坐姿以自我感觉舒适为准。但要求端坐,就是姿势端正,不能歪斜,不能挺胸弯腰,身体放松,闭目静坐即可。有无坐凳、盘腿与否、单盘或双盘均不要求,自然而然随其所便。

(2)呼吸:呼吸顺其自然,习惯怎样呼吸就怎样呼吸,以后随着功夫的深化而呼吸自然深、缓、长、微若有似无及至进入胎息。

(3)意念:要求做到神意静止。要把意识活动止住,各种念头包括善念、常念、恶念都要止住。要神不外驰,视而不见,听而不闻,练功时对外界任何刺激都不动心,有如七窍皆封,但必须意识到自己在练功。

2. 注意事项 本法强调"道法自然"。练功时要做到松静自然,勿忘、勿助、勿求、勿贪;练功时应避开嘈杂、凶险不安全之环境。

(二) 八段锦

八段锦是我国古代的导引术,其健身效果显著,流传广泛,是中华传统养生文化中的瑰宝,有坐势和立势两种形式,八段锦的"八"字不单指段、节和八个动作,而是表示其功法有多种要素,相互制约,循环运转。正如明代高濂所著《遵生八笺·八段锦导引法》中提到的:"子后午前做,造化合乾坤。循环次第转,八卦是良因。""锦"字是由"金""帛"组成的,以表示其精美华贵。此外,"锦"字还应理解为是单个导引术式的荟萃,如丝锦那样绚丽精美。八段锦之名,最早出现在宋代洪迈所著《夷坚志》一书中。八段锦在历代相传中得到不断发展,流派繁多,现代较为流行的练习方法和歌诀见于清代梁世昌《易筋经图说》所附《八段锦》。

由于八段锦不受环境场地限制,随时随地可做,术式简单,易记易学,运动量适中,老少皆宜,而强身益寿作用显著,故一直流传至今,是广大群众所喜爱的健身方法。

本节介绍的八段锦主要是立势形式八段锦。八段锦有八势:第一势:双手托天理三焦;第二势:左右开弓似射雕;第三势:调理脾胃臂单举;第四势:五劳七伤向后瞧;第五势:摇头摆尾去心火;第六势:两手攀足固肾腰;第七势:攒拳怒目增气力;第八势:背后七颠百病消。

1. 养生机理　八段锦是形体活动与呼吸运动相结合的健身法。活动肢体可以舒展筋骨,疏通经络;与呼吸相合,则可行气活血,周流营卫,斡旋气机,经常练习八段锦可起到保健、防病治病的作用。《老老恒言》云:"导引之法甚多,如八段锦……之类,不过宣畅气血,展舒筋骸,有益无损。"

八段锦对人体的养生康复作用,从其歌诀中即可看出。例如"两手托天理三焦",即说明双手托天的动作,对调理三焦功能是有益的。两手托天,全身伸展,又伴随深呼吸,一则有助于三焦气机运化,二则对内脏亦有按摩、调节作用,起到通经脉、调气血、养脏腑的效果。同时,对腰背、骨骼也有良好的调理作用。其他诸如"调理脾胃单举手""摇头摆尾去心火"等,均是通过宣畅气血、展舒筋骸而达到养生的目的。八段锦的每一段都有锻炼的重点,而综合起来,则是对五官、头颈、躯干、四肢、腰、腹等全身各部位进行了锻炼,对相应的内脏以及气血、经络起到了保健、调理作用,是机体全面调养的健身功法。

2. 练习方法

见图 8-1。

(1)双手托天理三焦:此段是四肢、躯干和诸内脏器官的同时性全身运动,以调理三焦为主。上举吸气时,胸腔位置提高,增大膈肌运动。通过 X 线透视观察证明,膈肌运动较一般深呼吸可增大 1～3cm,从而加大呼吸深度,减小内

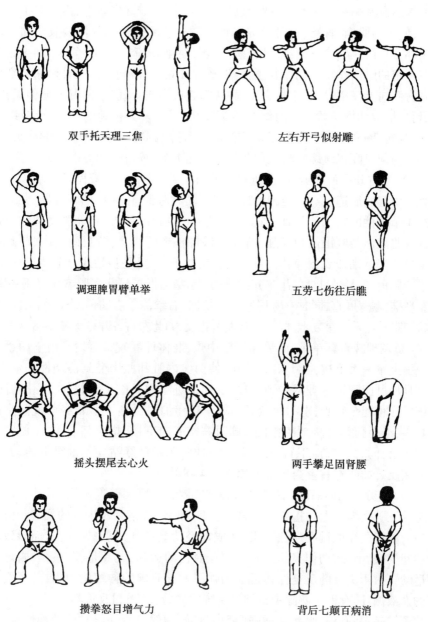

双手托天理三焦 左右开弓似射雕

调理脾胃臂单举 五劳七伤往后瞧

摇头摆尾去心火 两手攀足固肾腰

攒拳怒目增气力 背后七颠百病消

图 8-1 八段锦套路图解

脏对心肺的挤压,有利于静脉血回流心脏,使肺的功能充分发挥,大脑清醒,解除疲劳。另外,上举吸气,使横膈下降,由于抬脚跟站立,自然使小腹内收,从而形成逆呼吸,使腹腔内脏得到充分自我按摩;呼气时上肢下落,膈肌向上松弛,腹肌亦同时松弛,此时腹压较一般深呼吸要低得多,这就改善了腹腔和盆腔内脏的血液循环。平时,人两手总是处于半握拳或握拳状态,由于双手交叉上托,使手的肌肉、骨骼、韧带等亦能得以调理。此式除充分伸展肢体和调理三焦外,对腰背痛、背肌僵硬、颈椎病、眼疾、便秘、痔疮、腿部脉管炎、扁平足等也有一定的防治作用。动作要领:两脚平行开立,与肩同宽。两臂徐徐分别自左右身侧向上高举过头,十指交叉,翻转掌心极力向上托,使两臂充分伸展,不可紧张,恰似伸懒腰状。同时缓缓抬头上观,要有擎天柱地的神态,此时缓缓吸气;翻转掌心朝下,在身前正落胸高时,随落随翻转掌心再朝上,微低头,眼随手运。同时配以缓缓呼气。如此两掌上托下落,练习4~8次。

(2)左右开弓似射雕:此段重点是改善胸部、颈部的血液循环。临床上对脑震荡引起的后遗症有一定的治疗作用。同时对上、中焦内的各脏器,尤对心肺给予节律性的按摩,因而增强了心肺功能。通过扩胸伸臂,使胸肋部和肩臂部的骨胳肌肉得到锻炼和增强,有助于保持正确的姿势,矫正两肩内收、圆背等不良姿势。动作要领:两脚平行开立,略宽于肩,呈马步站式。上体正直,两臂平于胸前,左臂在上,右臂在下;手握拳,示指与拇指呈八字形撑开,左手缓缓向左平推,左臂展直,同时右臂屈肘向右拉回,右拳停于右肋前,拳心朝上,如拉弓状。眼看左手。重复上述动作,唯左右相反,如此左右各开弓练习4~8次。

(3)调理脾胃臂单举:此势作用于中焦,肢体伸展宜柔宜缓。由于两手交替一手上举一手下按,上下对拔拉长,使两侧内脏和肌肉受到协调性的牵引,特别是使肝胆脾胃等脏器受到牵拉,从而促进了胃肠蠕动,增强了消化功能。熟练后亦可配合呼吸,上举吸气,下落呼气。动作要领:左手自身前成竖掌向上高举,继而翻掌上撑,指尖向右,同时右掌心向下按,指尖朝前;左手俯掌在身前下落,同时引气血下行,全身随之放松,恢复自然站立。重复上述动作。左右相反。如此左右手交替上举各练习4~8次。

(4)五劳七伤向后瞧:五劳是指心、肝、脾、肺、肾因劳逸不当、活动失调而引起的五脏受损。七伤指喜、怒、思、忧、悲、恐、惊等情绪对内脏的伤害。由于精神活动持久性地过度强烈紧张,造成神经功能紊乱,气血失调,从而导致脏腑功能受损。该式动作实际上是一项全身性的运动,尤其是腰、头颈、眼球等的运动。由于头颈的反复拧转运动加强了颈部肌肉的伸缩能力,改善了头颈部的血液循环,有助于解除中枢神经系统的疲劳,增强和改善其功能。此式对防治颈椎病、高血压、眼病和增强眼肌有良好的效果。练习时要精神愉快,面带笑容,乐自心田生,笑自心内起。动作要领:两脚平行开立,与肩同宽。两臂自然下垂或叉腰。头颈带动脊柱、两大腿缓缓向左拧转,眼看后方,同时配合吸气;头颈带动脊柱徐徐向右转,恢复前平视。同时配合呼气,全身放松。重复上述动作,左右相反。如此左右后瞧4~8次。

(5)摇头摆尾去心火:此段动作强调"松"与"静",以解除紧张,使头脑清醒。俗谓"静以制躁"。"心火"为虚火上炎,烦躁不安的症状,此虚火宜在呼气时以两手拇指做掐腰动作,引气血下降。同时进行的俯身旋转动作,亦有降伏"心火"的作用。动作要保持逍遥自在,并延长呼气时间,以去"心火"。同时对腰颈关节、韧带和肌肉等亦起到一定的作用,并有助于任、督、冲三脉的运行。动作要领:马步站立,两手叉腰,缓缓呼气后拧腰向左,屈身下俯,将余气缓缓呼出。动作不停,头自左下方经体前至右下方,像小勺舀水似地引颈前伸,自右侧慢慢将头抬起,同时配以吸气;拧腰向左,身体恢复马步桩,缓缓深长呼气。同时全身放松,呼气末尾,两手同时做节律性掐腰动作数次。重复上述动作,左右相反,动作交替进行各做4~8次。

(6)两手攀足固肾腰:腰是全身运动的关键部位,这一势主要运动腰部,也加强了腹部及各个内脏器官的活动,如肾、肾上腺、腹主动脉、下腔静脉等。腰又是腹腔神经节"腹脑"所在地。由于腰的节律性运动(前后俯仰),也改善了脑的血液循环,增强了神经系统的调节功能及各个组织脏器的生理功能。年老体弱者,俯身的动作应慢慢逐渐加大,有高血压和动脉硬化的患者,俯身时头不宜过低。动作要领:两脚平行开立,与肩同宽,两掌分按脐旁;两掌沿带脉分向后腰;上体缓缓前倾,两膝保持挺直,同时两掌沿尾骨、大腿后侧向下按摩至脚跟。沿脚外侧按摩至脚内侧;上体展直,同时两手沿两大腿内侧按摩至脐两旁。如此反复俯仰4~8次。

(7)攒拳怒目增气力:预备姿势:两脚开立,成马步桩,两手握拳分置腰间,拳心朝上,两眼睁大。此段动作要求两拳握紧,两脚蹈趾用力抓地,舒胸直颈,聚精会神,瞪眼怒目。此式主要运动四肢、腰肌和眼肌。根据个人体质、爱好、年龄与目的的不同,决定练习时用力的大小。其能舒畅全身气机,增强肺气,具有增强全身筋骨和肌肉的作用。同时使大脑皮层和自主神经兴奋,有利于气血运行。动作要领:左拳向前方缓缓击出,成立拳或俯拳皆可。击拳时宜微微拧腰向右,左肩随之前顺,展拳变掌臂外旋握拳抓回,呈仰拳置于腰间。重复上述动作,左右相反。如此左右交替各击出4~8次。

(8)背后七颠百病消:预备姿势:两脚平行开立,与肩同宽,或两脚相并。此段通过肢体导引,吸气时两臂自身侧上举过头,呼气时下落,同时放松全身,意指将"浊气"自头向涌泉引之,排出体外。古人谓之"排浊留清"。由于脚跟有节律地弹性运动,从而使椎骨之间及各个关节韧带得以锻炼,对各段椎骨的疾病和扁平足有防治作用。同时有利于脑脊液的循环。动作要领:两臂自身侧上举过头,脚跟提起,同时配合吸气。两臂自身前下落,脚跟亦随之下落,并配合呼气。全身放松,如此起落4~8次。

3. 注意事项

(1)姿势要正确,衣着要宽松,环境要安静,做足准备动作。

（2）注意运动量，量力而行。每人每周一般练习 4~5 次，每次 50min 左右（含准备时间）。一般每做完一遍，休息 2min 再继续。学会自我评价运动量，其有效的表现是心情愉快、脉搏稳定、血压正常、食欲及睡眠良好。否则应调整运动量。

（3）其效果受性别、年龄、身体条件的限制，练习者个体差异很大。对一时不能完成的动作不能强求，要平衡心态，不能相互之间攀比。练习过程如果出现头晕、恶心、手足麻木、心慌气短等现象，应停止练习，并找出原因（其原因多为过于认真紧张、身体虚弱或休息不好）。

（三）太极拳

太极拳是我国传统的健身拳术之一，其动作轻松柔和、连贯均匀、圆活自然、协调完整。运动中意识、呼吸和动作三者密切配合，以达到强身健体的目的，经常练习有调整脏腑、疏通经络、补气益血等作用。太极拳练习能促进神经系统和内分泌系统的功能，改善心血管系统、免疫系统、呼吸系统和运动系统的功能，其通过对各大系统的综合作用达到健身和养生效果。研究表明：太极拳运动有明显的降压效果，可作为降压的辅助治疗手段，练习太极拳的时间越长对中老年高血压患者生存质量的影响效果越显著。太极拳对改善心理健康具有显著的效果，建议太极拳应集体进行练习。同时适量的太极拳运动，对防治血脂异常及有效地降低心血管疾病危险性具有积极的作用。

（四）五禽戏

五禽戏是以形体运动养生为主，辅以呼吸吐纳与意念配合的导引类功法，是一套具有浓郁民族传统文化风格特色的中医养生功法。它是模仿五种禽兽——虎、鹿、熊、猿、鸟的动作编创而成。该功法最早出自东汉末年的名医华佗及其弟子吴普，据传是根据《吕氏春秋》上所说的"流水不腐，户枢不蠹，动也，形气亦然"的理论与《淮南子》中的六个动物动作创编的。五禽戏历史悠久，几近两千年，是现在所知完整的整套功法的先驱。2003 年国家体育总局在传统"五禽戏"基础上编创了"健身气功·五禽戏"，是一种防治结合、行之有效的传统保健导引术，其养生目的明确，锻炼要求比较严格。每一禽戏的神态运用形象，不仅要求形似，更重视神似，要做到心静体松、刚柔相济、以形导气、气贯周身、呼吸柔和、引伸肢体。"健身气功·五禽戏"的动作全面周到，可以弥补日常活动中锻炼活动不到的部位，使之改善机体各部分功能，达到畅通经络、调和气血、活动筋骨、滑利关节的作用。

1. 功法特点　五禽戏动作力求简捷，左右对称，平衡发展，既可全套连贯习练，也可侧重多练某戏，还可只练某戏，运动量较为适中，属有氧训练，各人可根据自身情况调节每势动作的运动幅度和强度，安全可靠。整套功法虽然动作相对简单，但每一动作无论是动姿或静态，都有细化、精化的余地。如"虎举",手型的变化,就可细化为撑掌、屈指、拧拳三个过程;两臂的举起和下落,又可分为提、举、拉、按四个阶段,并将内劲贯注于动作的变化之中,眼神要随手而动,带动头部的仰俯变化。待动作熟练后,还可按照起吸落呼的规律以及虎的神韵要求,内外合一地进行锻炼。习练者可根据自己的身体条件和健康状况,循序渐进,逐步提高。此功法动作体现了身体躯干的全方位运动,包括前俯、后仰、侧屈、拧转、折叠、提落、开合、缩放等各种不同的姿势,对颈椎、胸椎、腰椎等部位进行了有效的锻炼。总的来看,新功法以腰为主轴和枢纽,带动上、下肢向各个方向运动,以增大脊柱的活动幅度,增强健身功效。本功法还特别注意手指、脚趾等关节的运动,以达到加强远端血液微循环的目的。同时,注意对平时活动较少或为人们所忽视的肌肉群的锻炼。例如,在设计"鹿抵""鹿奔""熊晃""猿提""鸟伸"等动作时,就充分考虑了这些因素。试验点教学效果检测对比数据也证实了这些动作的独特作用,有关指标呈现出较为明显的变化。

"健身气功·五禽戏"模仿"五禽"的动作和姿势,舒展肢体,活络筋骨,同时在功法的起势、收势以及每一戏结束后,配以短暂的静功站桩,诱导习练者进入相对平稳的状态和"五禽"的意境,以此来调整气息、宁心安神,起到"外静内动"的功效。具体来说,肢体运动时,形显示于外,但意识、神韵贯注于动作中,排除杂念,思想达到相对的"入静"状态;进行静功站桩时,虽然形体处于安静状态,但是必须体会到体内的气息运行以及"五禽"意境的转换。动与静的有机结合,两个阶段相互交替出现,起到练养相兼的互补作用,可进一步提高练功效果。

2. 养生机制 习练"健身气功·五禽戏",必须把握好"形、神、意、气"四个环节。形,即练功时的形体姿势。开始练功时,头身正直,含胸垂肩,体态自然,使身体各部位放松、舒适。开始习练每戏时,要根据动作的名称含义,做出与之相适应的动作造型,动作要到位,要合乎规范。特别对动作的起落、高低、轻重、缓急、虚实要分辨清楚,要不僵不滞,柔和灵活自然。神,即神态、神韵。所谓"戏",有玩耍、游戏之意,这也是与其他健身气功功法不同之处。只有领悟掌握"五禽"的神态,进入玩耍、游戏的意境,神韵方能显现出来,动作形象才可能逼真。如虎戏要仿效虎的威猛气势,虎视眈眈;鹿戏要仿效鹿的轻捷舒展,自由奔放;熊戏要仿效熊的憨厚刚直,步履沉稳;猿戏要仿效猿的灵活敏捷,轻松活泼;鸟戏要仿效鹤的昂首挺立,轻盈潇洒。意,即意念、意境,也就是人的思维活动和情绪变化,这些都能影响到五脏六腑的功能。习练每戏时,要逐步体悟进入"五禽"的意境,模仿不同动物的不同动作。练"虎戏"时,要意想自己是深山中的猛虎,伸展肢体,抓捕食物;练"鹿戏"时,要意想自己是原野上的梅花鹿,众鹿戏抵,伸足迈步;练"熊戏"时,要意想自己是山林中的黑熊,转腰运腹,自由慢行;练"猿戏"时,要意想自己是置身于花果山中的灵猴,活泼灵巧,摘桃献果;练"鸟戏"时,要意想自己是江边仙鹤,伸筋拔骨,展翅飞翔。意随形动,气随意行,意、气、形合一,进而达到疏通经络、调畅气血的目的。气,这里指练功时对呼吸的锻炼。对于初学者,应先学会动作,明确其含义,使姿势舒适准确。待身体放松,情绪安宁后,逐渐注意调整呼吸。习练"健身气功·五禽戏"时,呼吸和动作的配合有以下规律:即起吸落呼,开吸合呼,先吸后呼,蓄吸发呼。其主要呼吸形式有自然呼吸、腹式呼吸、提肛呼吸等,可根据姿势变化或劲力要求而选用。功法操作:虎戏分虎举与虎扑;鹿戏分鹿抵与鹿奔;熊戏分熊运与熊晃;猿戏分猿提与猿摘;鸟戏分鸟伸与鸟飞。

3. 练习方法

(1)熊戏:全身放松,自然站立,两脚分开与肩同宽,两臂在体侧自然下垂。意念集中于神阙穴(肚脐)。屈右膝,左脚向左前迈出半步,身体稍微左转,右肩向前下晃动;手臂随之下沉,左肩稍微向后外舒展,肘稍屈,左臂向上抬;然后收左脚,屈左膝,右脚向右前迈出半步,身体稍微右转,左肩向前下晃动,手臂随之下沉,右肩稍微向后外舒展,肘稍屈,右臂向上抬。如此反复晃动,次数不限。练熊戏时要在沉稳中寓于轻灵,将其剽悍之性表现出来。本动作有健脾胃,助消化、活关节等功效。

(2)虎戏:第一左动:自然站立,左脚向左跨步,右手向左上方划弧横于前额,呈虎爪形,掌心向下,距额一拳,左手横于后腰,掌心向上,距腰一拳,身向左扭动,眼看右足跟,抬头,强视片刻,形似寻食。第二右动:方向相反,动作相同,练虎戏时要表现出威武勇猛的神态。本动作能缓解坐骨神经痛、腰背痛、脊柱炎等病症。

(3)鹿戏:第一左动:自然站立,左腿起步踢出,上体前倾,脚掌距地一拳,右腿微屈,成剪子步;右臂前伸,腕部弯曲,手呈鹿蹄形,指尖下垂与头平;左臂于后,距腰一拳,指尖向上,眼为斜视。第二右动:方向相反,动作相同。练鹿戏时要注意体现其静谧怡然之态。本动作可强腰肾,活跃骨盆腔内的血液循环,并锻炼腿力。

(4)猿戏:第一左动:自然站立,左腿迈出,足跟抬起,脚尖点地,右腿微屈提步,左臂紧贴乳下方,指尖下垂成猿爪形;右臂弯曲上抬,右手从右脑后绕于前额,拇指中指并拢,眼为动视。第二右动:方向相反,动作相同。练猿戏时要仿效猿敏捷灵活之性。本动作有助于增强心肺功能,健壮肾腰。

(5)鸟戏:第一左动:两脚平行站立,两臂自然下垂,左脚向前迈进一步,右脚随之跟进半步,右脚尖点地;同时两臂慢慢从身前抬起,掌心向上,与肩平时两臂向左右侧方举起,随之深吸气;两脚相并,两臂自侧方下落,掌心向下,同时下蹲,两臂在膝下相交,掌心向上,随之深呼气。第二右动:方向相反,动作相同。练鸟戏时要表现出展翅凌云之势,方可融形神为一体。本动作轻翔舒展,可调理气血,疏通经络,活动筋骨关节。

4. 注意事项

(1)练功前 10~20min,停止体力和脑力活动,全身肌肉放松,心平气和,以利于调整呼吸和意守入静。心情愉悦,情绪稳定,呼吸保持稳慢状态。选择安静场所,光线适宜,空气新鲜,风景宜人。排解人小便,除去身上饰物,解开腰带,衣着宽松。禁饱食和饥饿。如感身体不适和疲乏,可先自我按摩,解除不适后再行练功。妇女经期应停练或少练。

(2)练功中深呼吸,体松心宽,排除杂念。体姿不适随时调整。若唾液增多,可将唾液分三次咽下,切莫外吐。练功中若遇突然重大刺激,不要惊慌,可先调整呼吸,以意领气归丹田。应循序渐进,初学者练功时间一般以 20~30min 为宜,随着功力加深,可逐渐延长练功时间。

(3)练功完毕,将气引归丹田。练功出汗可用干毛巾擦拭,切忌迎风吹或立即洗浴。切勿收功太急或立即活动,气归丹田后可静养片刻,深呼吸几次,舒展后再行其他活动。

第五节　五行音乐情志调养

音乐养生是中医养生的一个组成部分,是运用音乐(主要是五行音乐)来调剂人们的精神生活,改善人们的精神状态,从而起到预防、治疗某些心理情志疾病的作用。

一、概念

五行音乐(表 8-1)来源于五行学说。在中医学中,五行指的是的木、火、土、金、水;对应的五音是角、徵、宫、商、羽;对应的五声是呼、笑、歌、哭、呻;对应的五脏是肝、心、脾、肺、肾。《黄帝内经》记载"天有五音,人有五脏,天有六律,人有六腑。此人与天地相参"。《素问·阴阳应象大论》中将角、徵、宫、商、羽五音分属木、火、土、金、水,有了"五脏相音"学说,即宫声入脾,商音入肺,角声入肝,徵声入心,羽声入肾。五行学说的内容主要就是以木、火、土、金、水这五种性质的元素把自然界、人体的组织器官、功能活动进行分类。每一类都自成体系,称为一个系统。系统和系统之间通过相生相克的关系联系起来,形成一个复杂的网络状的体系。根据不同的病症,选用适当的音乐可获得较好的养生效果。

表 8-1　中医五行音乐

五音	五脏	主音	五行	五季	五志	五化	辨证选曲
角调	肝	3—M	木	春	怒（烦躁易怒）	生	宣悲消气
徵调	心	5—So	火	夏	喜（紧张焦虑）	长	安神镇静
宫调	脾	1—Do	土	长夏	思（消沉忧郁）	化	开郁散结
商调	肺	2—Re	金	秋	悲（忧郁悲伤）	收	兴奋解郁
羽调	肾	6—La	水	冬	恐（胆怯恐惧）	藏	激发固志

　　五行音乐是将中国传统医学中阴阳五行、天地人合一的理论与音乐结合，由音乐、中医、气功界的专家合作设计、创作，精心录制而成。与天地自然及人体气机运化相对应的五行音乐，有正调（以调为主）、太调（以泻为主）和少调（以补为主）之分。五种调式的音乐因选用的主音不同，旋律和配器不同，所发出的声波与其场质不一样，故对脏腑及情志的作用也各有所异。如属"土"的宫调音乐，可助脾健运，安神宁心，对食欲缺乏、情志异常有纠正的作用；"金"乐能振奋人心，善治急躁，发泄悲观情绪；"木"乐生发舒展，既能发散抑郁，又能平抑怒狂；"火"乐可畅快情怀，通调血脉，抖擞精神；"水"乐发人遐想，启迪心灵，能促进生长发育。

二、五音情志调养

　　早在两千多年前，《黄帝内经》就提出了"五音疗疾"。据《史记》记载："故音乐者所以动荡血脉，通流精神而和正心也。"而中国的古典音乐不但曲调柔美，音色平和，旋律更是无比动听，从而使人忘却一切烦恼，达到开阔胸襟，促进身心健康的作用。

（一）调养机制

　　五音中，角为木音，徵为火音，宫为土音，商为金音，羽为水音。这就表明五音（角、徵、宫、商、羽）与五行（木、火、土、金、水）相应，进而与五脏（肝、心、脾、肺、肾）、五志（怒、喜、思、忧、恐）相连。《黄帝内经》记载：肝属木，在音为角，在志为怒；心属火，在音为徵，在志为喜；脾属土，在音为宫，在志为思；肺属金，在音为商，在志为忧；肾属水，在音为羽，在志为恐。这就是五行音乐能影响人体气机运化、平秘阴阳、调理气血、保持体内气机动态平衡、维护人体健康的原因所在。

　　五音有正调、太调和少调之别。正调系列的音乐属中庸平和，对人体有平补、平泻和平调的作用。少调系列则对应于自然万物及人体气机运行的不足，对人体气虚、血虚、阴虚和阳虚有滋补和充养作用。太调和少调刚好相反,用于泻掉多余和亢盛的部分,用于实证。

正角调,为春音,以角音(3—咪音)为主音,属木,主生,通于肝,能防治气的内郁。少角调能促进气的上升、宣发和展放,具有疏肝解怒、养阳保肝、补心阳、泻肾火的作用;正角调能促进全身气机的展放,调节肝胆的疏泄,兼有助心疏脾和胃的作用。用于养生保健,可养肝畅气,肝不足者,春季宜多听;用于练功,可促进经脉的疏通;用于脑力劳动,可提神醒脑,困倦而又必须继续工作时宜听用;用于体育运动,可提高兴奋性;赛前竞技状态较差时,边做准备活动边听用;用于治疗,则可防治肝气郁结、肝气犯胃、肝气犯脾、胁胀胸闷、食欲不振、嗳气反酸、腹痛泄泻、性欲低下、月经不调、胆小易惊、心情郁闷、精神不快、烦躁易怒等。

正徵调,为夏音,以徵音(5—嗦音)为主音,属火,主长,通于心,有利防治气机的下陷。少徵调能促进全身气机上炎,具有养阳助心、补脾利肺、泻肝火的作用;正徵调能促进全身气机的升提,益心阳,助心气,兼有助脾胃、利肺气的作用。用于养生保健,可养心阳,助心气,夏季宜多听;用于练功,可促进气血运行;用于脑力劳动,可振奋精神,提高效率,注意力不集中时宜听用;用于体育运动,可激发斗志、提高兴奋性,准备活动后期至出场参赛前宜听用。用于治疗,可防治心脾两虚、中气下陷、内脏下垂、头晕目眩、神疲力怯、神思恍惚、心悸怔忡、胸闷气短、情绪低落、形寒肢冷等病症。

正宫调,为长夏音,以宫音(1—哆音)为主音,属土,主化,通于脾,以防治气的升降紊乱。少宫调能促进全身气机稳定,调节脾胃之气的升降,具有养脾健胃、补肺利肾、泻心火的作用;宫调利于全身气机的稳定,协调脾胃的升降,兼有保肺利肾的作用。用于养生保健,可调和脾胃,脾胃较弱者,长夏宜多听;用于练功,可平和气血,促进入静;用于脑力劳动,可稳定心理,需深思熟虑,缜密思考时宜听用;用于体育运动,可提高稳定性,对于需要发挥技巧的比赛项目,赛前过度紧张,心理不稳定者宜听用;用于治疗疾病,适用于脾胃虚弱、升降紊乱,恶心呕吐、腹泻、饮食不化、脘腹胀满、消瘦乏力、神衰失眠、肺虚气短、小便短少等病症。

正商调,为秋音,以商音(2—来音)为主音,属金,主收,通于肺,以防治气的耗散。少商调能促进全身气机的内收,调节肺气的宣发和肃降,具有养阴保肺、补肾利肝、泻脾胃虚火之功效;正商调除无泻脾胃虚火之功效以外,与少商调具有同样的作用。用于养生保健、肺气较虚者,秋季宜多听;用于练功,可促进聚气贮能;用于脑力劳动,可宁心静脑,对于用脑过度、兴奋不已、不能自控者宜听用;用于体育运动,可降低兴奋性,在运动后需放松并消除疲劳时宜听用;用于治疗疾病,适用于肺气虚衰、气血耗散、自汗盗汗、咳嗽气喘、心烦易怒、头晕目眩等病症。

正羽调,为冬音,以羽音(6—啦音)为主音,属水,主藏,通于肾,利于防治气的上逆或过分上炎。少羽调能促进全身气机下降,具有养阴、保肾藏精、补肝利心、泻肺火的作用;正羽调能促进全身气机下降,利于肾的藏精,兼有助肝阴、降心火的作用。用于养生保健,肾气较虚者,冬季宜多听;用于练功,可促进贮能化精和丹田运气;用于脑力劳动,可安神,对于大脑疲劳、气血上冲、头涨脑热、难以入眠者宜听用;用于体育运动,可抑制兴奋,对于赛后休整、减少能量消耗。恢复体力时宜听用;用于治疗疾病,适用于咳喘呕逆、虚火上炎、心烦失眠、夜寐多梦、腰酸腿软、性欲低下或阳痿早泄、肾不藏精或小便不利等病症。

(二)五季与五音

1. 春季　春季乃阳气生发之时,经春雨露水的滋润,木就会发力生长,而木气的生长需要铿锵有力的角音为其做出衬托。

推荐曲目:约翰·施特劳斯的《春之声》,贝多芬的《英雄交响曲》,勃拉姆斯的《第一交响曲》,柴可夫斯基的《意大利随想曲》,拉赫玛尼诺夫的《第二交响曲》等。中国曲目则有《姑苏行》《喜洋洋》《阿拉木汗》《二泉映月》《步步高》等。

2. 夏季

(1)夏季火气旺盛,当木火之气过分生长,就容易刑金蒸水,此时聆听具有清肃之力配合柔和甜美的曲目,使人心旷神怡。因此,夏季适合听一些可以降低木火之气,固涩金水的古典音乐。

推荐曲目:贝多芬的《田园交响曲》,克莱斯勒的《美丽的罗斯马林》,约翰·施特劳斯的《蓝色的多瑙河圆舞曲》,柴可夫斯基的《如歌的行板》等。中国曲目有《渔舟唱晚》《春江花月夜》《空山鸟语》《江南好》等。

(2)素来体虚者,虽到夏季却也不见火旺之象,此时就需要具有旺盛生命力表现的徵音来引导火气的生发。

推荐曲目:莫扎特的《第四十交响曲》,苏佩的《轻骑兵序曲》,勃拉姆斯的《第一交响曲》,弗兰克的《弗兰克交响曲》等。中国曲目则有《百鸟朝凤》《采茶舞曲》《花儿与少年》《送我一支玫瑰花》等。

3. 长夏　长夏时节,以土气为主,兼含四时之余气,当土气弱而致脾胃运化失职,则人体五脏六腑的功能就会逐渐下降甚至衰退,因此需要带有宫音的音乐来治疗土弱的情况。可以选择具有加强运输营养、化生精血、升散清气、降除浊气的土气力量的音乐聆听。

推荐曲目:德沃夏克的《第九交响曲》,德彪西的《大海》,鲍罗丁的《在中亚草原上》,斯美塔那的《伏尔塔瓦河》等。中国曲目有《紫竹调》《拔根芦柴花》《马兰花开》《金蛇狂舞》等。

4. **秋季** 金秋时节,金气的肃杀之力开始显现,过分的肃降能克制木气的生生之息,此乃金克木的危机。人在此时就容易有情绪抑郁跌宕的表现,其肝胆隐伏之疾病容易外显,肺金亦能因气息过旺而降之太过,导致一切干燥、枯乏、萎靡之证。此时,聆听润养悠扬的商音并带点有力的角音,能使金气平和,肝气疏利。

推荐曲目:格罗非的《大峡谷》,门德尔松的《仲夏夜之梦》,约翰·施特劳斯的《蝙蝠序曲》,里姆斯基科萨科夫的《天方夜谭》等。中国曲目有《花儿与少年》《送我一支玫瑰花》《彩云追月》《江南好》《牧歌》等。

5. **冬季** 寒冬之令,万物处于静谧的气息之中,甚至需要长期的休眠来维持生命。需要特别关注的是,水旺能令木气遭受淹没,在水旺之冬季,可以聆听羽音,使木气不及者得以补足,过旺者得以平复,加之母气能助子气生发,便能同时兼顾到水木二者互相抗衡的力量维系。

推荐曲目:海顿的《第 101 时钟》,柴可夫斯基的《第四交响曲》,德沃夏克的《第九交响曲》,罗西尼的《威廉退而序曲》,西贝柳斯的《芬兰颂》,哈恰图良的《哈恰图良小提琴协奏曲》等。中国曲目有《茉莉花》《良宵》《瑶族舞曲》《光明行》等。

(三) 辨证选乐

1. **心神不宁** 宜选择 G 调,速度缓慢轻悠,节奏安静平稳,旋律柔和婉转,优美低吟,清幽和谐的曲目,如《春江花月夜》《南渡江》《月夜》《小夜曲》《摇篮曲》等,均有安神宁心、除烦静气、消除紧张、镇静促眠的作用。

2. **肝郁气滞** 宜选择 D 调,旋律流畅,速度轻松明快,节奏鲜明,优美喜悦的曲目,如《流水》《喜相逢》《假日海滩》等,均有通调气血、开阔胸怀、舒解郁闷的作用。

3. **肝阳上亢** 宜选择 E 调,节奏缓慢,曲调低沉悲哀,旋律沉闷、压抑、凄怆悲凉的曲目,如《江河》《二泉映月》《天涯歌女》《葬花》等,均有悲哀动情、悲则气消、悲则气下、以悲潜阳的作用。

4. **脾虚肝郁** 宜选择 C 调,速度平稳或稍快,节奏鲜明、庄严,旋律悲壮的曲目,如《满江红》《松花江上》《离骚》《蓝色狂想曲》等,均有消沉泄郁、以"怒胜思"的作用。

5. **肾虚心怯** 宜选择 A 调,或 C 调的进行速度,节奏高亢激昂,旋律明快流畅的曲目,如《黄河人合唱》《骑兵进行曲》《大刀进行曲》等,均有振奋精神、激发斗志、愉悦心情、增强自信、益肾固志的作用。

(四) 注意事项

1. 五行音乐治疗每日可进行 3 次,每次以 30min 为宜。

2. 听音乐时最好挑选一个安静、舒适的环境,免受外界打扰。音量应掌握适度,过高或过低都会影响治疗效果,一般控制在 50 分贝左右疗效最佳。

3. 治疗中不要总重复听一首乐曲,以免久听生厌。

4. 空腹时忌听进行曲。人在空腹时,饥饿感受很强烈,而进行曲具有强烈的节奏感,加上铜管齐奏的效果,听后有步步向前的驱使,会进一步加剧饥饿感。

5. 吃饭忌听打击乐。打击乐一般节奏明快,铿锵有力,音量很大,吃饭时欣赏,会导致人的心跳加快、情绪不安,从而影响食欲,有碍食物消化。

6. 生气忌听摇滚乐。人生气时,情绪易冲动,常有失态之举,若在怒气未消时听到疯狂而富有刺激性的摇滚乐,无疑会火上加油,助长人的怒气。

实 践 篇

第九章　一般中医护理

中医护理的基本特点是整体观念和辨证施护。内容包括对患者生活起居、情志、饮食、体质等各方面的全面护理。正确实施中医护理有助于增强患者体质，提高抗病能力，促进疾病康复。

第一节　病情观察

病情观察是指护理人员运用中医望诊、闻诊、问诊、切诊的方法，全面收集患者的病情资料，以诊察疾病。病情观察是护理工作的一项重要内容，它贯穿于整个护理过程，及时准确的病情观察可为诊治疾病和预防并发症提供有力依据。

一、目的和要求

（一）病情观察的目的

1. 为制订护理计划提供依据　护士通过观察疾病的临床表现，综合分析、判断，提出护理问题，制订护理计划，为实施护理措施提供依据。

2. 判断疾病的转归及预后　对患者的症状和体征进行动态观察，可判断疾病的转归和预后。原有症状减轻说明病情好转，在原有病情基础上出现新的症状，说明病情加重或恶化。舌苔、脉象由异常趋向正常，表示病情好转，反之则病情加重。

3. 及早发现危重证候和并发症　护士通过细致入微的观察，及时、准确地掌握或预见病情变化，可为危重患者的抢救赢得时间。如患者体温骤降骤升、呼吸时快时慢、血压忽高忽低，常为正气虚衰的表现；高热患者体温骤降、面色苍白、大汗淋漓、脉微欲绝为亡阳证候。发现此类情况应及时报告医生，并配合抢救。

4. 了解治疗效果和用药反应　中医治疗疾病常以中药治疗为主要手段，护士应指导正确服用药物，密切观察服药后的疗效，有无不良反应发生。治疗后病情好转,说明治疗有效;病情加重,表明疗效不佳。用药后常出现各种反应,如服解表药后的遍身微微汗出,常为表解之象;服解表药后大汗淋漓,表明可能气随汗脱;服攻下药后的腹泻,表明已达釜底抽薪之良效;服攻下药后泻下不止,表明可能伤津耗气。此外,还应仔细观察有无药物中毒等不良反应。

(二)病情观察的要求

1. 观察内容重点明确　护士应根据患者当前的病情,有重点有目的地对疾病的症状进行观察。例如支气管哮喘患者的主要症状是喘促气短、张口抬肩、咳痰、喉中常有哮鸣声,观察的重点应该是哮喘发生的诱因、时间、咳痰的色、质、量,舌质舌苔变化等。

2. 观察方法科学有效　病情观察的方法正确与否,将直接影响病情的判断。护士应掌握各种病情观察方法,及时准确地了解病情的变化,如脉搏短绌患者应由两名护士同时听心率、测脉率,以准确判断患者的病情变化。患者经口进食后口表测试体温引起的误差,服用某些药物后造成舌苔颜色的变化或大便颜色的变化等,都要客观辨证分析,以获得正确的观察结果。

3. 结果记录客观事实　对观察的结果要及时细致、准确地记录。对能用计量表示的要记录具体数值,如体温、尿量等;对不能量化的症状和体征,描述要客观、真实。如消渴患者,护理人员不能只记录消渴病名,而应准确记录患病部位属于哪类,如"上消""中消""下消"。对不能量化的症状和体征,护理人员不但要描述其表现,还要准确地记录其伴发的症状及体征。如疼痛可以用隐痛喜热敷、阵痛拒按、灼痛辗转难寐、绞痛伴面色苍白大汗等来记录。

二、病情观察的方法和内容

(一)病情观察的方法

1. 运用四诊方法观察病情　望、闻、问、切是中医收集病情资料的基本方法。护士运用四诊的方法收集病情资料,进行有目的的病情观察和分析,可为正确地进行辨证施护提供依据。

2. 运用辨证的方法分析病情　通过四诊所获得的病情资料运用各种辨证的方法进行分析,进一步判断与确定疾病的病因、性质、部位等,为辨证施护及制定护理措施提供依据。

3. 在对患者进行病情观察时,不仅要收集病情变化的资料,还要动态观察在治疗护理过程中的效果和反应,及时评价,确定护理计划是否需要修订,使实施的护理措施符合患者病情变化的需求,达到治疗目的。

(二)病情观察的内容

1. 一般状况　包括神色、形态、头面、五官、四肢、皮肤、体温、脉搏、呼吸、血压、睡眠、饮食、排泄物、体重、大小便、妇女经带等。

2. 主要症状与体征　全面、详细地了解主要症状与体征出现的时间、部位、性质、诱发因素及伴随症状等。

3. 舌象　观察舌象能迅速客观地反映正气的盛衰、辨证病邪的深浅、区别病邪的性质、推断病情的进展，是判断病情转归和预后的重要依据。舌质红润为气血旺盛，舌质淡白为气血虚衰。舌苔薄白多为疾病初期，病邪较浅，病位在表；苔厚则病邪入里，病位较深。舌质红绛为热入营血，病情危重。舌苔与舌质，常随正邪的消长和病情的进展出现动态变化。如舌苔由薄白转黄，进而变灰黑，说明病邪由表入里，由轻转重，由寒化热，舌苔由润转燥多为热盛伤津。反之，舌苔由厚转薄，由燥转润，则是病邪减退，津液复生，病情好转之象。

4. 脉象　脉象能反映全身脏腑功能，气血、阴阳的生理病理信息，可为辨证施护提供重要依据。通过诊脉可以了解病位的深浅、疾病的性质、脏腑功能的强弱，推断疾病的发展与转归，为治疗、护理指明方向。如浮脉主表，沉脉主里，迟脉多主寒证，数脉多主热证，洪脉多为邪实，脉细数多主正虚，芤脉见于失血，脉微欲绝为阳气衰微等。

5. 各种排泄物　观察大小便、呕吐物、痰液、汗液、经带等排泄物的形状、量、色、次数的情况。凡发热恶寒且无汗者，属表寒实证；发热恶风有汗的，属表虚风热证；白日汗流不止，活动更甚为自汗，属气虚阳虚、卫阳不固。睡眠时因汗出而醒，醒后汗即止的为盗汗，属阴虚。

6. 药物效果及反应　药物治疗是临床最常用的治疗方法，应注意观察其副作用及毒性反应，疗效以及是否需要继续服药等。如使用峻下药有无虚脱现象，使用甘遂、芫花有无腹痛、腹泻等胃肠道刺激症状；外感表证患者服药后，周身微汗出，患者感到全身轻松，表示表邪已解除，不必再服；若汗出不透，患者仍有恶寒畏风之感，说明表邪未解，应继续服用。

第二节　生活起居护理

生活起居护理是对患者生活起居方面进行科学的安排和合理的照料。中医生活起居护理是中医整体观念和辨证施护方法的具体应用。是临床护理工作中最基本的组成部分，贯穿患者住院的始终。

一、生活起居护理的原则

(一) 顺应自然

中医学认为，"人与天地相应"的整体自然规律是对疾病护理不可违背的基本法则。自然界的各种变化都会影响人的生命活动，所以人体的起居动静与四时昼夜阴阳之气相适应，才能有益于健康。

（二）平衡阴阳

生命活动从根本上来说,只有阴气平和,阳气秘固,即阴阳协调,人的生命活动才能正常。而阴阳失衡人体就会患病,因此,护理患者时根据平衡阴阳的角度,从患者的阴阳盛衰情况制定相宜的生活起居护理措施,以达到"阴平阳秘,精神乃治"的境地。

（三）起居有常

指作息和日常生活的各个方面要合乎自然界以及人体生理的正常规律,使机体始终保持在一个平衡的状态。因此,要针对患者的具体病情制定合理的作息时间,保持良好的生活规律,以促进患者康复。

（四）慎避外邪

中医学认为正气虚弱者,易于感受风、寒、暑、湿、燥、火六淫和疫疠之气等外邪的侵袭。因此,"虚邪贼风,避之有时"是中医护理的一个基本原则。应指导患者根据季节、气候、地域和生活居住环境等各方面的情况而采取相应措施,提高机体的适应能力和防御能力,以避免外邪的侵袭。

（五）形神共养

在生活起居护理中,既要注意形的保养,更要注意神的调摄。养形指通过适当活动和休息,提供良好的营养和环境条件,对形体进行摄养和护理;养神指调节患者的情志活动,使其达到情绪平和的目的。动以养形,静以养神,形神共养,利于患者的康复。

（六）劳逸适度

劳逸适度是指合理安排各种生活活动,任何活动均应坚持适中有度的原则,不宜太过和不及。遵循"动静结合""形劳而神不倦"的原则,过度疲劳会损害人体(表 9-1),过度安逸亦可致病。只有动静结合,劳逸适度才能保持生命力的旺盛。

表 9-1　过劳致病

过劳	致病特点
劳神	心神失养的心悸、健忘、失眠、多梦及脾不健运的纳呆、腹胀、便溏等
久视	耗伤气血,而致血虚,证见头晕目眩,两目干涩
久立	伤骨,如静脉曲张、某些骨关节疾病
久行	伤筋
久卧	伤气,可使气血运行迟缓,导致气血阻滞,脏腑功能受到影响
久坐	伤肉,可引起脾胃积滞,出现消化不良,气短乏力;此外,久坐还易得颈椎病、肩周炎等

二、生活起居护理的基本方法

(一) 调摄环境

保持良好的环境有助于患者的治疗和康复。病室应安静通风,室内温度以 18~22℃ 为宜,湿度以 50%~60% 为佳。寒证、阳虚证者室温宜稍高,应安置在向阳温暖的病室;热证、阴虚证者室温宜偏低,可安置在背阳凉爽的病室,使患者感到心静、凉爽,有利于养病。病房一般要求光线充足,但针对不同病情需适当调节。如痉证、癫狂证者,强光可诱发痉厥;热证、肝阳亢盛、肝风内动的患者,光线宜偏暗;寒证、风寒湿痹证患者,光线要充足。病室的布置整洁舒适,利于患者休养。

(二) 起居有常

中医学认为人体是依靠天地之气提供的物质条件而生存,同时适应四时阴阳的变化规律而发育生长。因此,要因时、因地、因人、因病制定患者的作息制度,保证患者充足的休息和睡眠时间,培养规律的起床和就寝习惯,指导患者每日适度活动,促进机体气血流畅、精力充沛、形神俱佳的境况。

(三) 顺应四时

中医学认为,四时气候变化直接影响人体的生长发育、健康长寿、衰老和死亡。因此,要根据四季气候变化,做好生活起居护理。由于患者在患病后,机体阴阳失衡,适应和调节能力减弱,因此,不仅要应对天时地利和四时之令安排生活起居,还要注意根据昼夜变化的特点进行病情观察和护理(表 9-2)。

表 9-2　四时相宜护理表

四时	大自然特点	练形	调神	目的	逆之后果
春	天地俱生,万物以荣,推陈出新	夜卧早起,广步于庭,披发缓行	以使志生,生而勿杀,予而勿夺,赏而勿罚	以应春气,为养生之道	伤肝,夏为寒变,奉长者少
夏	天地气交,万物华实,大地繁茂秀丽	夜卧早起,无厌于日,使腠理宣通	使志无怒,若所爱在外	以应夏气,为养长之道	伤心,秋为痎疟,奉收者少
秋	天气以急,地气以明,大地处于收荣平定状态	早卧早起,与鸡俱兴,使肺气清	使志安宁,收敛神气,无外其志,以避秋日肃杀之气	以应秋气,为养收之道	伤肺,冬为飧泄,奉藏者少
冬	水冻地坼,大地处于闭藏状态	早卧晚起,必待日光,无扰乎阳,无泄皮肤,以护阳气	使志若伏若匿,神气内守	以应冬气,为养藏之道	伤肾,春为痿厥,奉生者少

第三节　情志护理

中医学把人的情绪活动称为"情志"，五志说认为，人的情志有五，即怒、喜、思、忧、悲；肝"在志为怒"，心"在志为喜"，脾"在志为思"，肺"在志为忧"，肾"在志为恐"（《素问·阴阳应象大论》）。《素问·阴阳应象大论》中说："喜伤心，忧伤肺，怒伤肝，思伤脾，恐伤肾"，故七情太过则伤五脏。《素问·举痛论》云："百病生于气也。怒则气上，喜则气缓，悲则气消，恐则气下，思则气结，惊则气乱"，说明不同情志变化，对人体气机活动的影响是不相同的，所以导致的症状亦各异。反之，内脏变化也可引起精神情志的变化，如《素问·宣明五气篇》中说："精气并于心则喜，并于肺则悲，并于肝则怒，并于脾则思，并于肾则恐，是谓五并，虚而相并者也"。情志因素是人体发病的主要原因之一，情志过激变化可直接影响所属脏腑功能，导致病情加重，因此，针对患者进行情志护理可以调畅气机，调和营卫，进而缓解病情，促进康复。中医情志护理是在中医基础理论指导下实施的护理，遵循"整体观念"和"辨证施护"的原则，具有鲜明的中医特色。

一、情志护理的原则

（一）整体观念，全面照护

现代护理学"以患者为中心的整体护理"与中医学的"整体观念"具有一致性，都是把患者作为"自然—社会—人"的有机统一体进行护理。护士在临床工作中，既要重视患者的躯体因素，又要重视精神和社会因素。患者的情志状态会异于正常人，常会产生各种心理反应，如依赖性增强，猜疑心加重，主观感觉异常，情绪容易激动、不稳定，焦虑、恐惧等。医护人员要注意积极采取针对性的科学的护理措施，帮助患者协调和建立良好的人际关系，改善和消除不良的情绪状态，注重营造和谐的气氛，减少引起患者心理应激因素的产生。如治疗环境嘈杂可引起患者不良的情绪反应，继而直接影响患者的整个治疗进展和健康的恢复。

（二）辨证施护，有的放矢

《灵枢·寿夭刚柔》中指出："人之生也，有刚有柔，有强有弱，有短有长，有阴有阳。"由于人的体质有强弱之异，性格有刚柔之别，年龄有长幼之殊，性别有男女之分，因此，对同样的情志刺激，则会有不同的情绪反应。正是基于对个体特异性的认识，情志护理特别强调根据患者的性别、年龄、自然条件、社会环境、精神因素等不同特点进行全面了解，评估患者的心理状况，针对不同的情绪反应，有的放矢地做好情志护理。

(三) 乐观豁达,怡情养生

护士应向患者宣传心理调护的相关知识,说明保持情绪稳定和乐观开朗的重要性,调动患者的主观能动性,积极进行心理调适。

(四) 避免刺激,稳定情绪

护士在工作中应避免给患者造成不良刺激,操作中要保持"四轻";提醒家属避免对患者提及敏感话题,防止引起患者情绪激动,加重病情;有目的地给患者进行相关疾病的基本知识宣教,解除其焦虑和心理压力,防止因心理因素引起的意外和不当行为。

二、情志护理的内容及方法

情志护理的方法主要有:情志疏导法,情志释疑解惑法,情志转移法,情志制约法,情志发泄解忧法。护士应从患者的行为表现来进行心理评估,并针对评估情况在临床观察和沟通中灵活地开展情志护理,使患者处于治疗的最佳心理状态,以利于疾病的康复或向健康的方向发展。

(一) 情志疏导法

在临床工作中,医护人员对待患者要诚恳热情,态度和蔼,关心体贴,针对患者不同的病情,做到动之以情,晓之以理,喻之以理,明之以法,取得患者的信任,让患者对自己的病情有正确的认识,认真对待,积极配合,从而达到改善患者身心状态的目的。

(二) 情志转移法

是指将患者精神注意力从疾病转移到其他方面以移情。患者在生病期间,容易产生焦虑、恐惧、悲观等不良情绪,医护人员可以根据患者的兴趣和个人爱好组织相关活动,使其思想焦点转移他处,以分散患者对疾病的注意力,保持正常的心态和行为习惯,利于病情康复。

(三) 情志制约法

又叫情志相胜疗法,是以"五行生克"理论为依据的情志护理方法。在临床实践中,医护人员有目的地激起患者一种暂时的情志去克服、抑制另一种不良情志,使机体恢复平衡,从而达到治愈疾病或促进康复的目的。在临床实践中,可以根据喜胜悲的理论,对悲伤、忧愁过度的患者,采取让其多听相声和幽默笑话的方式;对过于兴奋的患者,不妨讲一些恐怖的故事;对于过度思虑的患者,则可以怒激之等。实际操作中,还要注意掌握适度的原则,因人而异,具体情况具体分析和运用。

(四) 情志发泄解忧法

此法主要是针对性格内向、抑郁、悲伤或临终患者,应尽量满足其合理的要求,以顺从意志和情绪,满足其身心需要,要积极鼓励甚至引导患者将郁闷的情绪诉说或发泄出来,以化郁为畅,疏泻情志。

(五) 清净养神

是指患者要持清净的心态,少思少虑,排除杂念,做到精神内守,心平气和。气功疗法在调摄精神中可以起到重要的作用,指导患者进行气功锻炼能加速疾病的康复,如五禽戏之类。

(六) 脱敏渐适疗法

中医认为"惊者平之,平者常也"。是指受到突然强烈刺激可能导致疾病,可以通过由轻到重、由少到多的顺序接触刺激物,使之渐渐适应,不再敏感,成为常态。

(七) 音乐疗法

《史记·乐书》记载:"音乐者,所以动荡血脉、流通精神而和正心也。"音乐疗法运用于中医学中治疗情志疾病已有几千年的历史。《黄帝内经》中以五行学说为基础,将五音与五脏、五志相结合,形成了五行音乐疗法。《素问·阴阳应象大论》记载:"肝,在音为角,在志为怒;心,在音为徵,在志为喜;脾,在音为宫,在志为思;肺,在音为商,在志为忧;肾,在音为羽,在志为恐。"五音中角、徵、宫、商、羽分属五行中木、火、土、金、水,故五音中每一音应分别具有其相属的五行的特性,产生的效果应与其对应的五志相吻合。

第四节　饮食护理

中医饮食护理是指在治疗疾病的过程中,根据辨证施治的原则,进行营养膳食方面的护理,注重调整阴阳平衡,协调脏腑,使五脏功能旺盛,气血充实。合理的饮食是维持人体健康的前提,饮食不当可造成人体正气虚弱,免疫力低下,引起各种疾病的发生。因此,对未病之人行饮食调护可益身健体,预防疾病;对患病之人行饮食调护能治疗疾病,缩短疗程。许多疾病的康复期,只要饮食调护得当,不必用药,疾病亦可痊愈。

一、食物的四性与五味

食物与药物一样,具有"四性"和"五味"。"四性"又称为四气,即寒、热、温、凉。寒和凉的食物能起清热、泻火、解毒的作用;热和温的食物能起温中除寒的作用。"五味":即辛、甘、酸、苦、咸。食物的性味不同,对人体的作用有明显区别。

(一) 辛味食物

祛风散寒,舒筋活血,行气止痛。如:生姜,发汗解表,健胃进食;胡椒,暖肠胃、除寒湿;韭菜,行瘀散滞,温中利气;大葱,发表散寒。

(二) 甘味食物

补养身体,缓和痉挛,调和性味。如:白糖,助脾,润肺,生津;红糖,活血化瘀;冰糖,化痰止咳;蜂蜜,和脾养胃,消热解毒;大枣,补脾滋阴。

(三) 酸味食物

可收敛固涩,增进食欲,健脾开胃。如:米醋,消积解毒;乌梅,生津止渴,敛肺止咳;山楂,健胃消食;木瓜,平肝和胃等。

(四) 苦味食物

燥湿、清热、泻实。如:苦瓜,清热、解毒明目;杏仁,止咳平喘,润肠通便;枇杷叶,清肺和胃,降气解暑;茶叶,强心、利尿、清神志。

(五) 咸味食物

软坚散结,滋润潜降。如:食盐,清热解毒,涌吐、凉血;海参,补肾益精,养血润燥;海带,软坚化痰、利水泄热;海蜇,清热润肠。

二、饮食调护的原则

(一) 饮食护理的基本原则

1. 因人因病,辨证施食 由于个体体质和生活习惯不同,感受的病邪不同,亦或感受同一病邪,也会因体质的差异而表现出不同的证候。运用饮食护理时要因人因病,辨证施食。如外感风寒患者,如果是身体强壮者,可以选用发散作用较强的葱白粥、姜糖饮等食疗方;对于身体虚弱的如老人和小儿,则需给予补益类的如木耳粥、人参桂枝粥等食品。

2. 因时因地,灵活选食 根据四季不同的气候特点及地理环境之差异,结合食物的性味归经,因时因地,灵活选择不同性质、不同功效的饮食。春宜生补,夏宜清补,秋宜平补,冬宜温补。

3. 审证求因,协调配食 疾病发生的原因错综复杂,要做到合理调配饮食,必须审证求因,辨证配食,遵循"寒者热之""热者寒之""虚者补之""实者泄之"的调护原则,方能达到治疗疾病的目的。

(二) 饮食护理的基本要求

1. 饮食卫生,冷热适度 饮食卫生是指饮食必须清洁,是饮食护理的前提。《金匮要略·禽兽鱼虫禁忌并治》中指出:"烩饭、馁肉、臭鱼,食之皆伤人。"此外,《备急千金要方·养性·道林养性》中指出:"勿食生肉,伤胃,一切肉惟需煮烂。"提出食物需要经过烹调煮熟后方可食用。一方面食物经过煮熟后更容易消化吸收,另一方面食物经过高温烹调后得到了消毒。在《素问·上古天真论》提出"饮食有节",强调"按时进食""按需进食"。同时还要求进食时要冷热适度,孙思邈认为"热无灼唇,冷无冰齿",指出了冷热适度的标准。且食物冷热不当,除损伤胃之阴阳外,更能伤及其他脏器。如肺炎、哮喘患者饮食忌生冷。

2. 合理膳食,不可偏嗜　饮食有四气五味,对人体的作用也各不相同,要根据自身的需要,调和五味,合理搭配,不可偏食,以保证营养全面,机体正气旺盛。《素问·生气通天论》中指出:"阴之所生,本在五味,阴之五宫,伤在五味。"若饮食偏嗜,就会引起机体阴阳平衡失调,从而导致疾病。如过食生冷会损伤脾胃阳气,寒湿内生而腹泻腹痛;常食过热的食物,易烫伤食管致食管糜烂,甚至癌变;偏食辛辣,可致胃肠积热,发生便秘或痔疮等。因此,患者的饮食应清淡易消化,多样化,营养全面均衡,三餐合理安排,遵循"早饭宜好,午饭宜饱,晚饭宜少"的原则。

3. 轻者治以食,重者食药并举　《寿亲养老新书》指出:"水陆之物为饮食者不管千百品,其五气五味冷热补泻之性,亦皆禀于阴阳五行,与药无殊……人若知其食性,调而用之,则倍胜于药也,善治药者不如善治食。"食物的防治疾病作用,也是通过祛除病邪,消除病因,或补虚扶弱,调整重建脏腑气机功能来达到平衡阴阳。孙思邈在《备急千金要方·食治》中明确提出"食能排邪而安脏腑,悦神爽志,以滋血气。若能用食平疴,释情遣疾者,可谓良工"。中医学历来重视饮食调养,并积累了丰富而宝贵的经验。但是,食物治疗不如药物治疗显著,因此病轻者可单用食治,重病者要食疗、药疗并用,方可达到病愈。

4. 注意病中忌口,辨证施膳　病症有阴阳表里之分,寒热虚实之辨,食物有四性五味之别,在饮食调护中应根据病症、病位、病性及患者的年龄、体质、习惯、环境气候等因素,结合食物的性味归经选择食物。还要注意不同疾病的饮食宜忌,做到因证施食、因时施食、因地施食和因人施食。如寒证患者宜食温性食物,忌食生冷瓜果等凉性食物;热证患者宜食凉性食物,忌食辛辣等热性食物;阳虚者宜温补壮阳,忌食生冷寒凉之品;阴虚者宜滋补养阴,忌食温热辛辣之品。辨证施膳主要是针对疾病的病因、病证,而忌口则针对的是影响疾病及影响药物疗效的因素。

三、常用辨证施膳方的应用

详见表9-3。

表9-3　常用辨证施膳方的应用

膳方分类	作用	适应证	代表膳方
解表类	发汗,解肌等	表证较轻者	1. 葱白粥　连根葱白20根,粳米60g,加水适量煮成稀粥,热服 2. 生姜红糖饮　生姜30g(小儿10g)切丝,红糖适量,加水煎,煮开10min后加入红糖,趁热服用

膳方分类	作用	适应证	代表膳方
润下类	润肠通便	年老体弱、病后、阴血不足或津液不足、肠燥便秘	1. 凉拌菠菜 菠菜250g,开水烫后以麻油调食,一天2次 2. 白萝卜蜂蜜饮 白萝卜300g,打碎取汁,加适量蜂蜜,每次4~5匙,一天1~2次
清热类	清热除烦、凉血解毒	热证	1. 苦瓜散 剖开苦瓜去瓤,晒干焙干研末,每服5g,灯心草煎汤送服 2. 马齿苋粥 新鲜马齿苋250g,粳米60g,加水适量,煮成稀粥,空腹食
祛暑类	清热生津、祛暑止渴	中暑	1. 西瓜粥 粳米50g煮粥,将熟时放入去子切块的西瓜瓤500g,再煮沸片刻即可食用 2. 鲜藕蜂蜜汁 鲜藕120g绞汁,加蜂蜜60g,搅匀服
温里类	温中散寒	寒证	1. 胡椒生姜汤 生姜30g,胡椒1g,加水煎汤服 2. 生姜红糖汤 生姜250g,绞汁,用红糖150g小火同煎,至糖完全融化,每次半汤匙,温开水送服
补益类	补益	素体虚弱,病后体虚	1. 蜂蜜蒸百合 百合120g,蜜30g,拌合均匀,蒸令熟软,含数片,咽津、嚼食 2. 韭汁牛乳汤 韭菜250g,生姜30g,捣碎绞取汁液,加入牛奶250g,加热煮沸,温服
安神类	安神、养心	失眠及心神不安	1. 百合地黄汤 百合60g,生地黄30g,煎汤服 2. 甘麦大枣汤 大枣50枚,淮小麦10g,甘草10g,煎服
理气类	理气、降气	气滞、气逆等气机失调	1. 刀豆散 刀豆子,研为细末,每次服10g,温开水送下 2. 橘络理气茶 将橘络5g,玫瑰花3g洗净,沥干,与绿茶2g同入杯中,用沸水冲泡,加盖闷10min,代茶频频饮用,可冲泡3~5次
消导类	开胃、助消化	脾胃虚弱、食积内停、食欲不振	1. 麦芽山楂饮 麦芽10g,山楂6g,红糖10g。取麦芽除去杂质炒黄,山楂炒焦,加水煮30min,去渣取汁约250ml,放糖分次服完 2. 苹果山药散 苹果30g,山药30g,共研成细末,每次15~20g,加白糖适量,温开水送服

续表

膳方分类	作用	适应证	代表膳方
化痰平喘止咳类	化痰平喘止咳	咳嗽痰喘	1. 胎盘地龙散　胎盘 30g,地龙 30g,烤干研末,一天 3 次,每次 3g,米汤送下 2. 鸭梨川贝饮　大鸭梨 2 只,川贝粉 2g,杏仁 10g,冰糖少许。挖掉梨核,放入川贝粉、杏仁和冰糖,隔水蒸 30min 左右,连皮带肉一起吃,每天 2 只梨
固涩类	收敛补益	气虚滑脱外泄	1. 石榴汁　鲜石榴(酸)一个,切块捣烂取汁,一次服用 2. 姜茶饮　生姜 9g,绿茶 9g,开水冲泡,频饮

四、常见病症的饮食宜忌

（一）心系疾病

以清淡素食、低盐为主,进食少量鱼类、瘦肉,忌食动物脂肪、内脏等肥甘厚味之品及烟酒、咖啡、浓茶等刺激性食物。

（二）肺系疾病

宜食富含维生素的水果、蔬菜等清淡食品,忌食生冷、油腻、辛辣、烟酒、甜黏之品。肺热盛者宜食梨、枇杷等清热化痰之品,肺寒者宜食核桃羹,忌生冷瓜果;久病肺虚者宜食银耳、甲鱼、百合等滋阴补肺之品;哮喘患者忌食海鲜、羊肉、芫荽等发物。

（三）肾系疾病

宜食清淡、营养丰富的食物以及动物类补养之品,忌食盐、碱过多和酸辣太过的刺激性食品。水肿者宜食冬瓜、葫芦、赤小豆等利尿消肿之品,肾虚者宜食动物性肉类等补品。

（四）脾胃系疾病

宜食细、软、热、烂、易于消化、营养丰富的食物,忌食生冷、煎炸、硬固类刺激性食品。胃酸过多者宜食含碱食物;胃酸缺乏者饭后宜食适量的醋或山楂片。

（五）肝胆系疾病

宜食新鲜蔬菜及营养丰富的瘦肉、鸡、鱼、蛋、奶类,忌食辛辣、烟酒等刺激性食品,少量进食动物脂肪。肝胆病急性期以素食为主;肝硬化腹水,宜低盐或无盐饮食;肝性脑病患者应限制蛋白质摄入。

第五节 用药护理

一、用药护理的原则

中医用药护理是以中医辨证治则为指导,针对不同病情,应用"扶正祛邪""标本缓急""同病异护""异病同护""正护反护""因人、因时、因地制宜"及"预防为主"等护理原则来制定相应的中药用药护理措施。

二、用药八法及护理

通常是指汗、吐、下、和、温、清、消、补八种常用的药物治疗方法及护理(表9-4)。

表9-4 用药八法及护理

分类	作用	护理
汗法 (解表法)	疏散表邪	1. 应用汗法时,应避风寒或增加衣被,以遍身滋滋微汗为最佳,不宜过汗 2. 解表剂多用辛散轻扬之品,不宜久煎,以免药性耗散,作用减弱。药宜武火快煎,服药时温度适宜;药后可加饮热稀粥、热水、热饮料等,以助药力;服药后卧床加盖衣被,促其发汗 3. 服药期间饮食宜清淡,忌黏滑、酸性和生冷食物 4. 药后加强病情观察,重点观察有汗、无汗、出汗时间、出汗部位和汗量等 5. 汗出时及时用干毛巾或热毛巾擦干,汗止后及时更换衣被,并注意避风寒;防止外感 6. 病位在表,药后无汗者,可针刺大椎、曲池穴,以透邪发汗,不可予冷饮和冷敷,避免"闭门留寇",使邪无出路,热反更甚 7. 服发汗解表药时,应禁用或慎用解热镇痛药,如阿司匹林等,防止汗出太过
吐法 (涌吐法)	涌吐,使停留在咽喉、胸膈、胃脘等部位的痰涎、宿食或毒物从口中吐出	1. 涌吐药作用迅速凶猛,宜伤胃气,应中病即止。对年老体弱、婴幼儿、心脏病、高血压及孕妇慎用或忌用 2. 服药期间应暂禁食,待胃肠功能恢复后再给少量流质饮食或易消化食物,以养胃气 3. 服药应小量渐增,采取二次分服法,以防涌吐太过或中毒。一服便吐者,需通知医生,决定是否继续二服 4. 服药后不吐者,可用压舌板刺激上腭咽喉部,助其呕吐 5. 吐后给温开水漱口,及时清除呕吐物

分类	作用	护理
		6. 吐而不止者,可服少许姜汁或服用冷粥、冷开水解之。若仍不止者,可根据给药的种类分别处理 7. 严重呕吐者应注意观察体温、脉搏、呼吸、血压及呕吐物的量、气味、性质、性状并记录
下法 (泻下法)	通导大便、排除肠胃积滞、荡涤实热,或攻逐水饮、寒积,以治里实证	1. 泻下剂以攻伐为主,过则易伤正气,用时应中病即止,对年老体虚、孕妇及产后津亏引起的便秘更应慎用 2. 服药期间忌食油腻及不易消化的食物,以免中伤胃气 3. 药后注意观察排泄物的性状、量、色及次数,若泻下太过而致虚脱,应立即报告医生,及时配合救治 4. 寒下药适用于里实热证,表里无实热者及孕妇忌用;忌同时服用辛燥、滋补药;服药期间应暂禁食,待燥屎泻下后再给以米汤、面条等养胃气之品 5. 温下药适用于因寒成结之里实证,药宜取连续轻泻,于饭前温服 6. 润下药适用于肠燥津亏、大便秘结之证,药宜早、晚空腹服用。在服药期间应配合食疗以润肠通便,应养成定时排便习惯 7. 逐水药适用于水饮壅盛于里之实证,此类药有毒而峻猛,易伤正气,所以体虚、孕妇忌用,有恶寒表证者不可服用
和法 (和解法)	和解少阳寒热,协调脏腑	1. 服药期间饮食宜清淡易消化,忌生冷、油腻及辛辣之品 2. 服和解少阳药后要仔细观察患者的体温、脉象以及出汗情况 3. 服调和肝脾药应配合情志护理,使患者保持心情舒畅,以利于提高治疗效果 4. 服调和肠胃药时应注意观察腹胀及呕吐情况,并注意观察排便的性质和量
温法 (温阳法)	温里祛寒,回阳救逆,温通经脉	1. 使用温里剂,须辨证准确,因人、因地、因时制宜,且中病即止,以免助火 2. 生活起居、饮食、服药等护理均以"温"法护之,忌生冷寒凉 3. 服温中祛寒药,如理中丸时,应在服药后饮热粥少许,有微汗时避免揭衣被 4. 服温经散寒药时,服药后应注意保暖 5. 服回阳救逆药时,昏迷患者可给鼻饲法用药;服药期间应严密观察患者神志、面色、体温、血压、脉象及四肢回温的情况

分类	作用	护理
清法 （清热法）	清热泻火邪热外泄，以清除里热	1. 保持病室空气新鲜，室温、衣被、饮食、服药等均宜偏凉 2. 饮食上应给以清淡易消化的流质或半流质食物，多食蔬菜水果类及维生素食物，鼓励患者多饮水、西瓜汁、梨汁等生津止渴之品 3. 汤剂宜取汁凉服或微温服 4. 服药后需观察病情变化 5. 苦寒滋阴药久服易伤胃或内伤中阳，必要时添加温胃、和胃药；年老体弱、脾胃虚寒者慎用，或减量服用；孕妇忌用
消法 （消导法）	消食导滞和消坚散结	1. 使用消导之剂，要根据其方药的气味清淡、重厚之别，采用不同的煎药法。如药味清淡，临床取其气者，煎药时间宜短；如药味重厚，取其质者，煎药时间宜延长 2. 服药时饮食宜清淡、易消化，勿过饱，婴幼儿应注意减少乳食量，必要时可暂时停止哺乳 3. 煎剂宜在饭后服用，与西药同服时，应注意配伍禁忌，如山楂丸味酸，忌与胃舒平、碳酸氢钠等碱性药物同服，以免酸碱中和，降低药效 4. 应用消食导滞剂，应观察患者大便的性状、次数、质、量、气味、腹胀、腹痛及呕吐情况等 5. 不可久服，中病即止；年老、体弱者慎用；脾胃虚弱或无食积者及孕妇禁用
补法 （补益法）	滋养、补益人体气、血、阴、阳之不足	1. 由于阳虚多寒，阴虚多热，病室的温度、湿度可根据患者的临床症状进行调整，合理安排生活起居，保持充足睡眠，适当锻炼身体，提高抗病能力 2. 补益药大多质重味厚，宜文火久煎，以使有效成分充分煎出。阿胶需烊化，贵重药品应另煎或冲服，宜空腹或饭前服下 3. 饮食上应对证进补 4. 虚证患者大多处在大病初愈或久病不愈等情况，护理人员应做好患者的心理疏导工作，给予精神上的安慰和鼓励 5. 如遇外感，应停服补药以防"闭门留寇"

三、中药给药护理

（一）中药内服汤剂护理

1. 给药时间　一般情况下每剂药分 2~3 次服用，宜在进食前后 2 小时服，具体服药时间可根据药物的性能、功效、病情遵医嘱选择适宜的服药时间，例如:解表药、清热药宜饭前一小时服用,服用解表剂应避风寒或增衣被或辅之以粥以助汗出;消食化积药通常饭后服;泻下药宜饭前服;驱虫、攻下、逐水药,应在早晨空腹服;安神药、润肠通便药,宜睡前服;补益药宜空腹服;驱虫剂宜空腹服,尤以睡前服用为妥,忌油腻、香甜食物;治疟疾宜在发作前2小时服;调经药宜在行经前数日开始服用,月经来潮后停服;急证则遵医嘱不拘时服。遇到特殊情况,亦可以一日连服多剂,以增强效力。某些药物的服用时间应遵医嘱。

2. 服药温度 服药分热服、温服、凉服3种。汤剂一般多用温服,以免过冷过热对胃肠道产生刺激。寒证用药宜热服;热证用药宜凉服;一般理气、活血化瘀、补益、发汗解表药宜热服;凉血、止血、清热解毒、消暑药宜凉服。服发汗解表药,除温服以外,药后还须出汗,如服桂枝汤后须进热稀粥以助药力。如遇热甚烦躁,或阴盛格阳之证,以及剧烈呕吐的患者,可采用冷服,或用频服频饮少进的方法。

3. 服药剂量 服药方法一般一剂分为二服,或三服。分为头煎、二煎,可以将两煎药汁混合,分上午和下午两次服用,两次以相隔6小时左右为宜。成人一般每次服用200ml,心衰及限制入量的患者每次宜服100ml,老年人、儿童应遵医嘱服用。当天煎的药当天最好服用完,不宜保存。

4. 给药方法 驱寒药可用姜汤送服;祛风湿药可用黄酒送服;对于呕吐患者,宜加入少量姜汁或嚼少许生姜片或橘皮,可以预防呕吐。亦可采取冷服、小量频服的方法;口腔、咽喉病患者宜缓慢频服或随时含服;婴幼儿、危重患者宜喂服;昏迷、破伤风及其他不能进食的患者宜行鼻饲法。番泻叶、胖大海等应用沸水浸泡后代茶饮。

5. 饮食宜忌

一方面是病忌,如:糖尿病患者忌糖、忌酒、忌水果;水肿患者宜少食盐;下利患者忌油腻,脾虚忌生冷硬物等。另一方面是药忌,如:土茯苓忌茶叶,地黄忌萝卜,荆芥忌鱼,黄连忌猪肉等。

6. 不同类别汤剂的服法与护理

(1)解表类:①解表类药应温服,服药后应卧床敷被并进热饮,以达发汗驱邪的目的。②发汗以微汗为宜,不可太过,以免损伤正气,伤耗阴液。③患者应避风寒,禁冷敷。④应慎用解热镇痛类西药,以防汗出过多。⑤饮食宜清淡,忌酸性、生冷食品。

(2)清热类:①清热类药多属苦寒,易伤阳气,应中病即止,以免损伤脾。②清热类药宜饭后服用,服药期间宜服食清凉食品,忌辛辣油腻。③脾胃虚寒者及孕妇禁用或慎用。

(3)泻下类:①泻下类药一般应空腹服用,因其易伤脾胃,应得泻即止,不宜再服。②单纯为通便而服用润下药,应于睡前服用。③服泻下类药后,大便次数增多,并可有轻微腹痛,一般便后腹痛即消失。要注意排泄物的质、量、次数等变化,对服药后腹泻较重者,应随时观察病情,以免虚脱。④服药期间,宜食清淡、易消化饮食,忌硬固、油腻、辛辣之品。可多食水果和蔬菜。

(4)祛湿类:①芳香化湿药气味多芳香,一般煎 10~15min 即可。②本类药对胃肠道有刺激,宜饭后服用。③服药后要注意观察尿量及水肿的变化。④本类药易伤阴液,故阳虚血亏者宜慎用。

(5)温里类:①服药期间宜保暖,防止风寒侵袭。②宜进温热饮食以加强药效,忌食生冷寒凉之品。③温里类药多辛温香燥,易伤津液,阴虚津亏者慎用。

(6)理气类:①理气活血类药多辛香燥烈,入药以丸散剂多见。②理气活血类药性多走串通行,易于耗血、动血,虚证患者和有出血倾向者及孕妇应慎用或禁用。③服药期间忌生冷寒凉,脾胃虚弱者应注意饮食调护。

(7)消导类:①虚证无积滞者禁用消导类药。②消导药宜饭后服用。③饮食以平补为宜,少食多餐,以营养丰富易于消化为原则。④若为油腻肉食积滞可用山楂,若为瓜果蔬菜积滞可用神曲,淀粉性食物积滞用麦芽,腹胀者可用莱菔子。⑤服用人参时忌用莱菔子,哺乳期的妇女忌用麦芽。

(8)止血类:①服用止血类药物,首先要辨清出血原因、病位、缓急。②服用凉血止血药和收敛止血药时,要注意体内有无瘀血。若有瘀血可适当配伍活血祛瘀药。③饮食应营养丰富,易于消化,忌辛辣炙热之物,禁烟酒。④出血期间要减少活动,大出血患者须绝对卧床休息。⑤要注意观察出血的部位、颜色、数量、次数,并记录血压、呼吸、脉搏等,及时向医生报告。

(9)活血化瘀类:①活血化瘀类药常与理气药同用。②活血化瘀类药对于出血过多、血虚、孕妇要忌用或慎用。③活血化瘀类药破血力大,体弱者要慎用,其中虫类药物如水蛭、虻虫有毒,入丸散剂为佳。内服药严格掌握剂量,中病即止,孕妇忌用。④要注意观察患者的疼痛、肿块大小及软硬。

(10)化痰止咳平喘类:①化痰药中半夏、天南星、皂角等有毒,生品一般不予内服;内服者需经姜、白矾炮制,剂量不宜过大。②化痰药多与健脾类药、理气类药配伍用。③饮食宜清淡,易消化,富有营养,少食油腻,禁食生冷、过甜、过咸、辛辣等物。④要注意观察患者咳喘的变化及痰的色、量、质、味。

(11)平肝息风类:①平肝息风药多为介壳类、矿物类,昆虫类药宜打碎先煎,昆虫类药可研末冲服。②本类药宜饭后服用,并注意保护胃气。③饮食宜清淡,富有营养。④要关心患者的血压、脉搏、神志、瞳孔等变化。

(12)开窍类:①开窍药多辛香,内服宜入丸散剂。②开窍药只宜用于闭证,脱证者忌用。③开窍药中麝香、冰片孕妇忌用。④要注意观察患者的体温、脉搏、呼吸、血压等变化及面色、汗出等情况。

（13）安神类：①安神类药应于睡前半小时服用,病室应保持安静。②应根据患者的不同情况作好精神护理,特别应使患者在睡前消除紧张、激动情绪,保持平常心态。③饮食以清淡、平和为宜,忌辛辣、肥甘、酒、茶等刺激性食品,晚饭不宜过饱。

（14）补益类：①补益类药应于饭前空腹服用,以利药物吸收。②补益类药易使胃气壅滞,造成消化不良,故脾胃虚弱而食滞不化者应慎用,或应同时配用消导药。③补益类药需长期服用方能见效,应鼓励患者坚持服药。④外感期间不宜使用补益类药。⑤服药期间应忌油腻、辛辣、生冷及纤维素多而不易消化食品。

（15）收涩类：①收涩药是治标之药,要根据具体病情,配伍其他药物治疗。②收涩药有敛邪之弊,凡有表邪未解、内有湿滞、郁热未清、瘀血未去者均不宜用。③饮食宜营养丰富,易于消化,忌生冷寒凉。

（16）驱虫类：①驱虫药宜空腹服用,忌食油腻,使药力较易作用于虫体。②驱虫药中苦楝皮有毒,不宜持续和过量服用,体弱者慎用,肝病者忌用。③患者发热或腹痛剧烈者,暂不使用驱虫药。

（二）内服中成药护理

1. 内服中成药一般用温开水（或药引）送服,散剂用水或汤药冲服。

2. 用药前仔细询问过敏史,对过敏体质者,提醒医生关注。

3. 密切观察用药反应,对婴幼儿、老年人、孕妇等特殊人群尤应注意,发现异常及时报告医生并协助处理。

4. 服用胶囊不能锉碎或咬破;合剂、混悬剂、糖浆剂、口服液等不能稀释,应摇匀后直接服用。

（三）外用中药护理

1. 外用中药以局部涂擦、敷贴、熏洗、熏蒸、封包、药浴、熨烫、点眼、吹喉、滴鼻为主要应用形式。具有解毒消肿、化腐排脓、生肌敛疮、杀虫止痒、止血止痛等功效。

2. 操作注意事项　用药前要询问过敏史,告知患者可能出现的不良反应;给开放性伤口和黏膜用药时应严格执行无菌技术操作;刺激性强的药物不宜在头面、五官、黏膜、会阴等处应用,以免发生不良反应或其他损害。

3. 并发症预防及处理　用药过程中密切观察患者反应,注意局部皮肤情况,如出现灼热、发红、瘙痒、刺痛等局部症状时,应及时报告医生,配合处理;如出现头晕、恶心、心慌、气促等症状,应立即停止用药,同时采取必要处理措施,并报告医生。

（四）中药注射剂的护理

1. 用药前认真询问患者药物过敏史。

2. 按照药品说明书推荐的调配要求、给药速度予以配制及给药。

3. 中药注射剂应单独使用，现配现用，严禁混合配伍。

4. 中西注射剂联用时，应将中西药分开使用，前后使用间隔液。

5. 除有特殊说明，不宜两个或两个以上品种同时共用一条静脉通路。

6. 密切观察用药反应，尤其对老人、儿童、肝肾功能异常等特殊人群和初次使用中药注射剂的患者尤应加强巡视和监测，出现异常，立即停药，报告医生并协助处理。

7. 发生过敏反应的护理

(1) 立即停药，更换输液管路，通知医生。

(2) 封存发生不良反应的药液及管路，按要求送检。

(3) 做好过敏标识，明确告知患者及家属，避免再次用药。

(4) 过敏反应治疗期间，指导患者清淡饮食，禁食鱼腥发物。

四、中药中毒及不良反应的护理

（一）常见有毒中药

详见表 9-5。

表 9-5 常见有毒中药

分类	药物
生物碱类	雷公藤、曼陀罗、藜芦、乌头、天南星、马兜铃、阿片、毒芹
苷类	万年青、夹竹桃、半夏、商陆、芫花、鸦胆子、乌桑、木薯、八角枫
毒蛋白类	相思子、苍耳子、巴豆、蓖麻子、大麻仁、望江南
毒蕈类	红茴香、白果、藤黄、狼毒、细辛
动物类	蟾酥、斑蝥、鱼胆、蜈蚣
矿物类	砒霜、辰砂、雄黄、轻粉、白降丹、红升丹、密陀僧、硫黄

（二）中药中毒的解救方法与护理

1. 立即终止接触及服用有毒药物

2. 迅速清除毒物

(1) 催吐：适用于口服有毒药物 2~3 小时以内，清醒、能合作的患者。

(2) 洗胃：应尽早进行，是清除胃中残留毒物最有效的方法。

(3) 导泻：毒物在肠道内未完全吸收前，可口服通下药，使毒物从大便排出。

3. 促进已吸收的毒物排出　利尿、透析、解毒剂的应用。

4. 严密观察并详细记录病情变化

5. 对症护理

6. 一般护理

7. 加强卫生宣教,预防中草药中毒

第十章 辨证施护

第一节 辨证施护的概述

辨证施护是指导临床开展中医护理的基本原则,是中医护理的基本特点之一,也是中医护理的精髓。

一、辨证施护定义

辨证施护就是从整体观出发,运用中医理论,对四诊所收集的有关资料进行综合分析,判断疾病的病因、病位、病性和邪正盛衰等情况,并据此制订相应的护理方案。

二、辨证施护原则

辨证施护原则是护理疾病时所必须遵循的基本原则,主要有护病求本、调整阴阳、扶正祛邪、同病异护与异病同护、三因制宜和标本缓急等。

(一) 护病求本

标与本是相对的概念。凡病因与症状、正气与邪气、病在内与病在外、先病与后病等,都存在标本关系。一般情况下,标根于本,若病本能除,则标也随之而解。护病求本,就是在护理疾病时,必须寻找出疾病的根本原因,抓住疾病的本质,并针对疾病的根本病因进行护理。护病求本是中医护理中最基本的原则。临床上根据疾病的外在表现又分为正护与反护。

1. 正护 正护是针对疾病本质,逆其病证性质而选择护理措施的一种护理法则,故又称"逆护"。正护是临床最常用的一种施护法则,适用于疾病的现象与本质相一致的病症,即寒证见寒象、热证见热象、虚证见虚象、实证见实象。采用的护理法则为寒者热之、热者寒之、虚者补之、实者泻之等。

2. 反护 反护是指顺从疾病外在表现的假象而进行护理的一种方法,选择的方药或措施的性质顺从疾病的假象,与疾病的假象相一致,故又称"从护",反护适用于疾病的征象与其本质不完全一致的病证。例如某些严重的、复杂的疾病,比较其临床表现与疾病本质,常常有寒热或者虚实的真象、假象并存的情况,因此采用反护法。采用的法则为热因热用、寒因寒用、塞因塞用、通因通用等。

正护与反护,都是针对疾病的本质而护理的,同属护病求本的范畴。

(二) 调整阴阳

疾病的发生,从根本上说是阴阳的相对平衡遭到破坏,出现了偏盛偏衰的结果。因此,调整阴阳,恢复阴阳的相对平衡,是临床护理的根本法则之一。

调整阴阳是针对机体阴阳偏盛偏衰的变化,采取损其有余、补其不足的原则,使阴阳恢复到相对平衡的状态。调整阴阳,可以概括为损其偏盛和补其偏衰两方面。如寒病用温热法,热病用清凉法,虚证用补法,实证用泻法。阴虚内热就要滋阴清热,外感发热就解表散热等。

(三) 扶正祛邪

扶正,就是扶助正气,指采用益气、养血、滋阴、助阳等有助于扶持补益正气的护理方法;祛邪,就是祛除邪气,指采用发表、攻下、渗湿、利水、消导、化瘀等有助于祛除病邪的护理手段。

疾病的过程是正气与邪气相争的过程,邪胜于正则病进,正胜于邪则病退。临床施护过程中,扶持正气有助于抗御、祛除病邪,而祛除病邪有助于保存正气和恢复正气。因此,扶正祛邪的护理原则旨在改变邪正双方力量的对比,使之有利于疾病向痊愈转化。在一般情况下,扶正适用于正虚或正虚而邪不盛的病证,例如阴虚者,宜滋阴;阳虚者,宜补阳。而祛邪适用于邪实而正虚不甚的病证,例如邪在肌表,宜发汗解表;有瘀血者,宜活血化瘀。扶正祛邪同时并举,适用于正虚邪实的病证,但具体应用时,应分清以正虚为主,还是以邪实为主。正虚较急重者,应以扶正为主,兼顾祛邪;邪实较急重者,则以祛邪为主,兼顾扶正。扶正与祛邪,二者相互为用,相辅相成,运用时要根据疾病发展中正邪虚实的变化,决定扶正与祛邪的运用方式。总之,运用时应以扶正不留邪、祛邪不伤正为原则。

(四) 同病异护与异病同护

1. 同病异护　同病异护是指同一种疾病,由于发病时间、地区及患者机体的反应性不同,或处于不同的发展阶段,所表现的证不一样,通过辨证分析,给予不同的护理方法。如咳嗽有外感咳嗽和内伤咳嗽之别,外感咳嗽以祛邪为主,内伤咳嗽则以补虚为主。

2. 异病同护　异病同护是指不同的疾病在发展过程中出现同一性质的证候,往往采用相同的护理方法。如久痢脱肛和子宫下垂(中气下陷的证候)的根本原因都是中气不足,则采用一样的护治法则,即升提中气。

（五）三因制宜

三因制宜,是因人制宜、因时制宜、因地制宜的统称,故临床护理疾病时要根据患者、时令、地域等具体情况进行综合分析,制定相宜的护理方法。

1. 因人制宜　根据患者的性别、年龄、体质等不同特点,考虑施护原则,称"因人制宜"。如性别不同,妇女有月经、怀孕、产后等生理特点,护理时须加以考虑。年龄不同,生理功能及病变特点亦有所差别。例如,老年人气血亏虚,功能减退,患病多虚证或正虚邪实,虚证宜补,而邪实需攻者亦应慎重,以免损伤正气。不同体质亦有强弱、偏寒偏热之分,有无宿疾等不同。所以虽患同一疾病,护理亦应有所区别,阳热之体慎用温补,阴寒之体慎用寒凉等。

2. 因时制宜　四时气候的变化,对人体的生理功能、病理变化均产生一定的影响,根据不同季节的时令特点来考虑护理的原则,称"因时制宜"。如春夏季节,阳气升发,人体腠理疏松发散,施护应避免开泄太过,耗伤气阴;而秋冬季节,阴盛阳衰,人体腠理致密,阳气敛藏于内,此时若病非大热,应慎用寒凉之品,以防苦寒伤阳。

3. 因地制宜　地区不同,患病亦异,施护方法应当有别,即使患有相同病证,护理方法亦应考虑不同地区的特点。即根据不同地区的地理环境特点来考虑护理的原则,称"因地制宜"。如我国西北地区,地势高而寒冷少雨,病多燥寒,治宜辛润;东南地区,地势低而温热多雨,病多湿热,治宜清化。如辛温发表药治外感风寒证,在西北严寒地区,药量可以稍重,而东南温热地区,药量就应稍轻。

因人、因时、因地制宜的护理原则,充分体现了中医护理疾病的整体观念和辨证施护在实际运用上的原则性和灵活性。只有把疾病与患者个体、天时气候、地域环境诸因素加以全面考虑,制定出具有针对性的个体化护理方案,才能收到显著效果。

（六）标本缓急

标本,是指疾病的主次本末。标与本是一个相对的概念,一般认为,标是疾病的枝节和表象,本是疾病的本质,证候是标,病机是本。缓急有两意:一为病证缓急,指病证的发展速度和危害性;二为护理缓急,指护理应有计划、有步骤地进行。这里主要指护理有缓急原则,《素问·至真要大论》说:"病有盛衰,治有缓急。"何病急治,何证缓治,何方先施,何药后用,是施护前需要综合考虑的问题,否则"前后不循缓急之法,虑其动手便错"(《温热论》)。一般按照"急则护其标,缓则护其本,标本俱急者,标本同护"的原则进行护理。

1. 急则护标　急则护标是指在疾病的发展过程中,若出现紧急危重的证候,危及患者生命时,必须先行解决危重证候。如脾虚所致的鼓胀,则脾虚为本,鼓胀为标,但当鼓胀加重,腹大如釜,二便不利,呼吸困难时,就应攻水利尿,俟水去病缓,再健脾固本。

2. 缓则护本　缓则护本是病情比较平稳或慢性疾病的护理原则。如阴虚燥咳,则燥咳为标,阴虚为本,在热势不甚,无咯血等危急症状时,当滋阴润燥以止咳,阴虚之本得治,则燥咳之标自除。

3. 标本同护　标本同护是指标本俱急的情况下,必须标本兼护,或者标急则护标、本急则护本。例如临床上咳喘、胸满、腰痛、小便不利、一身尽肿的患者,其病本为肾虚水泛,病标为风寒束肺,乃标本俱急之候,必须用发汗、利小便的护法,表里双解。如标证较急,见恶寒、咳喘、胸满而二便通利,则应先宣肺散寒以护其标;如只见水肿腰痛、二便不利,无风寒外束而咳嗽轻微,则当以补肾通利水道为主,护其本之急。

三、辨证施护程序

辨证施护的程序大致分为以下六步。

(一) 收集资料
通常运用四诊方法收集患者病史资料,为辨证施护提供依据。

(二) 分析判断病证
根据收集的资料,运用中医辨证的方法如八纲辨证、气血津液辨证、脏腑辨证等,分析患者的证候,确定病位及证型。

(三) 制订护理计划
根据证型,制定相应的护理原则及具体的护理措施。

(四) 实施护理措施
将各项护理措施落到实处。

(五) 客观评价记录
病情观察,评估护理效果。

(六) 进行健康宣教
向患者进行疾病康复及疾病预防的知识宣教。

第二节　辨证施护的方法

中医学的辨证方法有许多,如八纲辨证、脏腑辨证、六经辨证、卫气营血辨证、三焦辨证、气血津液辨证、体质辨证等。本章仅介绍临床常用的八纲辨证、脏腑辨证和卫气营血辨证三种辨证施护方法。

一、八纲辨证护理

八纲,即阴阳、表里、寒热、虚实。八纲辨证是通过四诊所取得的资料,根据病位的深浅,病邪的性质及盛衰,人体正气的强弱等情况,加以综合分析,并将之归纳成表证、里证、寒证、热证、虚证、实证、阴证、阳证,根据不同的证候制订相应的护理原则,采取具体的护理措施。

(一)表里辨证护理

表里是辨别病位内外浅深、病情轻重和病势趋向的一对纲领。表与里是相对的概念,如躯壳与脏腑相对而言,躯壳为表,脏腑为里;脏与腑相对而言,腑属表,脏属里;经络与脏腑相对而言,经络属表,脏腑属里等。

1. 表证

(1)主症:恶寒(或恶风),发热(或无),头身痛,舌苔薄,脉浮。或伴有鼻塞、流清涕、喷嚏、咽喉痒痛、咳嗽等症状。

(2)护理原则:辛散解表。

(3)施护要点

病情观察:注意观察寒热、汗出情况,舌苔脉象的变化,以区别表寒、表热、表虚、表实。表寒证:无汗,恶寒重,发热轻,苔薄白,脉浮紧;表热证:恶寒轻,发热重,有汗,苔薄黄,脉浮数;表虚证:恶寒或恶风,有汗或微汗,苔薄舌质淡,脉浮细无力。

生活起居护理:居处宜通风,保持空气清新,但忌汗出当风,汗湿衣服及时更换。对感受疫疠邪气致病者,应注意呼吸道隔离。

服药护理:表证多使用解表发汗之剂,虽然有辛温、辛凉之别,但多属于辛散轻浮之品,不宜久煎,药宜温服,服药后静卧。药后可饮适量热汤、热粥,以助汗出。服药后 1~2 小时,重点观察汗出情况,以全身微微汗出为佳,避免过汗伤正。如汗出热退,表解身凉,不必再进解表药。如汗出过多,即停服,并根据情况及时处理。

饮食护理:宜食清淡易消化的半流质或软食之类食物,忌肥甘油腻、生冷之品,以免恋邪伤正。表寒证,多食辛温解表之品,如可用生姜、葱白、淡豆豉等,以辅助药力散寒祛邪;表热证,可适量饮用清凉饮料或多食水果;表虚证,宜益肺固卫,可适量用药膳,如黄芪粥等。

对症处理:头痛者交替按压合谷、太阳、风池 3~5min;或压耳穴(脑、额、枕、神门),每次取 2~3 穴;咽痛、口干者可用芦根 30~60g 煎汤代茶;发热者,应注意忌用冷敷法和酒精擦浴法进行降温,以免寒凉闭汗,邪遏于里,不得外达。

2. 里证

(1)主症:由于里证的范围极为广泛,涉及寒热虚实及脏腑,因此所表现的证候也不同。

(2)护理原则:不同的里证,可有不同的临床表现,故很难用几个症状、体征全面概括,但其基本特征是一般病情较重,病位较深,病程较长,故应根据寒、热、虚、实等具体病证的不同,分别选方用药。

(3)施护要点:根据具体病证施护。详细内容见寒热辨证护理、虚实辨证护理及脏腑辨证护理。

(二) 寒热辨证护理

寒热是辨别疾病性质的纲领。由于寒热较突出反映了疾病中机体阴阳的偏盛偏衰,病邪基本性质的属阴属阳,而阴阳是决定疾病性质的根本,所以说寒热是辨别疾病性质的纲领。

1. 寒证

(1)主症:恶寒(表寒者)、畏冷、肢凉、冷痛、喜暖,口淡不渴,肢冷蜷卧,痰、涎、涕清稀,小便清长,大便稀溏,面色白,舌淡苔白而润,脉迟或紧等。

(2)护理原则:温以祛寒。

(3)施护要点:

病情观察:主要观察面色,神志,寒热喜恶,肢体温凉,口渴与否,舌象、脉象,以及涎、涕、痰、尿、便等排泄物的变化情况。

生活起居护理:患者居处宜向阳、通风,注意保暖。

服药护理:寒证多用辛温燥热之品,中病即止,以免过用伤阴。中药宜热服。

饮食护理:宜食温性、热性食物,忌食生冷瓜果、寒凉油腻之品。

对症处理:寒性凝滞,易引起疼痛,可用热敷、艾灸等温热疗法散寒,促进气血运行。

情志护理:寒邪为阴邪,易使人沉闷、郁结,对病程长,病情较重的患者,要使其保持良好的精神状态,使气机调畅。

2. 热证

(1)主症:发热,恶热喜冷,口渴欲饮,面红目赤,烦躁不宁,痰、涕黄稠,小便短赤,大便干结,舌红苔黄,脉数等。

(2)护理原则:清热泻火。

(3)施护要点

病情观察:注意观察是否发热、汗出,神志、食欲、二便、舌象、脉象,有无斑疹、出血等。

生活起居护理:患者居处宜通风、凉爽,热甚者卧床休息。

服药护理:中药汤剂宜凉服或微温服。热甚神昏者,可遵医嘱用清热解毒之开窍剂灌服,如安宫牛黄丸、紫雪丹等。

饮食护理:饮食宜新鲜清凉,忌食辛辣、燥热动风之品。

对症处理:高热者可用清热解毒的中药煎剂擦浴降温;或遵照医嘱肌内注

射或穴位注射柴胡注射液 2~4ml;或中药灌肠降温;热扰心神者,可用紫雪丹或安宫牛黄丸等以清热开窍。

情志护理:热为阳邪,易引起患者激动易怒,要注意稳定患者情绪。

(三)虚实辨证护理

虚实是辨别邪正盛衰的纲领,虚与实主要是反映病变过程中人体正气的强弱和致病邪气的盛衰。实主要指邪气盛实,虚主要指正气不足。

1. 虚证

(1)主症:由于虚证有气血、阴阳虚证等多种证候的不同,所以主症不一,常有面色苍白或萎黄,精神萎靡,身疲乏力,心悸气短,形寒肢冷或五心烦热,自汗盗汗,大便溏泄或滑脱,小便频数或失禁,舌质淡嫩,少苔或无苔,脉虚无力等。

(2)护理原则:补虚扶正(温养益气,养血滋阴)。

(3)施护要点:

病情观察:主要观察神志、面色、腹痛喜按与否、汗出情况,以及二便、舌象及脉象的变化,以区分表虚、里虚、虚寒、虚热。

生活起居护理:居处宜安静,阳光充足,注意避风、保暖,以防复感外邪。适当参加体育锻炼,以增强体质。

服药护理:虚证患者服药时间长,且中药主要为滋补类的药物,中药应适当久煎、浓煎,少量多次服,在饭前温服效果最佳。有厌药情绪者,可考虑用丸剂、散剂等服药方便的剂型,以利于患者坚持服药。

饮食护理:阳虚、气虚、血虚患者,宜食温补之类的膳食。阴虚或血燥的患者,宜用清补之类的饮食。

对症处理:虚证出现疼痛者,可在关元、气海、足三里等穴,用热敷、艾灸或拔火罐等温热疗法缓解疼痛。

情志护理:虚证患者病程长,容易引起抑郁、悲观等负面情绪。护理人员应热情、细致地观察其情绪变化,多开导、沟通,鼓励他们积极配合治疗和护理。

2. 实证

(1)主症:由于感邪性质的差异,致病的病理产物不同,及病邪侵袭、停积部位的不同,证候表现也不一。主要为发热,腹胀痛拒按,胸闷烦躁,甚至神昏谵语,呼吸气粗,痰涎壅盛,大便秘结,小便不利,脉实有力,舌苔厚腻等症。

(2)护理原则:泻实祛邪。

(3)施护要点

病情观察:主要观察患者神志、寒热、汗出、口渴情况,生命体征;疼痛的性质、时间等。

生活起居护理:居处宜保持安静。烦躁者要慎防坠床。

服药护理:泻实祛邪,服药应及时,加强药后观察,中病即止。如攻下药,宜清晨空腹凉服。

饮食护理:饮食宜清淡、易消化。忌辛辣、肥甘厚腻、补益滋腻之品。

对症处理:实寒腹痛可隔姜灸神阙;实热证之高热、便结,可参照热证的护理。

情志护理:实证患者多起病急、病程短,容易精神紧张。故护理人员应对患者及其家属耐心、细致地进行解释。

(四) 阴阳辨证护理

阴阳辨证是八纲辨证的总纲。临床上凡符合兴奋、躁动、亢进、明亮等表现的表证、热证、实证;以及症状表现于外的、向上的、容易发现的;病邪性质为阳邪致病,病情变化较快等,一般都可归属为阳证。凡符合抑制、沉静、衰退、晦暗等表现的里证、寒证、虚证;以及症状表现于内的、向下的、不易发现的;病邪性质为阴邪致病,病情变化较慢等,可归属为阴证。阴阳辨证的内容包括阳虚证、阴虚证、阴盛证、阳盛证、亡阳证、亡阴证。

1. 阳虚证

(1)主症:畏寒,四肢不温,口淡不渴,或渴喜热饮,可有腹部冷痛喜按、喜热敷,自汗,小便清长或尿少浮肿,大便溏薄,面色白,舌淡胖,苔白滑,脉沉迟(或细)无力为常见证候,伴神疲、乏力、气短等气虚的证候。

(2)护理原则:温补阳气。

(3)施护要点:

病情观察:主要观察神志、汗出、肢温、二便、舌苔、脉象的变化。

起居护理:患者居处宜向阳,光线充足,室温偏温,病情允许的情况下应做适当活动。

服药护理:中药热服或温服。

饮食护理:可以食用温阳补气的食物,如羊肉、牛肉、鹿茸、高丽参等,忌食生冷瓜果、寒凉之品。

对症处理:患者阳虚阴盛,易引起疼痛、面目浮肿、手足冰凉等,可用热敷、艾灸、温针等温热疗法以温阳、促进气血运行。

情志护理:阳虚易使人产生沉闷、不振、悲观等不良情绪。对病程长病情较重的患者,要多鼓励其振作起来,嘱其多与人交往,保持良好的精神状态,使气机调畅。

2. 阴虚证

(1)主症:形体消瘦、口燥咽干、潮热颧红、五心烦热、盗汗、小便短赤、大便干结、舌红少苔或无苔、脉细数等,并具有病程长,病势缓等虚证的特点。

（2）护理原则：养阴清热，温阳扶正。

（3）施护要点：

病情观察：注意观察面色、汗出、二便、舌苔、脉象的变化。

生活起居：居室光线宜稍暗，湿度应适宜，环境宜安静。忌劳累，忌忧虑思虑，宜节制房事。

服药护理：中药宜微温服。

饮食护理：宜用养阴生津滋补食物，忌食辛辣、动火伤阴之品。

对症处理：盗汗者，衣被不要盖得太暖，室内不可闷热，以免引起出汗。

情志护理：患者易心烦焦躁，情绪抑郁易怒，需耐心开导，稳定患者情绪。

3. 亡阴证

（1）主症：汗出黏而味咸，如珠如油，身灼肢温，虚烦躁扰，恶热，口渴欲饮，皮肤皱瘪，小便极少，面色赤，唇舌干燥，脉细数等。

（2）护治原则：救阴敛阳。

（3）护理措施：按危重患者常规护理，特别注意神、面色、汗出、二便等变化。注意患者安全防止坠床。

4. 亡阳证

（1）主症：冷汗淋漓，汗质稀淡，神情淡漠，肌肤不温，手足厥冷，呼吸气微，面色苍白，舌淡而润，脉微欲绝等。

（2）护治原则：回阳救逆。

（3）护理措施：参照亡阴证护理。

亡阳亡阴证的鉴别主要观察患者出汗、四肢、舌象、脉象等情况，从而进行辨别。如汗出热黏味咸，肢温热，舌红而干为亡阴；大汗淋漓、汗出稀凉而味淡，四肢厥冷，舌淡，脉微欲绝为亡阳。

二、脏腑辨证护理

脏腑辨证是决定脏腑辨证施护的前提和依据，在此基础上确定、落实相应的护理原则、护理措施，是临床上实施辨证施护的基础。

（一）心与小肠病的辨证护理

1. 心病的辨证 心病的证候有虚实之分。实证多由寒凝、瘀血、气郁、痰阻、火扰等导致心脉痹阻、痰迷心窍、痰火扰心、心火亢盛等证。虚证多由先天不足，或久病伤心，或思虑劳神太过导致心气虚、心血虚、心阴虚、心阳虚、心阳暴脱等证。

（1）收集四诊资料：如心悸、怔忡、心痛、心烦、失眠、多梦、健忘、神昏、神志错乱，脉结，或代，或促等。注意患者神气、面色、汗液、胸闷、心痛及舌脉的变化，密切观察有无心阳暴脱的表现。

（2）四诊合参辨证分型：常见症状伴有胸闷或心痛引肩背内臂，时发时止，舌暗或有紫斑、紫点，脉细涩或结代，甚者暴痛欲绝，口唇青紫，肢厥神昏，脉微欲绝为心脉痹阻证；伴有神识痴呆、朦胧昏昧，或神情抑郁、表情淡漠、喃喃自语、举止失常，或突然昏仆、不省人事、喉中痰鸣，无苔或白腻苔，脉缓而滑，为痰迷心窍证；伴有发热，口渴，面赤气粗，便秘尿赤，喉间痰鸣，甚则狂越妄动，打人毁物，胡言乱语，哭笑无常，舌红苔黄腻，脉滑数，为痰火扰心证；伴有面赤，舌尖红赤，或见口舌赤烂疼痛，或见吐血衄血，甚则狂躁谵语者，为心火亢盛证。伴有气虚为心气虚证；伴有血虚者为心血虚证；伴有阴虚者为心阴虚证；伴有阳虚者为心阳虚证，甚者突然冷汗淋漓，四肢厥冷，呼吸微弱，面色苍白，脉微欲绝，神志模糊或昏迷者，则为心阳暴脱的危象。

2. 心病的施护措施

（1）心病的护治原则：心脉痹阻者，温经通络活血化瘀止痛；痰迷心窍者，宽胸涤痰开窍；痰火扰心者，清心豁痰泻火；心火亢盛者，清心泻火；心气虚者，补气安神；心血虚者，养血安神；心阴虚者，滋阴养血安神；心阳虚者，温补心阳、安神定悸；心阳暴脱者，回阳救逆固脱。

（2）心病的护理措施

生活起居：心主神明，心为五脏之首，"惊则心无所依，神无所归"，病室环境必须保持安静。注意休息，避免劳累。轻者可适当活动，如散步、做体操、打太极拳等；重者则绝对卧床休息。注意寒温，心阳虚者应注意保暖，不可贪凉或汗出当风，预防外感；阳虚欲脱者更须注意保温，在使用热水袋或电热毯时慎防烫伤。心气虚者多做深呼吸运动，少说话，以免耗气；心阴虚失眠者，尤须注意劳逸结合，起居有常，保证充足的睡眠。

辨证施食：饮食防过饱过饥，夜餐尤忌过饱，"胃不和则寐不安"。心气虚、心阳虚、心脉痹阻者，宜食安神温补之品，如猪心炖莲子等，忌食生冷瓜果以及其他凉性食物；心阴虚、心血虚者，宜食滋阴养血之品，如黄鳝饭、红枣龙眼汤、百合银耳羹、沙参玉竹瘦肉汤等，忌食辛辣、烟酒及其他热性食物；痰火内盛者，宜食清淡化痰之品，如无花果煲瘦肉、荸荠胡萝卜排骨汤等，忌食肥甘油腻生痰助湿之品；心火炽盛者，宜食清火之品，如莴苣、芹菜、苦瓜、百合、白果等，忌食辛辣煎炸动火之品；心阳暴脱、痰火扰心、神志不清者均应暂缓进食。

情志护理："喜伤心""悲哀忧愁则心动"。凡事不能用心太过，不宜多交谈，不宜观看紧张刺激性的电视、小说，宜平淡静志。避免情绪过激和外界不良刺激，及时解除紧张、恐惧、焦虑等情绪状态。

对症处理：失眠的患者，可用耳穴贴压神门、心、皮质下、交感、脾等穴位；或者按摩百会、太阳、神庭、神门、内关等穴位。

3. 小肠病的辨证施护 小肠病多因寒湿、湿热外邪侵袭，或饮食所伤，或虫体寄生所致。常见有寒滞、气滞、虫积等。小肠病以腹痛、肠鸣、腹泻为常见症状。伴有小腹隐痛喜按为小肠虚寒证;伴有心烦口渴,小便赤涩,尿道灼热或灼痛,甚至尿血,口舌生疮,舌尖红赤,为小肠实热证;伴有腹痛,面黄体瘦,大便排虫,为虫积肠道证。小肠病的护治原则:小肠虚寒者,温通小肠;小肠实热者,清心火,导热下行;虫积肠道者,驱虫为主。小肠病的辨证施食:参照"脾病的施护措施"下的"辨证施食"。病情主要观察大、小便的次数、色、质、量的变化情况。泄泻频繁者保持肛门及会阴部清洁,便后用温水洗净或温水坐浴后涂搽润肤膏。

（二）肺与大肠病的辨证护理

1. 肺病辨证　肺病证候有虚实之分。实证多因风、寒、燥、热等外邪侵袭和痰饮停聚于肺导致风寒犯肺证、风热犯肺证、燥邪犯肺证、肺热壅盛证、寒痰阻肺证。虚证多因久病多咳喘,或他脏病变累及肺导致肺气虚证、肺阴虚证。

（1）收集四诊资料:如咳、喘、痰,常见症状为胸痛、咯血、咽喉痒痛、声音变异、鼻塞流涕、水肿等。注意观察痰的色、质、量,是否夹有血丝以及气味;呼吸的频率、深度等。

（2）四诊合参辨证分型:主要症状伴有发热、痰多黄稠、舌红苔黄者为肺热壅盛证;伴有痰多色白、舌淡或暗,苔白或白厚为寒痰阻肺证;伴有表证、干咳痰少、鼻咽口舌干燥为燥邪犯肺证;伴有胸廓饱满、胸胁胀闷为饮停胸胁证;伴有表证和头面浮肿为风水相搏证;伴有风热证者为风热犯肺证;伴有风寒证为风寒犯肺证;伴有气虚者为肺气虚证;伴有阴虚者为肺阴虚证。

2. 肺病的施护措施

（1）肺病的护治原则:肺热壅盛者,清泻肺热,止咳定喘;燥邪犯肺者,清肺润燥;寒痰阻肺者,温化寒痰;风寒犯肺者,宣肺解表;风热犯肺者,疏风清肺;肺气虚者,补益肺气;肺阴虚者,滋阴清肺。

（2）肺病的护理措施

生活起居:肺主一身之表,性娇嫩而不耐寒热,易受外邪侵袭,对肺病患者应重视气候变化,嘱其慎起居。严禁在室内吸烟,扫地前洒适量的水,防止灰尘和特殊气味的刺激;室内严禁摆放奇花异草,居所周围避免油烟、油漆、汽油等气味刺激。久卧伤气,过度卧床,易使肺缺乏新鲜空气的调节,肺的功能不强健,而肺主一身之气,所以人体的"气"由此受伤,因此如果病情允许,应适当运动,增强体质。

辨证施食:宜饮食清淡、易消化、没有刺激气味之品。忌食辛辣、油腻黏滞、煎炸或动火之品,禁烟忌酒。痰热者,可食白萝卜、梨、荸荠等清热化痰生津之品;痰湿者,可食薏苡仁粥、山药汤、陈皮茶等;寒痰者,宜食杏子、生姜、佛手、陈皮等,忌食生冷水果及饮料;阴虚肺热者,可食百合、莲子、酸梅汤等;肺热壅盛者,可多食西瓜、梨,烦热不适时可予果汁及清凉饮料;肺气虚者,宜常食红枣糯米粥、猪肺汤等以补肺气,同时注意培土生金,可食莲子、黄芪、山药以健脾益胃。

情志护理:"悲伤肺",应尽量避免在患者面前提及不开心的往事。对病势绵绵,日久难愈,又迫于咳喘、胸闷痛苦异常者,建议多看喜剧、笑话等。

对症处理:痰黏难咳者多饮水,在心肺功能正常的情况下,每天饮水1 500ml 以上,必要时遵医嘱进行雾化吸入;胸痛甚者,采取患侧卧位,或按摩疼痛部位,可遵医嘱用中药贴敷;咳喘呼吸困难者,取半卧位或端坐位,绝对卧床休息。

3. 大肠病的辨证施护　大肠的病变主要表现为传导失常,多因感受湿热之邪,或热盛伤津,或阴血亏虚等所致。常见有肠道湿热证、肠燥津亏证、肠热腑实证。大肠病以便秘、腹泻、便下脓血以及腹痛腹胀等为常见症状。伴有发热、便秘、腹满硬痛,为肠热腑实证;伴有湿热证兼腹痛暴泻如水、下痢脓血、大便黄稠秽臭,为肠道湿热证;常见久病、排便困难、燥屎、口咽干燥等,为肠燥津亏证。大肠病的护治原则:肠热腑实者,泻实通腑;肠道湿热者,清热化湿;肠燥津亏者,增液润肠,益肺生津。大肠病的辨证施食:参照"脾病的施护措施"下的"辨证施食"。病情主要观察腹痛、腹泻情况及大便的性状、次数、颜色。泄泻频繁者保持肛门及会阴部清洁,便后用温水洗净或温水坐浴后涂搽润肤膏。保持居处环境清洁,及时清理二便、呕吐物等。

(三) 脾与胃病的辨证护理

1. 脾病的辨证　脾病的证候有虚实之分。实证多因饮食不节、外感湿热或寒湿之邪、失治、误治等导致湿热蕴脾证、寒湿困脾证;虚证多因饮食失常、劳倦、思虑过度导致脾气虚证、脾阳虚证、脾气下陷证、脾不统血证。

(1)收集四诊资料:如腹胀腹痛、纳食少、呕吐、便溏,以白带多、浮肿、肢体困重、内脏下垂、慢性出血等。

(2)四诊合参辨证分型:主要症状伴有肢体困重、实寒证为寒湿困脾证;伴有发热、便溏不爽、苔黄腻为湿热蕴脾证;伴有气虚者为脾气虚证;伴有阳虚者为脾阳虚证;伴有气虚证及内脏下垂为脾气下陷证;伴有气血两虚证和慢性出血为脾不统血证。对脾不统血的出血者注意患者神色、血压、皮下出血、脉象的变化,并注意出血先兆。

2. 脾病的施护措施

(1)脾病的护治原则:脾气虚者,补气健脾;脾阳虚者,温中健脾;脾气下陷者,益气举陷,补中健脾;脾不统血者,健脾摄血;湿热蕴脾者,清利湿热;寒湿困脾者,健脾化湿。

(2)脾病的护理措施

生活起居:室温宜略高而干燥。患者宜起居有节,动静结合。不宜久坐,"久坐伤肉",因长时间久坐,不活动,周身气血运行缓慢,可使肌肉松弛无力,而"动则不衰",动则气血可周流全身,使得全身肌肉尤其四肢肌肉得养。中气不足及脾阳虚衰患者宜多休息,避免劳累,以免耗气而加重病情。居处宜朝阳,光线充足。寒湿困脾者注意保暖,尤其是脐周保暖。

辨证施食:"饮食自倍,肠胃乃伤",脾胃病患者进食一定要定时、定量、有节制,不可暴饮暴食,饮食宜少食多餐,以清淡素食为宜,以软、烂、温、易消化为宜,以不觉胀为度,纠正不良的饮食习惯,忌硬固、壅滞气机之品。

情志护理:"忧思伤脾",故脾病患者应减少思虑,对"苦思难释"者应注意转移其注意力。脑力劳动者适当减少工作量,多运动。

对症处理:腹胀腹痛者,按摩或药熨腹部及中脘穴,或艾灸足三里、脾俞、胃俞等穴;呕吐较轻需服药者,可浓煎药液,少量多次频服,或于药液中加入姜汁数滴。

3. 胃病的辨证施护 胃病多因饮食、外邪侵袭所致,有虚实之分。虚证分胃气虚证、胃阳虚证、胃阴虚证。实证分寒滞胃脘证、胃热炽盛证、食滞胃脘证。胃病以纳食异常、胃脘胀痛、恶心呕吐、嗳气、呃逆等为常见症状。胃脘冷痛,轻则绵绵不止,重则拘急剧痛,得温则减,口淡不渴,泛吐清水为胃寒证;胃脘灼痛、吞酸嘈杂,渴喜冷饮,消谷善饥或食入即吐,口臭,牙龈肿痛、腐烂或出血为胃热证;脘腹胀痛,厌食,嗳气或呕吐酸腐食臭,大便不爽为胃实证。胃病的护治原则:胃寒者,温胃散寒;胃热者,清胃热泻胃火;胃实者,消食导滞;胃阴虚者,滋阴益胃;胃气虚者,益气养胃。胃病的辨证施食:参照"脾病的施护措施"下的"辨证施食"。病情主要观察二便,胃痛的性质、时间、程度、部位以及伴随症状、诱发因素,舌苔的变化。服用健胃药时,用于开胃者宜饭前服,用于消导者宜饭后服;止酸药宜饭前服;通便药宜空腹或半空腹服。呃逆、嗳气者可进行耳穴贴压胃穴。其他参照"脾病的施护措施"下的"对症处理"。

(四)肝与胆病的辨证护理

1. 肝病的辨证 肝病的证候有虚实之分。实证多由情志所伤,或寒、火犯肝或肝经所致肝郁气滞证、肝火炽盛证、肝阳上亢证、肝风内动证、肝经湿热证、寒滞肝经证;虚证多因久病失养,或他脏累及导致肝阴虚证、肝血虚证。

(1)收集四诊资料:如抑郁、烦躁、胸胁少腹痛,常见症状为头晕目眩、巅顶痛、肢体震颤、手足抽搐、目疾、月经失调、睾丸痛等。注意患者情志、胁痛、黄疸、眩晕、头痛、抽搐等的变化;头痛、眩晕、抽搐的程度,发作和缓解的时间。

(2)四诊合参辨证分型:肝失疏泄,情志抑郁,胸胁胀痛,妇女可见乳房胀痛,月经不调,为肝郁气滞证;伴有头痛、烦躁易怒、耳鸣、胁痛,为肝火炽盛证;伴有耳鸣、头目胀痛、面红烦躁、急躁易怒、舌红少津、腰膝酸软,为肝阳上亢证;伴有眩晕、肢体震颤、手足抽搐,为肝风内动证;伴有巅顶、少腹或睾丸冷痛,遇温痛减,为寒滞肝经证;伴有胁胀痛、口苦、黄疸、寒热往来等,为肝经湿热证。伴有阴虚者为肝阴虚证;伴有血虚者为肝血虚证。

2. 肝病的施护措施

(1)肝病的护治原则:肝郁气滞者,疏肝解郁;肝火炽盛者,清肝泻火;肝阳上亢者,平肝潜阳;肝风内动者,平肝息风,滋阴潜阳;肝经湿热者,清泄肝胆湿热;寒滞肝经者,温经暖肝;肝阴虚者,滋阴息风;肝血虚者,补血养肝。

(2)肝病的护理措施:

生活起居:保持环境安静、光线适宜、温湿度适宜。尤其是肝阴(血)虚、肝阳上亢、肝火上炎的患者多喜凉爽,故居处环境温度宜偏低,宜节制房事,以免耗阴动火。而寒滞肝脉的患者室温适当偏高,可在局部适当热敷。患者宜劳逸得当,起居有常,保证休息和睡眠;避免久视,因为"肝开窍于目"而"肝受血而能视",所以久视伤血;避免久行,因久行能使膝关节过度疲倦,而膝为筋之府,所以说久行伤筋。对于经常出现抽搐的患者,应根据病情指导患者散步、打太极拳、练气功等。

辨证施食:饮食宜清淡易消化,慎食油腻食物,忌辛辣刺激及动火之品,戒烟酒。肝的疏泄功能直接影响脾胃的运化,郁怒之时不宜进食,以免气食交阻。宜多食萝卜、海带等,忌食易引起气滞的食物,如土豆、糯米、红薯等。肝气郁结者,宜常食金橘饼、金针菜汤等;肝火上炎者,宜食夏枯草煲瘦肉、饮决明子茶等,戒酒;肝风内动者,宜多饮菊花茶;肝血不足者,多食红枣及血肉有情之品;肝胆湿热者,多食芹菜、茄子、黄瓜、泥鳅等;肝肾阴虚者,多食百合莲子粥、石斛煎汤代茶等。

情志护理:肝为刚脏,性喜条达疏畅,忌抑郁恼怒。应经常提醒患者自我思考、沉思、闭目养神,避谈容易引起情绪激动的事,以免诱发或加重病情。

对症处理:患者少腹胀痛,阴器收缩引痛时,可在腹部取神阙穴艾灸或隔姜灸或热熨小腹。

3. 胆病的辨证施护 胆病多因湿热侵袭,肝病影响所致。胆病有虚实之分,实证常见有肝胆湿热证、胆郁痰扰证。胆病以口苦、黄疸、胆怯、易惊为常见症状。伴有目眩,善太息,胸满胁痛,呕吐苦水,易怒,烦躁不寐,惊悸不宁,苔黄腻,脉弦滑为实证;虚烦不寐或噩梦惊恐,触事易惊或善恐,短气乏力,目视不明,口苦,苔薄白,脉弦细为虚证。胆病的护治原则:实证,清化痰热,和胃降逆;虚证,益胆宁神。胆病的辨证施食:患者饮食宜清淡,少食膏粱厚味、油炸食物及蛋黄,忌暴饮暴食和饮酒。病情主要观察口苦、黄疸的变化。避免情志刺激而致惊恐,可采用"惊平之""思胜恐"等方法。胆小易惊,睡眠不宁可艾灸百会、关元穴等。起居应保持环境安静,避免噪声或其他因素的突然刺激。

（五）肾与膀胱病的辨证护理

1. 肾病的辨证　肾病以阴、阳、精、气亏损为常见,故肾多虚证。常见有肾阳虚证、肾阴虚证、肾虚水泛证、肾气不固证、肾精不足证。

（1）收集四诊资料:如腰膝酸软或疼痛、耳鸣耳聋、齿摇发脱、阳痿遗精、水肿等,以精少不育或经闭不孕、呼吸气短而喘、二便异常为常见症状。注意患者面色、水肿、呼吸、腰膝酸软或疼痛程度、小便等。

（2）四诊合参辨证分型:主要症状伴有阳虚者为肾阳虚证;伴有阴虚者为肾阴虚证;伴有周身浮肿,下肢尤甚,按之如泥,腰腹胀满,尿少,动则喘息,为肾虚水泛证;伴有小便频数而清或尿后余沥不尽,或遗尿,或小便失禁,或带下清稀而多,或胎动易滑,为肾气不固证;伴有先天不足,或生长发育迟缓、早衰,或生育功能下降,为肾精不足证。

2. 肾病的施护措施

（1）肾病的护治原则:肾阳虚者,温补肾阳;肾阴虚者,滋养肾阴;肾虚水泛者,温阳化水;肾气不固者,固摄肾气;肾精不足者,填精补肾。

（2）肾病的护理措施

生活起居:肾主骨生髓,久立伤骨,因久立伤腰肾,肾藏精,而精生髓,髓为骨之液,可养骨,故久立会损伤人体骨骼的功能。肾病患者一般机体抵抗力差,故应多休息,避免劳累,尽量减少体力劳动和脑力劳动,节制房事,以免进一步损伤真元。病室应注意卫生洁净,通风,冷暖适宜。肾阳虚者居处向阳,光线充足,尤其注意双膝盖的保暖。

辨证施食:肾病患者应以营养丰富的食物为主,或以血肉有情之品补养为佳。"过咸伤肾",故饮食咸淡适中。对于脾虚湿盛者可适当食用健脾渗湿利水的食物,如赤小豆、薏苡仁、扁豆、山药等。脾肾阳虚者,宜适当食用温补之品,如牛肉、桂圆、桂皮以温补脾肾。使用激素患者,易出现阴虚阳亢,宜进食清淡饮食,忌食辛辣刺激食物,如花椒、香葱、大蒜等。

情志护理:恐伤肾,应嘱患者在检查时出现一些指标不正常不要大惊小怪,应耐心、态度亲切地与患者交谈,避免制造不必要的惊恐。肾病患者多病情缠绵,应主动与其家属、亲友交流沟通,在情感上、经济上关心善待患者。

对症处理:腰痛者可热敷肾俞、命门、腰阳关等穴;长期使用激素或抗生素后出现虚汗者可用糯稻根须煎水泡足或沐浴;气喘者病室内空气宜新鲜,避免烟雾、灰尘及异味刺激。

3. 膀胱病的辨证施护　膀胱病多因湿热侵袭,肾病影响所致,常见有膀胱湿热证。膀胱病以尿频、尿急、尿痛、尿闭为常见症状。尿频、尿急、尿道灼痛、小腹胀痛迫急,或有发热腰痛,尿色黄赤短少,或尿血,或尿中有砂石,舌红苔黄腻,脉数,为膀胱湿热证。膀胱病的护治原则:清热利湿。膀胱病患者应多饮水或绿茶。不要坐或躺睡露天太阳晒热的凳或草地。保持居室干燥、清洁。注意个人卫生,保持会阴部清洁,每日用温开水清洗外阴,勤更换内裤。

三、常见病辨证施护举例

案例一

刘某,男,44 岁。几年来胃脘部疼痛反复发作,每于饮食生冷或天气变化引起发病,疼痛发作时以手按压痛处或用热水袋热敷均可缓解。一直以来食欲不佳,日渐消瘦,最近因工作忙碌,更觉全身疲乏,四肢无力,睡眠尚可,大便稀溏,小便正常。入院症见:胃脘部疼痛,食欲不振,消瘦,乏力。

既往有胃病史,无其他病史。

否认家族病病史,否认药物、食物过敏史。

查体:T 36.9℃,P 76 次/min,R 18 次/min,BP 115/68mmHg。神清,精神可,面色苍白,体瘦,腹软,舌质淡苔薄白,脉沉细而弦。

【提出问题】

(1)该患者目前所患的是哪种证候类型?并试述辨证思路。

(2)该患者目前存在的护理问题有哪些?如何进行护理?

【证型分析】患者数年来反复发作胃脘疼痛,此为病在里,且久病多虚。每因饮食生冷而发,痛时喜按喜暖,此为虚为寒。胃虚失纳,故胃口不佳。生化无源,故消瘦、疲乏。脉沉主里,细主虚,弦主痛。苔薄白质淡,则为虚寒之象。此患者为虚寒胃痛,为里证、虚证、寒证。

【护理问题】

胃痛:与饮食生冷、受寒有关。

【护理措施】

(1)病情观察:注意观察患者疼痛部位、性质、持续时间,伴随症状及体征、诱发因素等。

(2)生活起居护理:①保持病室温湿度适宜,叮嘱患者根据季节气候的变化及时增加衣被,注意胃脘部保暖,避免受凉再次发病。②急性发作期应卧床休息,给予精神安慰,并督促其饭后不宜平卧;出现疼痛加剧或者伴有呕吐时立即报告医师对症处理,此种情况指导患者暂禁饮食,避免活动及精神紧张。待病情恢复,可采用饭后散步,练习八段锦等方式增强体质。

(3)饮食护理:饮食宜温热,以软烂易消化,富有营养,少食多餐为原则。平素应注意饮食卫生,勿暴饮暴食,勿饥饱无常,忌食生冷寒凉、辛辣、油腻之品,戒烟酒。疼痛发作时,宜食清淡且富有营养的流质或半流质,如牛奶、藕粉、红枣米粥、面片汤、鸡蛋羹等;恢复期可进食软饭或面食。日常可多进食温中健脾的食物,如猪肚、鱼肉、羊肉、鸡肉、桂圆、大枣、莲子、生姜等。食疗方推荐桂圆糯米粥、姜汤红茶。

(4)用药护理:嘱咐患者汤药宜偏热服用,并坚持按时服药。

(5)情志护理:疼痛时易出现情绪烦躁,可使用安神静志法,即患者闭目静心,全身肌肉放松,深呼吸,以使周身气血流通舒畅。也可使用移情疗法,听音乐转移或改变患者的情绪和意志,舒畅气机,怡养心神。

(6)中医护理适宜技术

热熨法:疼痛发作时,可用热水袋置于胃脘部;或将热熨袋加热后熨痛处;或用小茴香、食盐、葱白炒热后,用布包裹熨痛处。

艾灸法:取穴中脘、气海、神阙、关元、足三里等穴。

自我按摩法:右手掌放于右下腹,左手掌重叠于右手背上,从右下腹起,顺时针在全腹反复环摩,每次 15~20min,每日 2~3 次,手法要快而轻柔,使局部有较强的温热感;亦可用拇指反复按揉中脘、气海、足三里、内关等穴,每穴各 2min。

耳穴贴压:选取脾、胃、交感、神门、肝胆、消化系统皮质下等穴。每天按2~3 次,每次每个穴位按压 1~2min,以患者自觉酸、麻、胀、热或放射感为度。

案例二

王某,女,42 岁,已婚,高中教师。患者 5 年前由于工作繁忙,思虑较多,睡眠渐差,入睡困难,每夜睡眠仅 4~5 小时。多次就医,皆不能恢复常态。近 1个月来,由于教学任务骤然增多,常批改试卷至深夜,失眠加剧,合眼即醒,甚至彻夜不眠,每日需服用安定方能勉强入睡,睡眠时间不足 3 小时,日间精神恍惚,遂来就诊。入院症见:失眠,多梦,心悸,头晕健忘,神疲乏力,面色萎黄,二便正常,月经色淡、质稀、量少。

既往体健,无其他内科疾病史。

否认家族病病史,否认药物、食物过敏史。

查体:T 36.7℃,P 78 次/min,R 17 次/min,BP 125/74mmHg。神清,精神疲倦,心肺正常,腹部平软,无压痛和反跳痛,舌淡苔薄白,脉细弱。

【提出问题】

(1)本例患者目前所患的是何证候类型?并试述辨证思路。

(2)本例患者目前存在的护理问题有哪些?如何进行护理?

【证型分析】患者平素工作繁忙,起居失常,其后睡眠渐差,困倦疲乏,此由劳神过度耗血,血液亏虚,心失濡养,心动失常,故见心悸。血虚心神失养,神不守舍,故见失眠、多梦。血虚不能上荣头面,则见头晕健忘,面色萎黄,舌色淡。血少脉道失充,故脉细弱。本病病位在心,病性属血虚,辨证属于心血虚证。

【护理问题】

(1)失眠:与血虚心神失养有关。

(2)心悸:与血虚心动失常有关。

【护理措施】

(1)病情观察:重点观察睡眠的状况,包括入睡的难易程度、睡眠持续的时间、是否伴随做梦、日间的精神状况等。

(2)生活起居护理:病室温度要适宜,光线柔和、稍暗、安静。劝导患者养成良好有规律的生活习惯,起居定时,不要熬夜,睡前不宜过分用脑,不宜剧烈运动,不宜看刺激性小说或电影。

(3)饮食护理:饮食要清淡可口、易消化,忌辛辣、肥甘厚腻等刺激之品。晚餐不宜过饱,尤其临睡前不宜进食或者饮浓茶、咖啡等兴奋性刺激饮料。多食益气生血的食物,如猪肝、阿胶糕、莲子、山药、红枣等,食疗方推荐黄芪山药粥、人参大枣茶、银耳羹等。

(4)用药护理:中药汤剂宜温服,睡前服用,若服用酸枣仁、五味子等酸性药物时,应避免同时服用碱性药,并注意观察用药后睡眠的情况。

(5)情志护理:减轻或转移工作压力,避免过度紧张、焦虑、抑郁等不良情绪的发生,保持心情舒畅。

(6)中医护理适宜技术

耳穴贴压:选择神门、心、皮质下、交感、内分泌、脾、肝等穴。每天按2~3次,每次每个穴位按压1~2min,以患者自觉酸、麻、胀、热或放射感为度。

艾灸疗法:艾灸的穴位主要有心俞、脾俞、足三里、三阴交等。先灸心俞、脾俞,后灸足三里、三阴交,每天1次。每次艾灸约20min,以局部穴位周围皮肤发红、温热舒适为度。

推拿治疗:具体步骤如下。

①头部:按揉印堂1min,再由印堂以两拇指交替直推至神庭5~10遍,拇指由前庭沿头正中线(督脉)点按至百会穴,指振百会穴约1min;双手拇指分推前额、眉弓至太阳5~10遍,指振太阳穴约1min;侧击头部,掌振两颞、头顶,约2min。②腹部:掌摩腹部6min左右,逆时针方向操作,顺时针方向移动;按揉或一指禅推法施于神阙、气海、关元穴各1min,指振各穴;双掌自肋下至耻骨联合,从中间向两边平推3~5次;掌振腹部约1min。③背部:患者取俯卧位。由内下向外上,提拿两肩井约1min;直推背部督脉及两侧太阳经,每侧推10次左右,力度、速度均匀和缓;双手拇指分置于胸椎两侧的华佗夹脊穴,由上到下,逐个点按,以局部酸胀为度;按揉背部太阳经,按揉心俞、脾俞、胃俞、肾俞,每穴约1min,以酸沉为度;双掌交替轻轻叩击背部两侧太阳经。每天1次。

案例三

王某,男,9岁,学生。患者1周前因外出旅游而感受风寒,出现恶寒发热、鼻塞流清涕、轻微咳嗽等症状,自服"小儿氨酚黄那敏颗粒"治疗,病情无明显好转。昨夜起咳嗽加重伴高热,遂于今日来就诊。入院症见:咳嗽剧烈,痰多、色黄稠,胸痛,壮热汗出,渴喜冷饮,小便短黄,大便干结,食欲欠佳。

既往体健,无其他内科疾病史。

否认家族病病史,否认药物、食物过敏史。

查体:T 39.3℃,P 106次/min,R 21次/min,BP 110/70mmHg。神清,面赤,咽红,局部充血,双侧扁桃体Ⅰ度肿大,两肺呼吸音粗,舌质红,苔黄腻,脉滑数。

【提出问题】

(1)本例患者目前所患的是何证候类型?并试述辨证思路。

(2)本例患者目前存在的护理问题有哪些?如何进行护理?

【证型分析】患者1周前外出旅游而感受风寒,出现恶寒发热、鼻塞流清涕、轻微咳嗽等症状,此为风寒表证。后因风寒之邪不解,入里化热,形成里实热证。邪热炽盛,炼液为痰,痰热壅阻于肺,肺失清肃,肺气上逆,故咳嗽胸痛,痰多黄稠,舌红苔黄腻,脉滑数。里热炽盛,蒸达于外,故壮热。热盛伤津则口渴、尿黄、便干。本病病位在肺,病性属于痰热证,辨证属于痰热内盛证。

【护理问题】

(1)咳嗽咳痰:与邪气犯肺、炼液为痰、肺气上逆有关。

(2)发热:与里热炽盛、蒸达于外有关。

【护理措施】

(1)病情观察:观察咳嗽的时间、节律、性质、声音及诱发加重因素。观察痰的颜色、性质、量、气味;观察大便的情况。观察体温、呼吸等生命体征的变化。

(2)生活起居护理:保持病室洁净,空气新鲜,定时开窗通风,病室温度偏低,注意休息。

(3)饮食护理:饮食要清淡、易消化,忌辛辣、肥甘厚腻等辛辣刺激之品。鼓励患者多饮水。宜食清热化痰的食物,如丝瓜、冬瓜、竹沥水、枇杷叶粥等。

(4)用药护理:中药汤剂宜温或凉服,可用鲜芦根、竹茹煎水代茶以清热化痰,并注意观察用药后的效果。

(5)情志护理:避免过度紧张、焦虑、抑郁等不良情绪的发生,保持心情舒畅。

(6)中医护理适宜技术

耳穴贴压:耳穴贴压的穴位主要有气管、肺、交感、咽喉、脾等。每天按2~3次,每次每个穴位按压1~2min,以患者自觉酸、麻、胀、热或放射感为度。

拔罐:拔罐的穴位主要有大椎、风门、肺俞、脾俞、曲池、尺泽、中府、天突等。发热者先用梅花针刺大椎、肺俞、尺泽微出血,留罐5~10min,再用闪罐法将玻璃罐迅速扣在其余穴位上,并立即起罐,然后再扣,反复3~5次,至穴位皮肤潮红充血为度,最后留罐5~10min。

刮痧:刮痧先刮背部督脉及足太阳膀胱经,从肺俞刮至脾俞,每侧刮20~30次,其次刮前臂肺经循行区域,从尺泽刮至太渊穴,刮20~30次,再用刮痧板的一个角刮拭大椎、风门、肺俞、膻中等穴,最后用手揪咽喉部以出痧。

案例四

王某,男,52岁,工人。患者1年前腰部扭伤,于家中休息半月后腰部疼痛自行缓解,2周前因劳动后汗出过多而感受风寒,伴有腰部冷痛感,用力按压痛处或用热水袋热敷后有所缓解,昨日疼痛反复发作,下肢酸重无力,故入院。入院症见:腰部冷痛重着,转侧及行走不利,静卧不减,睡眠尚可,二便正常。

既往腰部扭伤史,无其他病史。

否认家族病病史,否认药物、食物过敏史。

查体:T 37℃,P 75次/min,R 18次/min,BP 118/67mmHg。神清,精神可,面色苍白,舌质淡苔白腻,脉沉而迟缓。

【提出问题】

(1)该患者目前所患的是何证候类型?并试述辨证思路。

(2)该患者目前存在的护理问题有哪些?如何进行护理?

【证型分析】患者曾有腰部扭伤病史,2周前因劳动后汗出过多而感受风寒,后引发腰痛,兼有冷感,得热而舒,此为寒湿闭阻,气血阻滞,经脉不利所致。疼痛喜按为虚,脉沉主里,迟主寒,舌质淡苔白腻,则为寒湿之象。此患者病变部位在腰,辨证为寒湿腰痛。

【护理问题】

腰痛:与寒湿凝滞,闭阻经脉有关。

【护理措施】

(1)病情观察:注意观察患者疼痛部位、性质、持续时间,伴随症状及体征、诱发因素等,并做好记录。

(2)生活起居护理:①保持病室温湿度适宜,注意腰部保暖,避免风、寒、湿邪的刺激,尤其在阴雨季节或身处潮湿环境中更应注意。②发作期应卧床休息;康复期及症状缓解后应坚持腰背肌功能锻炼,如飞燕点水法、五点支撑法等。

飞燕点水法:患者俯卧位,双下肢伸直,两手贴在身体两旁,下半身不动,抬头时上半身向后背伸,每日3组,每组做10次。逐渐增加为抬头上半身后伸与双下肢直腿后伸同时进行。腰部尽量背伸形似飞燕,每日5~10组,每组

20次。

五点支撑锻炼:患者取卧位,以双手叉腰作支撑点,两腿半屈膝90°,脚掌置于床上,以头后部及双肘支撑上半身,双脚支撑下半身,成半拱桥形,当挺起躯干架桥时,膝部稍向两旁分开,速度由慢而快,每日3~5组,每组10~20次。适应后增加至每日10~20组,每组30~50次,以锻炼腰、背、腹部肌肉力量。

(3)饮食护理:宜食用温热之品,如小米、西红柿、排骨等,并配以薏苡仁、扁豆、赤小豆等利湿之品,忌食生冷油腻之品。

(4)用药护理:中药汤剂宜温热服。可适当服用药酒,或局部贴敷膏药,如田七镇痛膏,以活血化瘀,祛风除湿,温经通络。疼痛者局部可涂玉龙油,以祛风祛寒,止痛消瘀。外敷药物时,应注意局部皮肤情况,如出现过敏现象应及时停用并对症处理。

(5)情志护理:见"案例一"的情志护理内容。

(6)中医护理适宜技术

耳穴贴压:取神门、肝、肾、交感、皮质下等穴以缓解疼痛、强筋健骨。

热熨法:将肉桂、吴茱萸、葱头、花椒四味捣匀,炒热,以绢帕裹包熨痛处,冷则再炒熨之,外用阿魏膏贴之,可提高治疗效果。

艾灸:选择大椎、肾俞、大肠俞、腰阳关、阿是穴等穴,艾灸选择隔姜灸或隔附子灸,每天一次,5天1个疗程,连做两个疗程。

穴位按摩:可按揉命门、肾俞穴,或擦腰、揉臀等。

刺络拔罐法:用皮肤针叩腰部或委中穴后,在被叩刺部位拔罐,约5min后起罐。

案例五

张某,女,38岁,已婚,公司职员。患者下腹部坠胀疼痛两个月余,经期加重,痛连腰骶,伴阴道、肛门坠痛。带下量多,色黄,质黏稠,有臭气。刻下:少腹部疼痛,带下量多,色黄,大便秘结,2~3天一行,小便黄赤。

既往体健,半年前曾行流产术,无其他内科疾病史。

否认家族病病史,否认药物、食物过敏史。

查体:T 37.8℃,P 88次/min,R 21次/min,BP 120/74mmHg。神清,精神疲倦,少腹部疼痛,拒按,腹部平软,舌红苔黄腻,脉滑数。

实验室检查:白细胞、中性粒细胞计数增高,血沉加速。

【提出问题】

(1)本例患者目前所患的是何证候类型?并试述辨证思路。

(2)本例患者目前存在的护理问题有哪些?如何进行护理?

【证型分析】患者曾有流产史,少腹部疼痛,带下量多,色黄,大便秘结,小便黄赤,此为湿热内蕴,流注下焦,气血阻滞所致。疼痛拒按为实,脉滑主湿,数主热。舌红苔黄腻,为湿热之象。此患者病变部位在胞宫,辨证为湿热瘀结证。

【护理问题】

(1)疼痛:与湿热蕴结、气血阻滞有关。

(2)发热:与热毒内蕴,邪正相争有关。

【护理措施】

(1)病情观察:密切观察腹痛的部位、性质、程度、持续时间、发热及汗出情况,定时测量体温,尤其是服药后体温、汗出情况。

(2)生活起居护理:①急性发作期取半卧位,可减轻腹痛,有助于炎症吸收;症状减轻时可适当下床活动,防止劳累。②汗出热退时,宜用温水毛巾或干毛巾擦身后更换被服,注意保暖。③保持会阴部清洁,每日用温水清洗会阴部1~2次,勤换内裤。④注意经期卫生,慎重选用卫生垫,经期及急性发作期严禁房事;宜淋浴,忌盆浴,用水盆应上下分开,专人使用,防止交叉感染。

(3)饮食护理:饮食宜清淡,忌辛辣刺激、海腥发物,可服山药鲫鱼汤,常食莲藕、冬瓜、怀山药、白果、莲子、薏苡仁等健脾利湿之品以除湿止带。保持大便通畅,便秘时可用蜂蜜冲水或多吃新鲜蔬菜、水果。

(4)用药护理:中药汤剂宜饭后半小时温服。

(5)情志护理:帮助患者消除烦躁、焦虑、紧张等情绪,避免七情过激,减轻心理负担。指导患者正确面对疾病,树立治疗信心,坚持治疗。

(6)中医护理适宜技术:

中药熏蒸或中药外熨治疗:遵医嘱选用败酱草,丹参、赤芍、连翘等中药。

中药保留灌肠:①选取院内制剂妇科灌肠液,每次50ml,保留5个小时以上,从经净后开始用药,每日1次,以14天(非经期连续用药)为1个疗程,一个月用1个疗程,治疗2个疗程,经期停用。②中医灌肠或直肠滴注推荐方药:大血藤、败酱草、丹参、赤芍、延胡索、三棱、莪术,随证加减,水煎取液。

耳穴贴压:选取腹、盆腔、皮质下、子宫、脾等穴位。每天按3~5次,每个穴位按压1~2min,以患者自觉酸、麻、胀、热或放射感为度。

艾灸:采用温灸盒,放置于下腹部,穴位可选择中极、关元、气海、三阴交等穴位,经期停用。

第十一章　中医护理技术操作

第一节　刮痧技术

刮痧技术是在中医经络腧穴理论指导下,应用边缘钝滑的器具,如牛角类、砭石类等刮板或匙,蘸上刮痧油、水或润滑剂等介质,在体表一定部位反复刮动,使局部出现瘀斑,通过其疏通腠理,驱邪外出,疏通经络,通调营卫,和谐脏腑的功能,达到防治疾病的一种中医外治技术。

一、适用范围

适用于外感性疾病所致的不适,如高热头痛、恶心呕吐、腹痛腹泻等;各类骨关节病引起的疼痛,如腰腿痛、肩关节疼痛等症状。

二、评估

1. 病室环境,室温适宜。
2. 主要症状、既往史,是否有出血性疾病、妊娠或月经期。
3. 体质及对疼痛的耐受程度。
4. 刮痧部位皮肤情况。

三、告知

1. 刮痧的作用、简单的操作方法及局部感觉。
2. 刮痧部位的皮肤有轻微疼痛、灼热感,刮痧过程中如有不适及时告知护士。
3. 刮痧部位出现红紫色痧点或瘀斑,为正常表现,数日可消除。
4. 刮痧结束后最好饮用一杯温水,不宜即刻食用生冷食物,出痧后 30min 内不宜洗冷水澡。
5. 冬季应避免感受风寒;夏季避免风扇、空调直吹刮痧部位。

四、物品准备

治疗盘、刮痧板(牛角类、砭石类等刮痧类板或匙),介质(刮痧油、清水、润肤乳等),毛巾、卷纸,必要时备浴巾、屏风等物。

五、基本操作方法

1. 核对医嘱,评估患者,遵照医嘱确定刮痧部位,排空二便,做好解释。

2. 检查刮具边缘有无缺损。备齐用物,携至床旁。

3. 协助患者取合理体位,暴露刮痧部位,注意保护隐私及保暖。

4. 用刮痧板蘸取适量介质涂抹于刮痧部位。

5. 单手握板,将刮痧板放置掌心,用拇指和示指、中指夹住刮痧板,环指、小指紧贴刮痧板边角,从三个角度固定刮痧板。刮痧时利用指力和腕力调整刮痧板角度,使刮痧板与皮肤之间夹角约为45°,以肘关节为轴心,前臂做有规律的移动。

6. 刮痧顺序一般为先头面后手足,先腰背后胸腹,先上肢后下肢,先内侧后外侧逐步按顺序刮痧。

7. 刮痧时用力要均匀,由轻到重,以患者能耐受为度,单一方向,不要来回刮。一般刮至皮肤出现红紫为度,或出现粟粒状、丘疹样斑点,或条索状斑块等形态变化,并伴有局部热感或轻微疼痛。对一些不易出痧或出痧较小的患者,不可强求出痧。

8. 观察病情及局部皮肤颜色变化,询问患者有无不适,调节手法力度。

9. 每个部位一般刮20~30次,局部刮痧一般5~10min。

10. 刮痧完毕,清洁局部皮肤,协助患者穿衣,安置舒适体位,整理床单位。

六、注意事项

1. 操作前应了解病情,特别注意下列疾病者不宜进行刮痧,如严重心血管疾病、肝肾功能不全、出血倾向疾病、感染性疾病、极度虚弱、皮肤疖肿包块、皮肤过敏者不宜进行刮痧术。

2. 空腹及饱食后不宜进行刮痧术。

3. 急性扭挫伤,皮肤出现肿胀破溃者不宜进行刮痧术。

4. 刮痧不配合者,如醉酒、精神分裂症、抽搐者不宜进行刮痧术。

5. 孕妇的腹部、腰骶部不宜进行刮痧术。

6. 刮痧过程中若出现头晕、目眩、心慌、出冷汗、面色苍白、恶心欲吐,甚至神昏扑倒等晕刮现象,应立即停止刮痧,取平卧位,立刻通知医生,配合处理。

附1:常用刮痧手法

2:刮痧技术操作流程图

附1:

常用刮痧手法

1. 轻刮法　刮痧板接触皮肤下压刮拭的力量小,被刮者无疼痛及其他不适感。轻刮后皮肤仅出现微红,无瘀斑。本法宜用于老年体弱者、疼痛敏感部位及虚证的患者。

2. 重刮法　刮痧板接触皮肤下压刮拭的力量较大,以患者能承受为度。本法宜用于腰背部脊柱两侧、下肢软组织较丰富处、青壮年体质较强及实证、热证、痛症患者。

3. 快刮法　刮拭的频率在每分钟30次以上。此法宜用于体质强壮者,主要用于刮拭背部、四肢,以及辨证属于急性、外感病证的患者。

4. 慢刮法　刮拭的频率在每分钟30次以内。本法主要用于刮拭头面部、胸部、下肢内侧等部位,以及辨证属于内科、体虚的慢性的患者。

5. 直线刮法　又称直板刮法。用刮痧板在人体体表进行有一定长度的直线刮拭。本法宜用于身体比较平坦的部位,如背部、胸腹部、四肢部位。

6. 弧线刮法　刮拭方向呈弧线形,刮拭后体表出现弧线形的痧痕,操作时刮痧方向多循肌肉走行或根据骨骼结构特点而定。本法宜用于胸背部肋间隙、肩关节和膝关节周围等部位。

7. 摩擦法　将刮痧板与皮肤直接紧贴,或隔衣布进行有规律的旋转移动,或直线式往返移动,使皮肤产生热感。此法适宜用于麻木、发亮或绵绵隐痛的部位,如肩胛内侧、腰部和腹部;也可用于刮痧前,使患者放松。

8. 梳刮法　使用刮痧板或刮痧梳从前额发际处,即双侧太阳穴处向后发际处做有规律的单向刮拭,如梳头状。此法适宜用于头痛、头晕、疲劳、失眠和精神紧张等病证。

9. 点压法(点穴法)　用刮痧板的边角直接点压穴位,力量逐渐加重,以患者能承受为度,保持数秒后快速抬起,重复操作5~10次。此法适宜用于肌肉丰满处的穴位,或刮痧力量不能深达,或不宜直接刮拭的骨关节凹陷部位,如环跳、委中、犊鼻、水沟和背部脊柱棘突之间等。

10. 按揉法　刮痧板在穴位处做点压按揉,点压后做往返或顺逆旋转。操作时刮痧板应紧贴皮肤不滑动,每分钟按揉50~100次。此法适宜用于太阳、曲池、足三里、内关、太冲、涌泉、三阴交等穴位。

11. 角刮法　使用角形刮痧板或让刮痧板的棱角接触皮肤,与体表成45°角,自上而下或由里向外刮拭。此法适宜用于四肢关节、脊柱两侧、骨骼之间和肩关节周围,如风池、内关、合谷、中府等穴位。

12. 边刮法　用刮痧板的长条棱边进行刮拭。此法适宜用于面积较大部位,如腹部、背部和下肢等。

附2

刮痧技术操作流程图

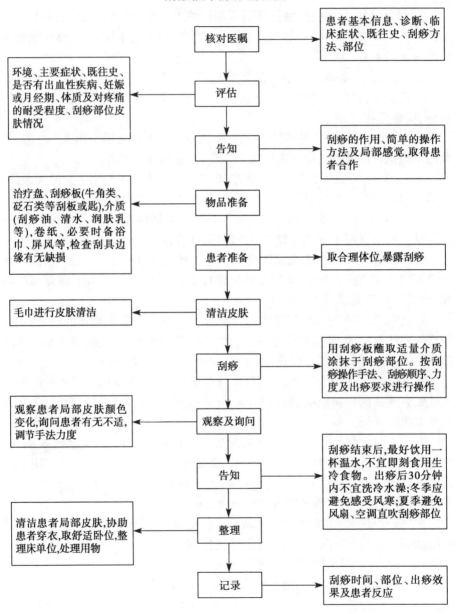

核对医嘱 → 患者基本信息、诊断、临床症状、既往史、刮痧方法、部位

环境、主要症状、既往史、是否有出血性疾病、妊娠或月经期、体质及对疼痛的耐受程度、刮痧部位皮肤情况 ← 评估

告知 → 刮痧的作用、简单的操作方法及局部感觉,取得患者合作

治疗盘、刮痧板(牛角类、砭石类等刮板或匙),介质(刮痧油、清水、润肤乳等),卷纸、必要时备浴巾、屏风等,检查刮具边缘有无缺损 ← 物品准备

患者准备 → 取合理体位,暴露刮痧

毛巾进行皮肤清洁 ← 清洁皮肤

刮痧 → 用刮痧板蘸取适量介质涂抹于刮痧部位。按刮痧操作手法、刮痧顺序、力度及出痧要求进行操作

观察患者局部皮肤颜色变化,询问患者有无不适,调节手法力度 ← 观察及询问

告知 → 刮痧结束后,最好饮用一杯温水,不宜即刻食用生冷食物。出痧后30分钟内不宜洗冷水澡;冬季应避免感受风寒;夏季避免风扇、空调直吹刮痧部位

清洁患者局部皮肤,协助患者穿衣,取舒适卧位,整理床单位,处理用物 ← 整理

记录 → 刮痧时间、部位、出痧效果及患者反应

306

附 3

刮痧技术操作考核评分标准

项目	分值	技术操作要求	A	B	C	D	评分说明
仪表	2	仪表端正,戴表	2	1	0	0	一项未完成扣 1 分
核对	2	核对医嘱	2	1	0	0	未核对扣 2 分;内容不全面扣 1 分
评估	6	临床症状、既往史,是否有出血性疾病,是否妊娠或经期	4	3	2	1	一项未完成扣 1 分
		刮痧部位皮肤情况,对疼痛的耐受程度	2	1	0	0	一项未完成扣 1 分
告知	4	解释操作用、简单的操作方法,局部感受,取得患者配合	4	3	2	1	一项未完成扣 1 分
用物准备	6	洗手,戴口罩	2	1	0	0	未洗手扣 1 分,未戴口罩扣 1 分
		备齐并检查用物	4	3	2	1	少备一项扣 1 分;未检查一项扣 1 分,最高扣 4 分
环境与患者准备	8	病室整洁,保护隐私,注意保暖,避免对流风	4	3	2	1	一项未完成扣 1 分
		协助患者取舒适体位,暴露刮痧部位	4	3	2	1	未进行体位摆放扣 2 分;体位不舒适扣 1 分;未充分暴露刮痧部位皮肤扣 2 分
操作过程	50	核对医嘱	2	1	0	0	未核对扣 2 分;内容不全面扣 1 分
		刮痧板蘸取适量介质涂抹于刮痧部位	6	4	2	0	未蘸取刮痧介质扣 4 分;介质量过多或过少扣 2 分;部位不准确扣 2 分
		拇指、示指和中指夹住刮板,环指、小指搭贴刮板边角,从三个角度固定,刮板与皮肤之间夹角约为 45°	4	2	0	0	握板不正确扣 2 分;刮板与皮肤之间夹角过大或角度过小扣 2 分

续表

项目	分值	技术操作要求	评分等级				评分说明
			A	B	C	D	
操作过程	50	刮痧顺序：先头面后手足，先腰背后胸腹，先上肢后下肢，先内侧后外侧	4	3	2	1	刮痧顺序一项不正确扣1分
		用力均匀，由轻到重，以患者能耐受为度，单一方向，不要来回刮	10	8	6	4	用力不均匀扣2分；未由轻到重扣2分；来回刮扣2分；皮肤受损扣10分
		观察皮肤出痧情况，询问患者感受，调节手法力度	8	6	4	2	未观察皮肤扣2分；未询问患者感受扣2分；未调整手法力度扣4分
		每部位刮20~30次，局部刮痧5~10min，至局部出现红紫色痧点或痧斑，不可强求出痧	4	2	0	0	刮痧方法一项不正确扣2分
		告知相关注意事项	4	2	0	0	未告知扣4分；告知不全扣2分
		清洁皮肤	2	1	0	0	未清洁皮肤扣2分；清洁不彻底扣1分
		协助患者取舒适体位，整理床单位	4	2	0	0	未安置体位扣2分；未整理床单位扣2分
		洗手，再次核对	2	1	0	0	未洗手扣1分；未核对扣1分
操作后处置	6	用物按《医疗机构消毒技术规范》处理	2	1	0	0	处理方法不正确扣1分/项，最高扣2分
		洗手	2	0	0	0	未洗手扣2分
		记录	2	1	0	0	未记录扣2分；记录不完全扣1分
评价	6	流程合理，技术熟练，局部皮肤无损伤，询问患者感受	6	4	2	0	一项不合格扣2分，最高扣6分
理论提问	10	刮痧的禁忌证	5	3	0	0	回答不全面扣2分/题；未答出扣5分/题
		刮痧的注意事项	5	3	0	0	
得分							

主考老师鉴名：   考核日期：   年   月   日

第二节 拔 罐 技 术

拔罐技术是以罐为工具,利用燃烧、抽吸、蒸汽等方法形成罐内负压,使罐吸附于腧穴或相应体表部位,使局部皮肤充血或瘀血,达到温通经络、驱风散寒、消肿止痛、吸毒排脓等防治疾病的中医外治技术,包括留罐法、闪罐法及走罐法。

一、适应范围

适应于头痛、腰背痛、颈肩痛、失眠及风寒型感冒所致咳嗽等症状;疮疡、毒蛇咬伤的急救排毒等。

二、评估

1. 病室环境及温度。
2. 主要症状、既往史、凝血机制、是否妊娠或月经期。
3. 患者体质及对疼痛的耐受程度。
4. 拔罐部位的皮肤情况。
5. 对拔罐操作的接受程度。

三、告知

1. 拔罐的作用、操作方法,留罐时间一般为 10~15min。应考虑个体差异,儿童酌情递减。
2. 由于罐内空气负压吸引的作用,局部皮肤会出现与罐口相当大小的紫红色瘀斑,此为正常表现,数日方可消除。治疗当中如果出现不适,及时通知护士。
3. 拔罐过程中如出现小水疱不必处理,可自行吸收,如水疱较大,护士会做相应处理。
4. 拔罐后可饮一杯温开水,夏季拔罐部位忌风扇或空调直吹。

四、物品准备

治疗盘、罐数个(包括玻璃罐、陶罐、竹罐、抽气罐等)、润滑剂、止血钳、95%乙醇棉球、打火机、广口瓶、清洁纱布或自备毛巾,必要时备屏风、毛毯。

五、基本操作方法(以玻璃罐为例)

1. 核对医嘱,根据拔罐部位选择火罐的大小及数量,检查罐口周围是否光滑,有无缺损裂痕。排空二便,做好解释。

2. 备齐用物,携至床旁。

3. 协助患者取合理、舒适体位。

4. 充分暴露拔罐部位,注意保护隐私及保暖。

5. 以玻璃罐为例:使用闪火法、投火法或贴棉法将罐体吸附在选定部位上。

6. 观察罐体吸附情况和皮肤颜色,询问有无不适感。

7. 起罐时,左手轻按罐具,向左倾斜,右手示指或拇指按住罐口右侧皮肤,使罐口与皮肤之间形成空隙,空气进入罐内,顺势将罐取下。不可硬行上提或旋转提拔。

8. 操作完毕,协助患者整理衣着,安置舒适体位,整理床单位。

9. 常用拔罐手法:

(1)闪罐:以闪火法或抽气法使罐吸附于皮肤后,立即拔起,反复吸拔多次,直至皮肤潮红发热的拔罐方法,以皮肤潮红、充血或瘀血为度。适用于感冒、皮肤麻木、面部病症、中风后遗症或虚弱病症。

(2)走罐:又称推罐,先在罐口或吸拔部位上涂一层润滑剂,将罐吸拔于皮肤上,再以手握住罐底,稍倾斜罐体,前后推拉,或做环形旋转运动,如此反复数次,至皮肤潮红、深红或起痧点为止。适用于急性热病或深部组织气血瘀滞之疼痛、外感风寒、神经痛、风湿痹痛及较大范围疼痛等。

(3)留罐:又称坐罐,即火罐吸拔在应拔部位后留置 10～15min。适用于临床大部分病症。

10. 其他拔罐方法

(1)煮罐法:一般使用竹罐,将竹罐倒置在沸水或药液中,煮沸 1～2min,用镊子夹住罐底,提出后用毛巾吸去表面水分,趁热按在皮肤上半分钟左右,令其吸牢。

(2)抽气罐法:用抽气罐置于选定部位上,抽出空气,使其产生负压而吸于体表。

六、注意事项

1. 凝血机制障碍、呼吸衰竭、重度心脏病、严重消瘦、孕妇的腹部、腰骶部及严重水肿等不宜拔罐。

2. 拔罐时要选择适当体位和肌肉丰满的部位,骨骼凹凸不平及毛发较多的部位均不适宜。

3. 面部、儿童、年老体弱者拔罐的吸附力不宜过大。

4. 拔罐时要根据不同部位选择大小适宜的罐,检查罐口周围是否光滑,罐体有无裂痕。

5. 拔罐和留罐中要注意观察患者的反应,患者如有不适感,应立即起罐;严重者可让患者平卧,保暖并饮热水或糖水,还可揉内关、合谷、太阳、足三里等穴。

6. 起罐后,皮肤会出现与罐口相当大小的紫红色瘀斑,为正常表现,数日方可消除,如出现小水疱不必处理,可自行吸收,如水疱较大,消毒局部皮肤后,用注射器吸出液体,覆盖消毒敷料。

7. 嘱患者保持体位相对固定;保证罐口光滑无破损;操作中防止点燃后的乙醇下滴烫伤皮肤;点燃乙醇棉球后,切勿较长时间停留于罐口及罐内,以免将火罐烧热烫伤皮肤。拔罐过程中注意防火。

8. 闪罐 操作手法纯熟,动作轻、快、准;至少选择 3 个口径相同的火罐轮换使用,以免罐口烧热烫伤皮肤。

9. 走罐 选用口径较大、罐壁较厚且光滑的玻璃罐;施术部位应面积宽大、肌肉丰厚,如胸背、腰部、腹部、大腿等。

10. 留罐 儿童拔罐力量不宜过大,时间不宜过长;在肌肉薄弱处或吸拔力较强时,则留罐时间不宜过长。

附1

拔罐技术操作流程图

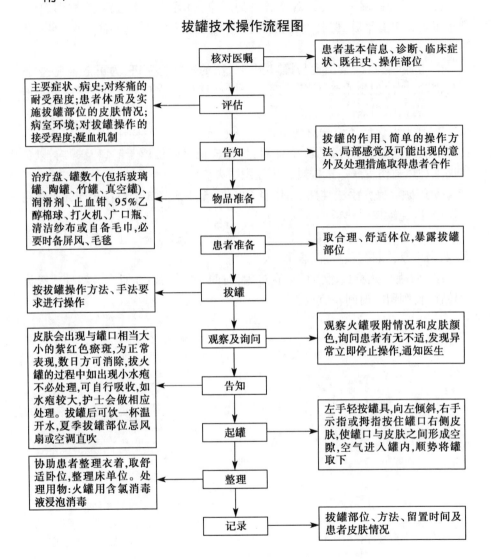

核对医嘱 → 患者基本信息、诊断、临床症状、既往史、操作部位

主要症状、病史;对疼痛的耐受程度;患者体质及实施拔罐部位的皮肤情况;病室环境;对拔罐操作的接受程度;凝血机制 ← 评估

告知 → 拔罐的作用、简单的操作方法、局部感觉及可能出现的意外及处理措施取得患者合作

治疗盘、罐数个(包括玻璃罐、陶罐、竹罐、真空罐)、润滑剂、止血钳、95%乙醇棉球、打火机、广口瓶、清洁纱布或自备毛巾,必要时备屏风、毛毯 ← 物品准备

患者准备 → 取合理、舒适体位,暴露拔罐部位

按拔罐操作方法、手法要求进行操作 ← 拔罐

观察及询问 → 观察火罐吸附情况和皮肤颜色,询问患者有无不适,发现异常立即停止操作,通知医生

皮肤会出现与罐口相当大小的紫红色瘀斑,为正常表现,数日方可消除,拔火罐的过程中如出现小水疱不必处理,可自行吸收,如水疱较大,护士会做相应处理。拔罐后可饮一杯温开水,夏季拔罐部位忌风扇或空调直吹 ← 告知

起罐 → 左手轻按罐具,向左倾斜,右手示指或拇指按住罐口右侧皮肤,使罐口与皮肤之间形成空隙,空气进入罐内,顺势将罐取下

协助患者整理衣着,取舒适卧位,整理床单位。处理用物:火罐用含氯消毒液浸泡消毒 ← 整理

记录 → 拔罐部位、方法、留置时间及患者皮肤情况

附2

拔罐技术操作考核评分标准

项目	分值	技术操作要求	评分等级 A	B	C	D	评分说明
仪表	2	仪表端庄，戴表	2	1	0	0	一项未完成扣1分
核对	2	核对医嘱	2	1	0	0	未核对扣2分；内容不全面扣1分
评估	6	临床症状、既往史、凝血机制，是否妊娠或月经期	4	3	2	1	一项未完成扣1分
		拔罐部位皮肤情况，对疼痛的耐受程度	2	1	0	0	一项未完成扣1分
告知	4	解释作用，简单的操作方法，局部感受，取得患者配合	4	3	2	1	一项未完成扣1分
用物准备	7	洗手、戴口罩	2	1	0	0	未洗手扣1分；未戴口罩扣1分
		备齐并检查用物	5	4	3	2	少备一项扣1分；未检查一项扣1分，最高扣5分
环境与患者准备	7	病室整洁，保护隐私，注意保暖，避免对流风	3	2	1	0	一项未完成扣1分；动作慢扣3分
		协助患者取舒适体位，充分暴露拔罐部位	4	3	2	1	未进行体位摆放扣2分；体位不舒适扣1分；未充分暴露拔罐部位扣1分
操作过程 拔罐	38	核对医嘱	2	1	0	0	未核对扣2分；内容不全面扣1分
		用止血钳夹住干湿度适宜的酒精棉球，点燃，勿烧罐口，稳、准，快速地将罐吸附于相应的部位上	10	8	6	4	酒精棉球过湿扣2分；部位不准确扣2分；吸附不牢扣2分；动作生硬扣2分；烧罐口扣2分
		灭火动作规范	6	4	2	0	灭火不完全扣4分；未放入相应灭火容器扣2分
		询问患者感受：舒适度，疼痛情况	2	1	0	0	未询问患者感受扣2分；内容不全面扣1分

续表

项目		分值	技术操作要求	评分等级				评分说明
				A	B	C	D	
操作过程	拔罐	38	观察皮肤：红紫程度、水疱、破溃	6	2	0	0	未观察皮肤扣2分/项
			告知相关注意事项	4	2	0	0	未告知扣4分；告知不全扣2分
			协助患者取舒适体位，整理床单位	4	2	0	0	未安置体位扣2分；未整理床单位扣2分
			洗手，再次核对，记录时间	4	3	2	1	未洗手扣1分；未核对扣1分；未记录时间扣2分
	起罐	12	手法：一手扶罐具，一手手指按住罐口皮肤	4	2	0	0	手法不正确扣4分；手法不熟练扣2分
			观察并清洁皮肤，有水疱或破溃及时处理	4	3	2	1	未观察扣1分；未清洁皮肤1分；有水疱或破溃未处理扣2分
			协助患者取舒适体位，整理床单位	4	2	0	0	未安置体位扣2分；未整理床单位扣2分
操作后处置		6	用物按《医疗机构消毒技术规范》处理	2	1	0	0	处置方法不正确扣1分/项，最高扣2分
			洗手	2	0	0	0	未洗手扣2分
			记录	2	1	1	0	未记录扣2分；记录不完全扣1分
评价		6	流程合理，技术熟练，局部皮肤无损伤，询问患者感受	6	4	2	0	一项不合格扣2分，最高扣6分；出现烫伤扣6分
理论提问		10	拔罐的禁忌证	5	3	0	0	回答不全面扣2分/题；未答出扣5分/题
			拔罐的注意事项	5	3	0	0	
得分								

主考老师签名：

考核日期：　　　年　　月　　日

第三节　麦粒灸技术

麦粒灸是将艾绒搓成如麦粒样大小,直接置于穴位上施灸,通过其温经散寒、扶助阳气、消瘀散结作用,达到防治疾病、改善症状的一种操作方法,属于艾灸技术范畴。

一、适用范围

适用于治疗各种慢性虚寒性疾病引起的症状,如肺痨所致的咳嗽、咳血;慢性腹泻所致的排便次数增多、便质稀薄;脾胃虚弱所致的纳差、呕吐;尪痹所致的晨僵、小关节疼痛等症状。

二、评估

1. 病室环境及温度。
2. 主要症状、既往史及是否妊娠。
3. 有无出血病史或出血倾向、哮喘病史或艾绒过敏史。
4. 对热、气味的耐受程度。
5. 施灸部位皮肤情况。

三、告知

1. 施灸过程中出现头昏、眼花、恶心、颜面苍白、心慌出汗等不适现象,及时告知护士。
2. 施灸过程中不宜随便改变体位,以免烫伤。
3. 治疗过程中局部皮肤可能出现水疱。
4. 灸后注意保暖,饮食宜清淡。

四、物品准备

艾粒、油膏或凡士林、弯盘、消毒棉球、无菌敷料、镊子、胶布、线香、打火机或火柴、小口瓶,必要时备浴巾、一次性垫布、屏风。

五、基本操作方法

1. 核对医嘱,评估患者,做好解释。
2. 备齐用物,携至床旁。
3. 关闭门窗,用隔帘或屏风遮挡。
4. 遵照医嘱确定施灸部位,充分暴露施灸部位。

5. 选择油膏或凡士林涂于施灸部位。

6. 非化脓灸的施灸方法:将艾粒立置于施灸部位,用线香点燃艾粒顶端,使其燃烧。当艾粒燃到剩余 2/5~1/5,即用镊子将艾粒夹去,再进行下一壮操作。灸后将穴位处残留的灰烬和油膏轻轻擦拭干净。

7. 观察患者局部皮肤情况,询问有无不适感。

8. 操作完毕,协助患者着衣,安排舒适体位,整理床单位。

9. 开窗通风,注意保暖,避免对流风。

六、注意事项

1. 心前区、大血管处、乳头、腋窝、肚脐、会阴、孕妇腹部和腰骶部不宜施灸。

2. 注意皮肤情况,对糖尿病、肢体感觉障碍的患者,需谨慎控制施灸强度,防止烧伤。

3. 施灸后如局部出现小水疱,无需处理,可自行吸收;水疱较大,可用无菌注射器抽出疱内液体,用无菌纱布覆盖。

附1

麦粒灸技术操作流程图

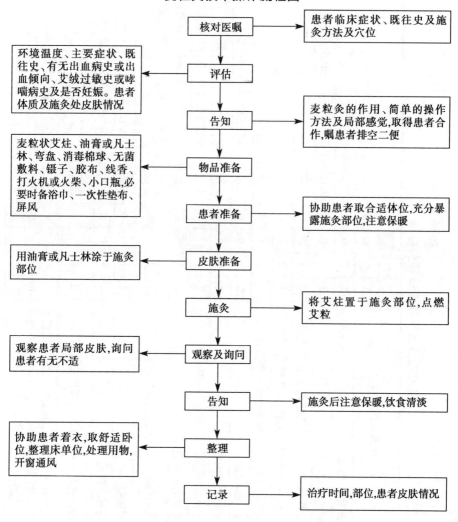

核对医嘱 → 患者临床症状、既往史及施灸方法及穴位

环境温度、主要症状、既往史、有无出血病史或出血倾向、艾绒过敏史或哮喘病史及是否妊娠。患者体质及施灸处皮肤情况 ← 评估

告知 → 麦粒灸的作用、简单的操作方法及局部感觉,取得患者合作,嘱患者排空二便

麦粒状艾炷、油膏或凡士林、弯盘、消毒棉球、无菌敷料、镊子、胶布、线香、打火机或火柴、小口瓶,必要时备浴巾、一次性垫布、屏风 ← 物品准备

患者准备 → 协助患者取合适体位,充分暴露施灸部位,注意保暖

用油膏或凡士林涂于施灸部位 ← 皮肤准备

施灸 → 将艾炷置于施灸部位,点燃艾粒

观察患者局部皮肤,询问患者有无不适 ← 观察及询问

告知 → 施灸后注意保暖,饮食清淡

协助患者着衣,取舒适卧位,整理床单位,处理用物,开窗通风 ← 整理

记录 → 治疗时间,部位,患者皮肤情况

附2

麦粒灸技术操作考核评分标准

项目	分值	技术操作要求	评分等级 A	B	C	D	评分说明
仪表	2	仪表端庄，戴表	2	1	0	0	一项未完成扣1分
核对	2	核对医嘱	2	1	0	0	未核对扣2分；内容不全面扣1分
评估	7	临床症状、既往史、是否妊娠、出血性疾病	4	3	2	1	一项未完成扣1分
		施灸部位皮肤情况、对热、气味耐受程度	3	2	1	0	一项未完成扣1分
告知	3	解释作用、操作方法、局部感受，取得患者配合	3	2	1	0	一项未完成扣1分
用物准备	10	洗手、戴口罩	2	1	0	0	未洗手扣1分；未戴口罩扣1分
		备齐并检查用物	8	6	4	2	少备一项扣2分；未检查一项扣2分，最高扣8分
环境与患者准备	7	病室整洁、光线明亮，避免对流风	2	1	0	0	未进行环境准备扣2分；准备不全扣1分
		协助患者取舒适体位	2	1	0	0	未进行体位摆放扣2分；体位不舒适扣1分
		暴露施灸部位，注意保暖，保护隐私	3	2	1	0	未充分暴露施灸部位扣1分；未保暖扣1分；未保护隐私扣1分
操作过程	47	核对医嘱	2	1	0	0	未核对扣2分；内容不全面扣1分
		确定施灸部位	4	2	0	0	未确定施灸部位扣4分；取穴不准确扣2分
		用油膏或凡士林涂于施灸部位皮肤	6	4	2	0	未涂抹油膏（或凡士林）扣6分；油膏使用种类错误扣2分；涂抹部位不正确扣2分
		用镊子夹住艾粒，置于选好的穴位上；用线香点燃艾粒；艾粒燃烧到剩余2/5~1/5，及时更换艾粒；根据病情及医嘱选择施灸壮数	10	8	4	2	穴位不准确扣2分；艾粒放置不牢固扣2分；未使用线香点燃艾粒扣2分；艾粒未及时更换扣2分；施灸壮数不合理扣2分

续表

项目	分值	技术操作要求	评分等级				评分说明
			A	B	C	D	
操作过程	47	询问患者感受	3	0	0	0	未询问患者感受扣3分
		观察施灸部位皮肤	5	0	0	0	未观察皮肤扣5分
		灸毕彻底熄灭艾粒	3	0	0	0	未彻底熄灭艾粒扣3分
		清洁局部皮肤,再次观察皮肤	3	2	1	0	未清洁皮肤扣1分;未观察皮肤扣2分
		告知相关注意事项	4	2	0	0	未告知扣4分;告知不全扣2分
		协助患者着衣,取舒适体位,整理床单位	3	2	1	0	未协助着衣扣1分;体位不舒适扣1分;未整理床单位扣1分
		酌情开窗通风,避免对流风	2	0	0	0	未按要求开窗通风扣2分
		洗手,再次核对	2	1	0	0	未洗手扣1分;未核对扣1分
操作后处置	6	用物按《医疗机构消毒技术规范》处理	2	1	0	0	处置方法不正确扣1分/项,最高扣2分
		洗手	2	0	0	0	未洗手扣2分
		记录	2	1	0	0	未记录扣2分;记录不完全扣1分
评价	6	流程合理、技术熟练,局部皮肤无损伤,询问患者感受	6	4	2	0	一项不合格扣2分,最高扣6分;出现烫伤扣6分
理论提问	10	麦粒灸的禁忌证	5	3	0	0	回答不全面扣2分/题;未答出扣5分/题
		麦粒灸的注意事项	5	3	0	0	
得分							

主考老师鉴名:

考核日期: 年 月 日

第四节　隔物灸技术

隔物灸也称间接灸、间隔灸,是利用药物等材料将艾炷和穴位皮肤间隔开,借间隔物的药力和艾炷的特性发挥协同作用,达到治疗虚寒性疾病的一种操作方法,属于艾灸技术范畴。

一、适用范围

1. 隔姜灸　适用于缓解因寒凉所致的呕吐、腹泻、腹痛、肢体麻木酸痛、痿软无力等症状。

2. 隔蒜灸　适用于缓解急性化脓性疾病所致肌肤浅表部位的红、肿、热、痛,如疖、痈等症状。

3. 隔盐灸　适用于缓解急性虚寒性腹痛、腰酸、吐泻、小便不利等症状。

4. 隔附子饼灸　适用于缓解各种虚寒性疾病所致的腰膝冷痛、指端麻木、下腹疼痛及疮疡久溃不敛等症状。

二、评估

1. 病室环境及温度。

2. 主要症状、既往史及是否妊娠。

3. 有无出血病史或出血倾向、哮喘病史或艾绒过敏史。

4. 对热、气味的耐受程度。

5. 施灸部位皮肤情况。

三、告知

1. 施灸过程中出现头昏、眼花、恶心、颜面苍白、心慌出汗等不适现象,及时告知护士。

2. 施灸后如出现轻微咽喉干燥、大便秘结、失眠等现象,无需特殊处理。

3. 个别患者艾灸后局部皮肤可能出现小水疱,无需处理,可自行吸收。如水疱较大,遵医嘱处理。

4. 灸后注意保暖,饮食宜清淡。

四、物品准备

艾炷、治疗盘、间隔物、打火机、镊子、弯盘(广口瓶)、纱布、必要时准备浴巾、屏风。

五、基本操作方法

1. 核对医嘱,评估患者,排空二便,做好解释。

2. 备齐用物,携至床旁。

3. 协助患者取合理、舒适体位。

4. 遵照医嘱确定施灸部位,充分暴露施灸部位,注意保护隐私及保暖。

5. 在施灸部位放置间隔物点燃艾炷,进行施灸。

6. 常用施灸方法:

(1)隔姜灸:将直径 2~3cm,厚 0.2~0.3cm 的姜片,在其上用针点刺小孔若干,放在施灸的部位,将艾炷放置在姜片上,从顶端点燃艾炷,待燃尽时接续一个艾炷,一般灸 5~10 壮。

(2)隔蒜灸:用厚度 0.2~0.3cm 的蒜片,在其上用针点刺小孔若干,将艾炷放置在蒜片上,从顶端点燃艾炷,待燃尽时接续一个艾炷,一般灸 5~7 壮。

(3)隔盐灸:用于神阙穴灸,用干燥的食盐填平肚脐,上放艾炷,从顶端点燃艾炷,待燃尽时接续一个艾炷,一般灸 3~9 壮。

(4)隔附子饼灸:用底面直径约 2cm,厚度 0.2~0.5cm 的附子饼,用针刺小孔若干,将艾炷放置在药饼上,从顶端点燃艾炷,待燃尽时接续一个艾炷,一般灸 5~7 壮。

7. 施灸过程中询问患者有无不适。

8. 观察皮肤情况,如有艾灰,用纱布清洁局部皮肤,协助患者着衣,取舒适卧位。

9. 开窗通风,注意保暖,避免对流风。

六、注意事项

1. 大血管处、孕妇腹部和腰骶部、有出血倾向者不宜施灸。

2. 一般情况下,施灸顺序自上而下,先头身,后四肢。

3. 防止艾灰脱落烧伤皮肤或衣物。

4. 注意皮肤情况,对糖尿病、肢体感觉障碍的患者,需谨慎控制施灸强度,防止烧伤。

5. 施灸后,局部出现小水疱,无需处理,自行吸收。如水疱较大,用无菌注射器抽出疱液,并以无菌纱布覆盖。

附1

隔物灸技术操作流程图

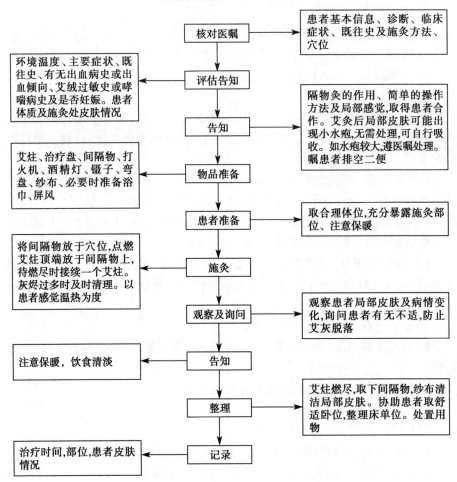

核对医嘱 → 患者基本信息、诊断、临床症状、既往史及施灸方法、穴位

环境温度、主要症状、既往史、有无出血病史或出血倾向、艾绒过敏史或哮喘病史及是否妊娠。患者体质及施灸处皮肤情况 ← 评估告知

告知 → 隔物灸的作用、简单的操作方法及局部感觉,取得患者合作。艾灸后局部皮肤可能出现小水疱,无需处理,可自行吸收。如水疱较大,遵医嘱处理。嘱患者排空二便

艾炷、治疗盘、间隔物、打火机、酒精灯、镊子、弯盘、纱布、必要时准备浴巾、屏风 ← 物品准备

患者准备 → 取合理体位,充分暴露施灸部位、注意保暖

将间隔物放于穴位,点燃艾炷顶端放于间隔物上,待燃尽时接续一个艾炷。灰烬过多时及时清理。以患者感觉温热为度 ← 施灸

观察及询问 → 观察患者局部皮肤及病情变化,询问患者有无不适,防止艾灰脱落

注意保暖,饮食清淡 ← 告知

整理 → 艾炷燃尽,取下间隔物,纱布清洁局部皮肤。协助患者取舒适卧位,整理床单位。处置用物

治疗时间,部位,患者皮肤情况 ← 记录

附 2

隔物灸技术操作考核评分标准

项目	分值	技术操作要求	评分等级				评分说明
			A	B	C	D	
仪表	2	仪表端庄，戴表	2	1	0	0	一项未完成扣1分
核对	2	核对医嘱	2	1	0	0	未核对扣2分，内容不全面扣1分
评估	7	临床症状、既往史，是否妊娠，出血性疾病	4	3	2	1	一项未完成扣1分
		施灸部位皮肤情况，对热、气味的耐受程度	3	2	1	0	一项未完成扣1分
告知	3	解释操作用、操作方法，局部感受，取得患者配合	3	2	1	0	一项未完成扣1分
用物准备	5	洗手，戴口罩	2	1	0	0	未洗手扣1分，未戴口罩扣1分
		备齐并检查用物。同隔物制作要求： (1)隔姜：用直径2～3cm，厚0.2～0.3cm的姜片，在其上用针点刺小孔若干 (2)隔蒜：用厚0.2～0.3cm的蒜片，在其上用针点刺小孔若干 (3)隔盐：用干燥食盐 (4)隔附子饼：用直径2cm，厚0.2～0.5cm，在其上用针点刺小孔若干	3	2	1	0	少备一项扣1分；未检查一项扣1分，最高扣3分
环境与患者准备	7	病室整洁，光线明亮，防止流风	2	1	0	0	未进行环境准备扣2分；准备不全扣1分
		协助患者取舒适体位	2	1	0	0	未进行体位摆放扣2分；体位不舒适扣1分
		暴露施灸部位皮肤，注意保暖，保护隐私	3	2	1	0	未充分暴露部位扣1分；未保暖扣1分；未保护隐私扣1分
操作过程	52	核对医嘱	2	1	0	0	未核对扣2分，内容不全面扣1分
		确定施灸部位，将间隔物放于穴位上	8	6	4	2	穴位不准确扣2分/穴位，最高扣8分

续表

项目	分值	技术操作要求	评分等级 A	B	C	D	评分说明
操作过程	52	将艾柱放于间隔物上点燃,待燃尽时用镊子夹取续接一个艾柱	12	8	4	0	方法不正确扣4分;未用镊子夹取扣4分;未续接扣4分
		询问患者感受	4	0	0	0	未询问患者感受扣4分
		观察施灸部位皮肤	5	0	0	0	未观察皮肤扣5分
		施灸结束,清洁局部皮肤	3	0	0	0	未清洁皮肤扣3分
		协助患者取舒适体位,整理床单位	4	2	0	0	未安置体位扣2分;未整理床单位扣2分
		施灸后再次观察患者局部皮肤变化,询问施灸后感受	6	3	0	0	施灸后未观察皮肤扣3分;未询问患者感受扣3分
		告知相关注意事项,酌情开窗通风	6	4	2	0	未告知扣4分;告知内容不全扣2分;未酌情开窗扣2分
操作后处置	6	洗手,再次核对	2	1	0	0	未洗手扣1分;未核对扣1分
		用物按《医疗机构消毒技术规范》处理	2	1	0	0	处理方法不正确扣1分/项,最高扣2分
		洗手	2	0	0	0	未洗手扣2分
		记录	2	1	0	0	未记录扣2分;记录不完全扣1分
评价	6	流程合理,技术熟练,局部皮肤无损伤,询问患者感受	6	4	2	0	一项不合格扣2分,最高扣6分;出现烫伤扣6分
理论提问	10	隔物灸的禁忌证	5	3	0	0	回答不全面扣2分/题;未答出扣5分/题
		隔物灸的注意事项	5	3	0	0	
		得分					

主考老师签名: 考核日期: 年 月 日

第五节 悬灸技术

悬灸是采用点燃的艾条悬于选定的穴位或病痛部位之上,通过艾的温热和药力作用刺激穴位或病痛部位,达到温经散寒、扶阳固脱、消瘀散结、防治疾病的一种操作方法,属于艾灸技术范畴。

一、适用范围

适用于各种慢性虚寒型疾病及寒湿所致的疼痛,如胃脘痛、腰背酸痛、四肢凉痛、月经寒痛等;中气不足所致的急性腹痛、吐泻、四肢不温等症状。

二、评估

1. 病室环境及温度。
2. 主要症状、既往史及是否妊娠。
3. 有无出血病史或出血倾向、哮喘病史或艾绒过敏史。
4. 对热、气味的耐受程度。
5. 施灸部位皮肤情况。

三、告知

1. 施灸过程中出现头昏、眼花、恶心、颜面苍白、心慌出汗等不适现象,及时告知护士。
2. 个别患者在治疗过程中艾灸部位可能出现水疱。
3. 灸后注意保暖,饮食宜清淡。

四、物品准备

艾条、治疗盘、打火机、弯盘、广口瓶、纱布、必要时备浴巾、屏风、计时器。

五、基本操作方法

1. 核对医嘱,评估患者,做好解释。
2. 备齐用物,携用物至床旁。
3. 协助患者取合理、舒适体位。
4. 遵照医嘱确定施灸部位,充分暴露施灸部位,注意保护隐私及保暖。
5. 点燃艾条,进行施灸。
6. 常用施灸方法:
(1)温和灸:将点燃的艾条对准施灸部位,距离皮肤 2~3cm,使患者局部有温热感为宜,每处灸 10~15min,至皮肤出现红晕为度。

(2)雀啄灸:将点燃的艾条对准施灸部位 2~3cm,一上一下进行施灸,如此反复,一般每穴灸 10~15min,至皮肤出现红晕为度。

(3)回旋灸:将点燃的艾条悬于施灸部位上方约 2cm 处,反复旋转移动范围约 3cm,每处灸 10~15min,至皮肤出现红晕为度。

7. 及时将艾灰弹入弯盘,防止灼伤皮肤。

8. 施灸结束,立即将艾条插入广口瓶,熄灭艾火。

9. 施灸过程中询问患者有无不适,观察患者皮肤情况,如有艾灰,用纱布清洁,协助患者穿衣,取舒适卧位。

10. 酌情开窗通风,注意保暖,避免吹对流风。

六、注意事项

1. 大血管处、孕妇腹部和腰骶部、皮肤感染、溃疡、瘢痕处,有出血倾向者不宜施灸。空腹或餐后一小时左右不宜施灸。

2. 一般情况下,施灸顺序自上而下,先头身,后四肢。

3. 施灸时防止艾灰脱落烧伤皮肤或衣物。

4. 注意观察皮肤情况,对糖尿病、肢体麻木及感觉迟钝的患者,尤应注意防止烧伤。

5. 如局部出现小水疱,无需处理,自行吸收;水疱较大,可用无菌注射器抽吸疱液,用无菌纱布覆盖。

附1

悬灸技术操作流程图

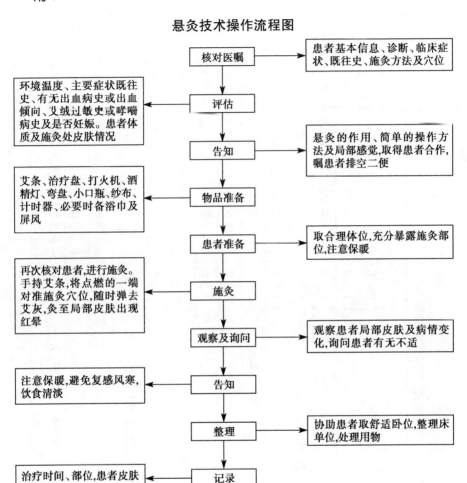

	核对医嘱 →	患者基本信息、诊断、临床症状、既往史、施灸方法及穴位
环境温度、主要症状既往史、有无出血病史或出血倾向、艾绒过敏史或哮喘病史及是否妊娠。患者体质及施灸处皮肤情况 ←	评估	
	告知 →	悬灸的作用、简单的操作方法及局部感觉,取得患者合作,嘱患者排空二便
艾条、治疗盘、打火机、酒精灯、弯盘、小口瓶、纱布、计时器、必要时备浴巾及屏风 ←	物品准备	
	患者准备 →	取合理体位,充分暴露施灸部位,注意保暖
再次核对患者,进行施灸。手持艾条,将点燃的一端对准施灸穴位,随时弹去艾灰,灸至局部皮肤出现红晕 ←	施灸	
	观察及询问 →	观察患者局部皮肤及病情变化,询问患者有无不适
注意保暖,避免复感风寒,饮食清淡 ←	告知	
	整理 →	协助患者取舒适卧位,整理床单位,处理用物
治疗时间、部位,患者皮肤情况 ←	记录	

悬灸技术操作考核评分标准

项目	分值	技术操作要求	评分等级 A	B	C	D	评分说明
仪表	2	仪表端庄,戴表	2	1	0	0	一项未完成扣1分
核对	2	核对医嘱	2	1	0	0	未核对扣2分;内容不全面扣1分
评估	7	临床症状、既往史、是否妊娠、出血性疾病	4	3	2	1	一项未完成扣1分
		施灸部位皮肤情况,对热、气味的耐受程度	3	2	1	0	一项未完成扣1分
告知	3	解释作用、操作方法,局部感受,取得患者配合	3	2	1	0	一项未完成扣1分
用物准备	5	洗手,戴口罩	2	1	0	0	未洗手扣1分;未戴口罩1分
		备齐并检查用物	3	2	1	0	少备一项扣1分;未检查一项扣1分,最高扣3分
环境与患者准备	7	病室整洁,光线明亮,避免对流风	2	1	0	0	未进行环境准备扣2分;准备不全扣1分
		协助患者取舒适体位	2	1	0	0	未进行体位摆放扣2分;体位不舒适扣1分
		暴露施灸部位应皮肤,注意保暖,保护隐私	3	2	1	0	未充分暴露施灸部位扣1分;未保暖扣1分;未保护隐私扣1分
操作过程	52	核对医嘱	2	1	0	0	未核对扣2分;内容不全面扣1分
		确定施灸部位	4	2	0	0	未确定施灸部位扣4分;穴位不准确扣2分
		点燃艾条,将点燃的一端对准施灸穴位,艾条与皮肤距离符合要求	4	2	0	0	艾条与皮肤距离不符合要求扣2分/穴位,最高扣4分
		选择三种手法,方法正确	12	8	4	0	少一种手法扣4分;距离不符合要求扣4分

续表

| 项目 | 分值 | 技术操作要求 | 评分等级 | | | | 评分说明 |
			A	B	C	D	
操作过程	52	随时弹去艾灰,灸至局部皮肤出现红晕	8	4	0	0	未弹艾灰扣 4 分;施灸时间不合理扣 4 分
		观察施灸部位皮肤,询问患者感受,以患者温热感受调整施灸距离	4	3	2	1	未观察皮肤扣 2 分;未询问患者感受扣 1 分;未及时调整施灸距离扣 1 分
		灸后艾条放入小口瓶中彻底熄灭,清洁局部皮肤	4	2	0	0	艾条熄灭方法不正确扣 2 分;未清洁皮肤扣 2 分
		协助患者取舒适体位,整理床单位	4	2	0	0	未安置体位扣 2 分;未整理床单位扣 2 分
		观察患者局部皮肤,询问患者感受	4	2	0	0	施灸后未观察皮肤扣 2 分;未询问患者感受扣 2 分
		告知相关注意事项,酌情开窗通风	4	3	2	1	注意事项内容少一项扣 1 分,最高扣 2 分;未酌情开窗扣 2 分
		洗手,再次核对	2	1	0	0	未洗手扣 1 分;未核对扣 1 分
操作后处理	6	用物按《医疗机构消毒技术规范》处理	2	1	0	0	处置方法不正确扣 1 分/项,最高扣 2 分
		洗手	2	0	0	0	未洗手扣 2 分
		记录	2	1	0	0	未记录扣 2 分;记录不完全扣 1 分
评价	6	流程合理,技术熟练,局部皮肤无损伤,询问患者感受	6	4	2	0	一项不合格扣 2 分,最高扣 6 分;出现烫伤扣 6 分
理论提问	10	悬灸的禁忌证	5	3	0	0	回答不全面扣 2 分/题,未答出扣 5 分/题
		悬灸的注意事项以及三种操作手法	5	3	0	0	
得分							

主考老师签名：   考核日期：   年   月   日

第六节 蜡 疗 技 术

蜡疗技术是将加热熔解的蜡制成蜡块、蜡垫、蜡束等形状敷贴于患处,或将患部浸入熔解后的蜡液中,利用加热熔解的蜡作为热导体,使患处局部组织受热,从而达到活血化瘀、温通经络、祛湿除寒的一种操作方法。

一、适用范围

适用于各种急慢性疾病引起的疼痛症状;创伤后期治疗,如软组织挫伤范围较大者、关节扭伤、骨折复位后等;非感染性炎症所致的关节功能障碍,如关节强直、挛缩等症状。

二、评估

1. 病室环境及室温。
2. 主要症状、既往史及过敏史。
3. 对热的耐受程度。
4. 体质及局部皮肤情况。

三、告知

1. 基本原理、作用及简单操作方法。
2. 衣着宽松。
3. 局部有灼热感或出现红肿、丘疹等情况,应及时告知护士。
4. 操作时间一般为 30~60min。

四、物品准备

治疗盘、备好的蜡、纱布、搪瓷盘或铝盘、塑料布、棉垫、绷带或胶布、测温装置,必要时备屏风、毛毯、小铲刀、排笔、毛巾等。

五、基本操作方法

1. 核对医嘱,评估患者,做好解释,确定蜡疗部位。嘱患者排空二便,调节室温。
2. 备齐用物,携至床旁,协助患者取舒适卧位,充分暴露蜡疗部位皮肤,注意保暖及隐私保护。
3. 清洁局部皮肤,若采取手足浸蜡法,则协助患者清洗手足。
4. 根据患处情况,选择合适的蜡疗方法。常用蜡疗方法:

(1)蜡饼法:将加热后完全熔化的蜡液倒入搪瓷盘或铝盘,厚度 2~3cm,冷却至初步凝结成块时(表面温度 45~50℃),用小铲刀将蜡饼取出,敷贴于治疗部位。初始时,让患者感受温度是否适宜,5~10min 能耐受后用绷带或胶布固定,外包塑料布与棉垫保温,30~60min 后取下。

(2)刷蜡法:熔化的蜡液冷却至 55~60℃时,用排笔蘸取蜡液快速、均匀地涂于治疗局部,使蜡液在皮肤表面冷却凝成一层蜡膜;如此反复涂刷,使在治疗部位形成厚度 0.5~1cm 的蜡膜,外面再覆盖一块蜡饼,或者用塑料布及棉垫包裹保温。

(3)浸蜡法:常用于手足部位。熔化的蜡液冷却至 55~60℃时,在手足部位先涂薄层蜡液,待冷却形成保护膜;再将手足反复迅速浸蘸蜡液,直至蜡膜厚达 0.5~1cm 成为手套或袜套样;然后将手足持续浸于蜡液中,10min 左右取下蜡膜。

(4)蜡袋法:将熔化后的蜡液装入耐热的塑料袋内,排出空气封口。使用时需采用热水浸泡加热,蜡液处于半融化状态,以患者能耐受的温度为宜,敷于治疗部位。

5. 观察患者局部皮肤情况,询问有无不适感。防止蜡液流出。

6. 操作结束后,协助患者清洁局部皮肤,整理衣着,安排舒适体位。

六、注意事项

1. 局部皮肤有创面或溃疡者、体质衰弱和高热患者、急性化脓性炎症、肿瘤、结核、脑动脉硬化、心肾功能衰竭、有出血倾向及出血性疾病、有温热感觉障碍以及婴幼儿童禁用蜡疗技术。

2. 准确掌握蜡温,涂布均匀,不能用力挤压。待蜡充分凝固后方可敷上。

3. 蜡疗部位每次不超过 3 个,操作时间一般为 30~60min。

4. 当患者皮肤发红或出现过敏现象,应立即报告医生。

5. 操作后休息半小时,注意防寒保暖。

附1

蜡疗技术操作流程图

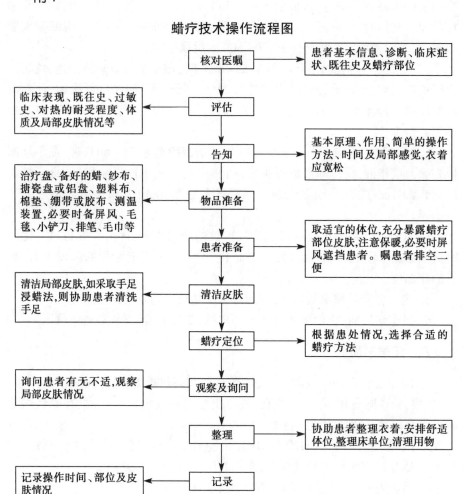

核对医嘱 → 患者基本信息、诊断、临床症状、既往史及蜡疗部位

临床表现、既往史、过敏史、对热的耐受程度、体质及局部皮肤情况等 ← 评估

告知 → 基本原理、作用、简单的操作方法、时间及局部感觉,衣着应宽松

治疗盘、备好的蜡、纱布、搪瓷盘或铝盘、塑料布、棉垫、绷带或胶布、测温装置,必要时备屏风、毛毯、小铲刀、排笔、毛巾等 ← 物品准备

患者准备 → 取适宜的体位,充分暴露蜡疗部位皮肤,注意保暖,必要时屏风遮挡患者。嘱患者排空二便

清洁局部皮肤,如采取手足浸蜡法,则协助患者清洗手足 ← 清洁皮肤

蜡疗定位 → 根据患处情况,选择合适的蜡疗方法

询问患者有无不适,观察局部皮肤情况 ← 观察及询问

整理 → 协助患者整理衣着,安排舒适体位,整理床单位,清理用物

记录操作时间、部位及皮肤情况 ← 记录

附 2

蜡疗技术操作考核评分标准

项目	分值	技术操作要求	评分等级 A	B	C	D	评分说明
仪表	2	仪表端正，戴表	2	1	0	0	一项未完成扣 1 分
核对	2	核对医嘱	2	1	0	0	未核对扣 2 分；内容不全面扣 1 分
评估	6	临床症状、既往史、过敏史，是否妊娠	4	3	2	1	一项未完成扣 1 分
		蜡疗部位皮肤情况，对热的耐受程度	2	1	0	0	一项未完成扣 1 分
告知	4	解释目的，操作方法，局部感受，取得患者配合，排空大小便	4	3	2	1	一项未完成扣 1 分
用物准备	5	洗手，戴口罩	2	1	0	0	未洗手扣 1 分；未戴口罩扣 1 分
		备齐并检查用物	3	2	1	0	少备一项扣 1 分；未检查一项扣 1 分，最高扣 3 分
环境与患者准备	7	病室整洁，光线明亮，温度适宜	2	1	0	0	未进行环境准备扣 2 分；环境准备不全扣 1 分
		协助患者取舒适体位	2	1	0	0	未进行体位摆放扣 2 分；体位不舒适扣 1 分
		暴露蜡疗部位，注意保暖和保护隐私	3	2	1	0	未充分暴露部位扣 1 分；未保暖扣 1 分；未保护隐私扣 1 分
操作过程	52	核对医嘱	2	1	0	0	未核对扣 2 分；内容不全面扣 1 分
		确定部位	2	1	0	0	未定位扣 2 分；定位不准确扣 1 分
		清洁皮肤，遇体毛较多者需先备皮	2	1	0	0	未清洁皮肤扣 2 分；清洁不到位扣 1 分
		将蜡块加热 5~7min 至完全熔化，温度达到 90~100℃，中途可根据蜡的熔化程度，补充加热	3	0	0	0	未按要求制作扣 3 分
		选择合适的蜡疗方法：蜡饼法、刷蜡法、浸蜡法、蜡袋法	4	0	0	0	选择方法不正确扣 2 分

续表

项目	分值	技术操作要求	评分等级				评分说明
			A	B	C	D	
操作过程	52	制作方法正确,大小适宜;蜡饼制成厚度为2~3cm,蜡液涂抹制成厚度0.5~1.0cm的蜡膜;制作蜡袋时防止蜡液流出	5	3	2	0	制作不规范扣2分;涂抹不规范扣3分
		温度适宜:蜡饼表面温度45~50℃,蜡液温度55~60℃;注意保温	8	4	0	0	温度不适宜扣4分;未采取保温措施扣4分
		蜡疗时间:蜡饼30~60min;浸蜡10min	5	0	0	0	时间不正确扣5分
		询问患者感受,观察局部皮肤情况,有无烫伤	6	3	0	0	未询问患者感受扣3分;未观察皮肤扣3分
		告知相关注意事项,如有不适及时通知护士	4	2	0	0	未告知扣2分/项
		协助患者取舒适体位,整理床单位	4	2	0	0	未安置体位扣2分;未整理床单位扣2分
		洗手,再次核对	2	1	0	0	未洗手扣1分;未核对扣1分
		治疗完毕,清洁局部皮肤,协助患者着衣,安排舒适体位	3	2	1	0	未清洁皮肤扣1分;未协助着衣扣1分;未安排舒适体位扣1分
		洗手,再次核对	2	1	0	0	未洗手扣1分;未核对扣1分
操作后处置	6	用物按《医疗机构消毒技术规范》处理	2	1	0	0	处置方法不正确扣1分/项,最高扣2分
		洗手	2	0	0	0	未洗手扣2分
		记录	2	1	0	0	未记录扣2分;记录不完全扣1分
评价	6	流程合理,技术熟练,局部皮肤无损伤,询问患者感受	6	4	2	0	一项不合格扣2分,最高扣6分;出现烫伤扣6分
理论提问	10	蜡疗的禁忌证	5	3	0	0	回答不全面扣2分/题;未答出扣5分/题
		蜡疗的注意事项	5	3	0	0	
得分							

主考老师签名：　　　　　　考核日期：　　年　　月　　日

第七节 穴位敷贴技术

穴位敷贴技术是将药物制成一定剂型,敷贴到人体穴位,通过刺激穴位,激发经气,达到通经活络、清热解毒、活血化瘀、消肿止痛、行气消痞、扶正强身作用的一种操作方法。

一、适用范围

适用于恶性肿瘤、各种疮疡及跌打损伤等疾病引起的疼痛;消化系统疾病引起的腹胀、腹泻、便秘;呼吸系统疾病引起的咳喘等症状。

二、评估

1. 病室环境,温度适宜。
2. 主要症状、既往史、药物及敷料过敏史,是否妊娠。
3. 敷药部位的皮肤情况。

三、告知

1. 出现皮肤微红为正常现象,若出现皮肤瘙痒、丘疹、水疱等,应立即告知护士。
2. 穴位敷贴时间一般为 6~8 小时。可根据病情、年龄、药物、季节调整时间,小儿酌减。
3. 若出现敷料松动或脱落及时告知护士。
4. 局部贴药后可出现药物颜色、油渍等污染衣物。

四、物品准备

治疗盘,棉纸或薄胶纸,遵医嘱配制的药物,压舌板,无菌棉垫或纱布,胶布或绷带,0.9%生理盐水棉球;必要时备屏风、毛毯。

五、基本操作方法

1. 核对医嘱,评估患者,做好解释,注意保暖。
2. 备齐用物,携至床旁。根据敷药部位,协助患者取适宜的体位,充分暴露患处,必要时屏风遮挡患者。
3. 更换敷料,以 0.9%生理盐水或温水擦洗皮肤上的药渍,观察创面情况及敷药效果。
4. 根据敷药面积,取大小合适的棉纸或薄胶纸,用压舌板将所需药物均匀地涂抹于棉纸上或薄胶纸上,厚薄适中。

5. 将药物敷贴于穴位上,做好固定。为避免药物受热溢出污染衣物,可加敷料或棉垫覆盖。以胶布或绷带固定,松紧适宜。

6. 温度以患者耐受为宜。

7. 观察患者局部皮肤,询问有无不适感。

8. 操作完毕后擦净局部皮肤,协助患者着衣,安排舒适体位。

六、注意事项

1. 孕妇的脐部、腹部、腰骶部及某些敏感穴位,如合谷、三阴交等处都不宜敷贴,以免局部刺激引起流产。

2. 药物应均匀涂抹于绵纸中央,厚薄一般以 0.2~0.5cm 为宜,覆盖敷料大小适宜。

3. 敷贴部位应交替使用,不宜单个部位连续敷贴。

4. 除拔毒膏外,患处有红肿及溃烂时不宜敷贴药物,以免发生化脓性感染。

5. 对于残留在皮肤上的药物不宜采用肥皂或刺激性物品擦洗。

6. 使用敷药后,如出现红疹、瘙痒、水疱等过敏现象,应暂停使用,报告医师,配合处理。

附1

穴位敷贴技术操作流程图

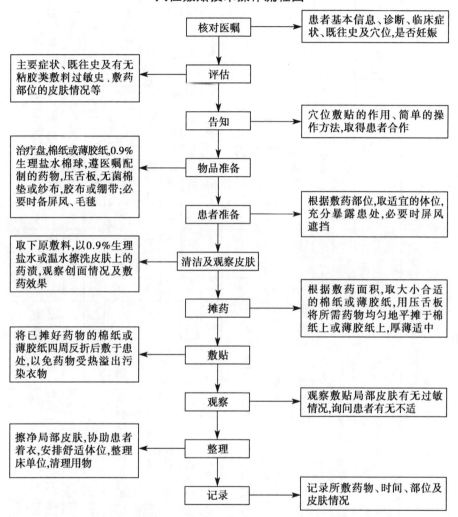

核对医嘱 → 患者基本信息、诊断、临床症状、既往史及穴位,是否妊娠

主要症状、既往史及有无粘胶类敷料过敏史,敷药部位的皮肤情况等 ← 评估

告知 → 穴位敷贴的作用、简单的操作方法,取得患者合作

治疗盘,棉纸或薄胶纸,0.9%生理盐水棉球,遵医嘱配制的药物,压舌板,无菌棉垫或纱布,胶布或绷带;必要时备屏风、毛毯 ← 物品准备

患者准备 → 根据敷药部位,取适宜的体位,充分暴露患处,必要时屏风遮挡

取下原敷料,以0.9%生理盐水或温水擦洗皮肤上的药渍,观察创面情况及敷药效果 ← 清洁及观察皮肤

摊药 → 根据敷药面积,取大小合适的棉纸或薄胶纸,用压舌板将所需药物均匀地平摊于棉纸上或薄胶纸上,厚薄适中

将已摊好药物的棉纸或薄胶纸四周反折后敷于患处,以免药物受热溢出污染衣物 ← 敷贴

观察 → 观察敷贴局部皮肤有无过敏情况,询问患者有无不适

擦净局部皮肤,协助患者着衣,安排舒适体位,整理床单位,清理用物 ← 整理

记录 → 记录所敷药物、时间、部位及皮肤情况

附2

穴位敷贴技术操作考核评分标准

项目	分值	技术操作要求	评分等级				评分说明
			A	B	C	D	
仪表	2	仪表端庄，戴表	2	1	0	0	一项未完成扣1分
核对	2	核对医嘱	2	1	0	0	未核对2分；内容不全面扣1分
评估	5	临床症状、既往史、药物及敷料过敏史，是否妊娠	4	3	2	1	一项未完成扣1分
		敷药部位皮肤情况	1	0	0	0	一项未完成扣1分
告知	4	解释作用，简单的操作方法，敷贴时间，取得患者配合	4	3	2	1	一项未完成扣1分
用物准备	6	洗手、戴口罩	2	1	0	0	未洗手扣1分，未戴口罩扣1分
		备齐并检查用物	4	3	2	1	少备一项扣1分，未检查一项扣1分，最高扣4分
环境与患者准备	10	病室整洁，光线明亮	2	1	0	0	未进行环境准备扣2分；环境准备不全扣1分
		协助患者取舒适体位	2	1	0	0	未进行体位摆放扣2分；体位不舒适扣1分
		充分暴露治疗部位，保暖，保护隐私	6	4	2	0	未充分暴露治疗部位扣2分；未保暖扣2分；未保护隐私扣2分
操作过程 敷药	41	核对医嘱	2	1	0	0	未核对扣2分；内容不全面扣1分
		清洁局部皮肤，观察局部皮肤情况	4	3	2	0	未清洁扣2分；清洁不彻底扣1分；未观察扣2分
		根据敷药面积，取大小合适的绵纸或薄胶纸，将所需药物均匀地平摊于绵纸或薄胶纸上，厚薄适中	12	8	4	0	棉质敷料大小不合适扣4分；摊药面积过大或过小或溢出棉质敷料扣4分；药物过厚或过薄扣4分

续表

项目		分值	技术操作要求	评分等级				评分说明
				A	B	C	D	
操作过程	敷药	41	将药物敷贴于穴位或患处,避免药物溢出污染衣物	10	6	4	0	部位不准扣6分;药液外溢扣4分
			使用敷料或棉垫覆盖,固定牢固	4	2	0	0	未使用敷料或棉垫覆盖扣2分;固定不牢固扣2分
			询问患者有无不适	1	0	0	0	未询问扣1分
			告知注意事项	2	1	0	0	未告知扣2分;告知不全面扣1分
			协助患者取舒适体位,整理床单位	4	2	0	0	未安置体位扣2分;未整理床单位扣2分
			洗手,再次核对	2	1	0	0	未洗手扣1分;未核对扣1分
	取药	8	取下敷药,清洁皮肤	2	1	0	0	未清洁扣2分;清洁不彻底扣1分
			观察局部皮肤,询问患者有无不适	4	2	0	0	未观察皮肤扣2分;未询问扣2分
			洗手,再次核对	2	1	0	0	未洗手扣1分;未核对扣1分
操作后处置		6	用物按《医疗机构消毒技术规范》处理	2	1	0	0	处置方法不正确扣1分/项,最高扣2分
			洗手	2	0	0	0	未洗手扣2分
			记录	2	1	0	0	未记录扣2分;记录不完全扣1分
评价		6	流程合理,技术熟练,局部皮肤无损伤,询问患者感受	6	4	2	0	一项不合格扣2分,最高扣6分
理论提问		10	穴位敷贴的使用范围	5	3	0	0	回答不全面扣2分/题;未答出扣5分/题
			穴位敷贴的注意事项	5	3	0	0	
得分								

主考老师签名:　　　　　　　　　　　　　　　　考核日期:　　　年　　月　　日

第八节　中药泡洗技术

中药泡洗技术是借助泡洗时洗液的温热之力及药物本身的功效,浸洗全身或局部皮肤,达到活血、消肿、止痛、祛瘀生新等作用的一种操作方法。

一、适用范围

适用于外感发热、失眠、便秘、皮肤感染及中风恢复期的手足肿胀等症状。

二、评估

1. 病室环境,温度适宜。
2. 主要症状、既往史、过敏史、是否妊娠或处于月经期。
3. 体质、对温度的耐受程度。
4. 泡洗部位皮肤情况。

三、告知

1. 餐前餐后 30min 内不宜进行全身泡浴。
2. 全身泡洗时水位应在膈肌以下,以微微汗出为宜,如出现心慌等不适症状,及时告知护士。
3. 中药泡洗时间 30min 为宜。
4. 泡洗过程中,应饮用温开水 300~500ml,小儿及老年人酌减,以补充体液及增加血容量,以利于代谢废物的排出。有严重心肺及肝肾疾病患者饮水不宜超过 150ml。

四、物品准备

治疗盘、药液及泡洗装置、一次性药浴袋、水温计、毛巾、病服。

五、基本操作方法

1. 核对医嘱,评估患者,做好解释,调节室内温度。嘱患者排空二便。
2. 备齐用物,携至床旁。根据泡洗的部位,协助患者取合理、舒适体位,注意保暖。
3. 将一次性药浴袋套入泡洗装置内。
4. 常用泡洗法:
(1)全身泡洗技术:将药液注入泡洗装置内,药液温度保持 40℃左右,水位在患者膈肌以下,全身浸泡 30min。
(2)局部泡洗技术:将 40℃左右的药液注入盛药容器内,将浸洗部位浸泡于药液中,浸泡 30min。

5. 观察患者的反应,若感到不适,应立即停止,协助患者卧床休息。

6. 操作完毕,清洁局部皮肤,协助着衣,安置舒适体位。

六、注意事项

1. 心肺功能障碍,出血性疾病患者禁用。糖尿病、心脑血管病患者及妇女月经期间慎用。

2. 防烫伤,糖尿病、足部皲裂患者的泡洗温度适当降低。

3. 泡洗过程中,应关闭门窗,避免患者感受风寒。

4. 泡洗过程中护士应加强巡视,注意观察患者的面色、呼吸、汗出等情况,出现头晕、心慌等异常症状,停止泡洗,报告医师。

附1

中药泡洗技术操作流程图

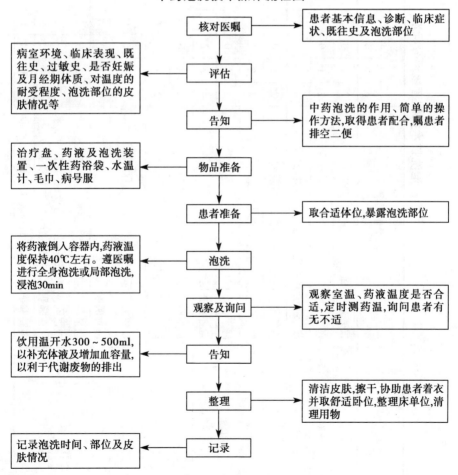

附2

中药泡洗技术操作考核评分标准

项目	分值	技术操作要求	评分等级 A	B	C	D	评分说明
仪表	2	仪表端正,戴表	2	1	0	0	一项未完成扣1分
核对	2	核对医嘱	2	1	0	0	未核对扣2分;内容不全面扣1分
评估	6	临床症状,既往史,过敏史,是否妊娠及月经期	4	3	2	1	一项未完成扣1分,最高扣4分
		泡洗部位皮肤情况,对温度的耐受程度	2	1	1	0	一项未完成扣1分
告知	4	解释作用,操作方法,局部感受,取得患者配合	4	3	2	1	一项未完成扣1分
用物准备	6	洗手,戴口罩	2	1	0	0	未洗手扣1分;未戴口罩扣1分
		备齐检查用物	4	3	2	1	少备一项扣2分;未检查扣2分,最高扣4分
环境与患者准备	7	病室整洁,调节室内温度,关闭门窗	2	1	0	0	未进行环境准备扣2分;准备不全扣1分
		协助患者取舒适体位	2	1	0	0	未进行体位摆放扣2分;体位不舒适扣1分
		暴露泡洗部位皮肤,保暖,注意保护隐私	3	2	1	0	未充分暴露部位扣1分;未保暖扣1分;未保护隐私扣1分
操作过程 泡洗	22	核对医嘱	2	1	0	0	未核对扣2分;内容不全面扣1分
		测量药液温度,在40℃左右	6	3	0	0	未测药液温度扣6分;药液温度不准确扣3分
		根据泡洗部位选择合适药液量:全身泡洗水位在膈肌以下,局部泡洗浸过患部	10	8	4	2	动作生硬扣2分;选择药量不准确扣4分;泡洗部位不正确扣4分
		遵医嘱确定泡洗时间,一般30min	4	0	0	0	泡洗时间不准确扣4分

续表

项目		分值	技术操作要求	评分等级 A	B	C	D	评分说明
操作过程	观察	22	定时测量药液温度,询问患者感受	4	2	0	0	未测量药温扣2分;未询问患者感受扣2分
			室温适宜	4	0	0	0	未观察室温是否适宜扣4分
			观察患者全身情况:面色、呼吸、汗出及局部皮肤情况	8	6	4	2	未观察扣2分/项
			询问患者有无不适,体位舒适度	4	2	0	0	未询问扣2分/项;体位不舒适扣2分
			告知相关注意事项	2	1	0	0	未告知扣2分;内容不全扣1分
			清洁并擦干皮肤	2	1	0	0	未清洁皮肤扣1分;未擦干扣1分
	操作后处置	13	协助患者着衣,取舒适体位,整理单位	3	2	1	0	未协助患者着衣扣1分;未安置体位扣1分;未整理床单位扣1分
			洗手,再次核对	2	1	0	0	未洗手扣1分;未核对扣1分
			用物按《医疗机构消毒技术规范》处理	2	1	0	0	处置方法不正确扣1分/项,最高扣2分
			洗手	2	0	0	0	未洗手扣2分
			记录	2	1	0	0	未记录扣2分;记录不完全扣1分
	评价	6	流程合理、技术熟练、局部皮肤无损伤,询问患者感受	6	4	2	0	一项不合格扣2分,最高扣6分;出现烫伤扣6分
	理论提问	10	中药泡洗的作用	5	3	0	0	回答不全面扣2分/题;未答出扣5分/题
			中药泡洗的注意事项	5	3	0	0	
			得分					

主考老师签名:　　　　　　　　　　　考核日期:　　　年　　月　　日

第九节　中药冷敷技术

中药冷敷技术是将中药洗剂、散剂、酊剂冷敷于患处,通过中药透皮吸收,同时应用低于皮温的物理因子刺激机体,达到降温、止痛、止血、消肿、减轻炎性渗出的一种操作方法。

一、适用范围

适用于外伤、骨折、脱位、软组织损伤的初期。

二、评估

1. 病室环境,温度适宜。
2. 当前主要症状、既往史及药物过敏史。
3. 患者体质是否适宜中药冷敷。
4. 冷敷部位的皮肤情况。

三、告知

1. 冷敷时间为 20~30min。
2. 局部皮肤出现不适时,及时告知护士。
3. 中药可致皮肤着色,数日后可自行消退。

四、物品准备

治疗盘、中药汤剂(8~15℃)、敷料(或其他合适材料)、水温计、纱布、治疗巾,必要时备冰敷袋、凉性介质贴膏、屏风等。

五、基本操作方法

1. 核对医嘱,评估患者,做好解释。
2. 备齐用物,携至床旁。协助患者取合理、舒适体位,暴露冷敷部位。
3. 测试药液温度,用敷料(或其他合适材料)浸取药液,外敷患处,并及时更换(每隔 5min 重新操作一次,持续 20~30min),保持患处低温。
4. 观察患者皮肤情况,询问有无不适感。
5. 其他湿冷敷方法
(1)中药冰敷:将中药散剂敷于患处,面积大于病变部位 1~2cm。敷料覆盖,将冰敷袋放置于敷料上保持低温。
(2)中药酊剂凉涂法:将中药喷剂喷涂于患处,喷 2~3 遍,面积大于病变部位 1~2cm。敷料覆盖,将冰敷袋放置于敷料上保持低温。

(3)中药散剂冷敷法:将中药粉剂擦于患处或均匀撒在有凉性物理介质的膏贴上,敷于患处,面积大于病变部位 1~2cm,保留膏贴 1 小时。

6. 操作完毕,清洁皮肤,协助患者取舒适卧位。

六、注意事项

1. 阴寒证及皮肤感觉减退的患者不宜冷敷。

2. 操作过程中观察皮肤变化,特别是创伤靠近关节、皮下脂肪少的患者,注意观察患肢末梢血运,定时询问患者局部感受。如发现皮肤苍白、青紫,应停止冷敷。

3. 冰袋不能与皮肤直接接触。

4. 注意保暖,必要时遮挡保护患者隐私。

附1

中药冷敷技术操作流程图

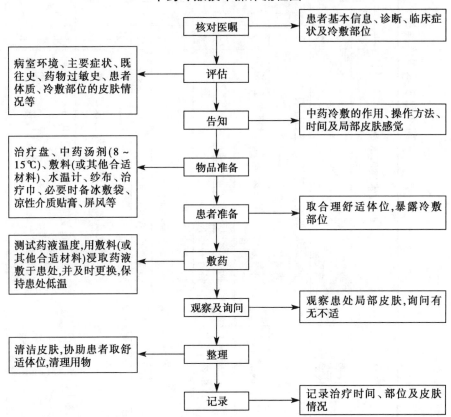

```
核对医嘱 ──→ 患者基本信息、诊断、临床症状及冷敷部位
    ↓
病室环境、主要症状、既往史、药物过敏史、患者体质、冷敷部位的皮肤情况等 ←── 评估
    ↓
告知 ──→ 中药冷敷的作用、操作方法、时间及局部皮肤感觉
    ↓
治疗盘、中药汤剂(8~15℃)、敷料(或其他合适材料)、水温计、纱布、治疗巾、必要时备冰敷袋、凉性介质贴膏、屏风等 ←── 物品准备
    ↓
患者准备 ──→ 取合理舒适体位,暴露冷敷部位
    ↓
测试药液温度,用敷料(或其他合适材料)浸取药液敷于患处,并及时更换,保持患处低温 ←── 敷药
    ↓
观察及询问 ──→ 观察患处局部皮肤,询问有无不适
    ↓
清洁皮肤,协助患者取舒适体位,清理用物 ←── 整理
    ↓
记录 ──→ 记录治疗时间、部位及皮肤情况
```

附 2

中药冷敷技术操作考核评分标准

项目	分值	技术操作要求	评分等级 A	B	C	D	评分说明
仪表	2	仪表端正、戴表	2	1	0	0	一项未完成扣 1 分
核对	2	核对医嘱	2	1	0	0	未核对扣 2 分；内容不全面扣 1 分
评估	6	主要症状、既往史、过敏史、是否延娠	4	3	2	1	一项未完成扣 1 分
		患者体质、冷敷部位皮肤情况	2	1	0	0	一项未完成扣 1 分
告知	4	解释目的、操作方法、时间、局部感受，取得患者配合	4	3	2	1	一项未完成扣 1 分
用物准备	6	洗手、戴口罩	2	1	0	0	未洗手扣 1 分；未戴口罩扣 1 分
		备齐并检查用物	4	3	2	1	少备一项扣 1 分；未检查一项扣 1 分，最高扣 4 分
环境与患者准备	6	病室整洁、光线明亮	2	1	0	0	未进行环境准备扣 2 分；环境准备不全扣 1 分
		协助患者取舒适体位	2	1	0	0	未进行体位摆放扣 2 分；体位不舒适扣 1 分；
		暴露部位、保护隐私	2	1	0	0	未充分暴露部位扣 1 分；未保护隐私扣 1 分
操作过程 冷敷	42	核对医嘱	2	1	0	0	未核对扣 2 分；内容不全面扣 1 分
		测试药液温度 8~15℃，用敷料浸取药液敷于患处，药量适宜	12	8	4	0	温度过高或过低扣 4 分；药液量过多或少扣 4 分；位置不准确扣 4 分
		每 5min 重复操作 1 次，持续 20~30min，保持患处低温	6	3	0	0	未及时更换扣 6 分；未保持药液温度扣 3 分
		询问患者有无不适，注意保暖，保护患者隐私	8	6	4	2	未询问患者感受扣 4 分；未保暖扣 2 分；未保护隐私扣 2 分

续表

项目	分值	技术操作要求	评分等级 A	B	C	D	评分说明
操作过程	冷敷 42	观察:局部皮肤有无红肿、过敏,贴敷是否妥帖	4	2	0	0	未观察皮肤扣4分;观察不全面扣2分
		告知相关注意事项;局部皮肤出现不适或敷料脱落时及时通知护士;中药可致皮肤着色,数日后自行消退	6	4	2	0	未告知扣2分/项
	去除敷料 10	洗手,再次核对	4	2	0	0	未洗手扣2分;未核对扣2分
		将敷料取下	2	0	0	0	未撤除敷料扣2分
		观察、清洁皮肤	4	2	0	0	未观察皮肤扣2分;未清洁皮肤扣2分
		协助患者取舒适体位,整理床单位	2	1	0	0	未安置体位扣1分;未整理床单位扣1分
		洗手,再次核对	2	1	0	0	未洗手扣1分;未核对扣1分
操作后处置	6	用物按《医疗机构消毒技术规范》处理	2	1	0	0	处置方法不正确扣1分/项,最高扣2分
		洗手	2	0	0	0	未洗手扣2分
		记录	2	1	0	0	未记录扣2分;记录不完整扣1分
评价	6	流程合理、技术熟练,询问患者感受	6	4	2	0	一项不合格扣2分
理论提问	10	中药冷敷的适应证	5	3	0	0	回答不全面扣2分/题;未答出扣5分/题
		中药冷敷的注意事项	5	3	0	0	
得分							

主考老师签名: 考核日期: 年 月 日

第十节　中药湿热敷技术

中药湿热敷技术是将中药煎汤或其他溶媒浸泡，根据治疗需要选择常温或加热，将中药浸泡的敷料敷于患处，通过疏通气机、调节气血、平衡阴阳，达到疏通腠理、清热解毒、消肿止痛的一种操作方法。

一、适用范围

适用于软组织损伤、骨折愈合后肢体功能障碍，肩、颈、腰腿痛，膝关节痛，类风湿性关节炎，强直性脊柱炎等。

二、评估

1. 病室环境，温度适宜。
2. 主要症状、既往史及药物过敏史。
3. 对热的耐受程度。
4. 局部皮肤情况。

三、告知

1. 湿热敷时间 20~30min。
2. 如皮肤感觉不适，过热、瘙痒等，及时告知护士。
3. 中药可致皮肤着色，数日后可自行消退。

四、物品准备

治疗盘、药液、敷料、水温计、镊子 2 把、纱布，必要时备中单、屏风等。

五、基本操作方法

1. 核对医嘱，评估患者，做好解释。
2. 备齐用物，携至床旁。取合理体位，暴露湿热敷部位。
3. 测试温度，将敷料浸于 38~43℃ 药液中，将敷料拧至不滴水即可，敷于患处。
4. 及时更换敷料或频淋药液于敷料上，以保持湿度及温度，观察患者皮肤反应，询问患者的感受。
5. 操作完毕，清洁皮肤，协助患者取舒适体位。

六、注意事项

1. 外伤后患处有伤口、皮肤急性传染病等忌用中药湿热敷技术。

2. 湿敷液应现配现用,注意药液温度,防止烫伤。

3. 治疗过程中观察局部皮肤反应,如出现水疱、痒痛或破溃等症状时,立即停止治疗,报告医师。

4. 注意保护患者隐私并保暖。

附1

中药湿热敷技术操作流程图

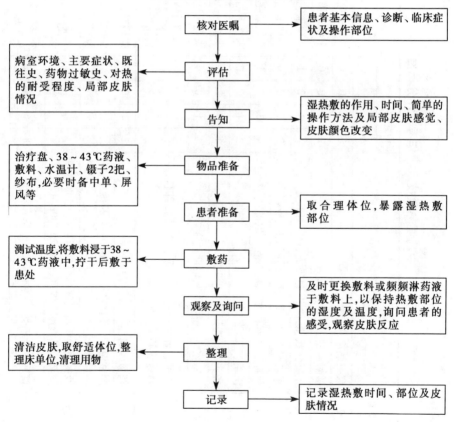

核对医嘱 → 患者基本信息、诊断、临床症状及操作部位

病室环境、主要症状、既往史、药物过敏史、对热的耐受程度、局部皮肤情况 ← 评估

告知 → 湿热敷的作用、时间、简单的操作方法及局部皮肤感觉、皮肤颜色改变

治疗盘、38～43℃药液、敷料、水温计、镊子2把、纱布,必要时备中单、屏风等 ← 物品准备

患者准备 → 取合理体位,暴露湿热敷部位

测试温度,将敷料浸于38～43℃药液中,拧干后敷于患处 ← 敷药

观察及询问 → 及时更换敷料或频频淋药液于敷料上,以保持热敷部位的湿度及温度,询问患者的感受,观察皮肤反应

清洁皮肤,取舒适体位,整理床单位,清理用物 ← 整理

记录 → 记录湿热敷时间、部位及皮肤情况

附 2

中药湿热敷技术操作考核评分标准

项目	分值	技术操作要求	评分等级 A	B	C	D	评分说明
仪表	2	仪表端庄，戴表	2	1	0	0	一项未完成扣 1 分
核对	2	核对医嘱	2	1	0	0	未核对扣 2 分；内容不全面扣 1 分
评估	6	主要症状、既往史、过敏史、是否妊娠	4	3	2	1	一项未完成扣 1 分
		患者对热的耐受程度、局部皮肤情况	2	1	0	0	一项未完成扣 1 分
告知	4	解释目的、操作方法、局部感受，取得患者配合	4	3	2	1	一项未完成扣 1 分
用物准备	6	洗手，戴口罩	2	1	0	0	未洗手扣 1 分；未戴口罩扣 1 分
		备齐并检查用物	4	3	2	1	少备一项／未检查一项扣 1 分，最高扣 4 分
环境与患者准备	5	病室整洁，光线明亮，温度适宜	2	1	0	0	未进行环境准备扣 2 分；环境准备不全扣 1 分
		协助患者取舒适体位，暴露湿热敷部位，注意保暖和保护患者隐私	3	2	1	0	未进行体位摆放扣 2 分；体位不舒适扣 1 分；未充分暴露部位扣 2 分；未保暖扣 1 分；未保护隐私扣 1 分，最高扣 3 分
操作过程 湿热敷	42	核对医嘱	2	1	0	0	未核对扣 2 分；内容不全面扣 1 分
		测试温度，将敷料浸于 38~43℃ 药液中，拧干后敷于患处	12	8	4	0	温度过高或过低扣 4 分；药液量过多或过少扣 4 分；位置不准确扣 4 分
		及时更换敷料或频淋药液于敷料上，保持热敷部位的湿度及温度，持续 20~30min	6	3	0	0	未及时更换扣 3 分；未保持温湿度扣 3 分
		询问患者感受，注意保暖，保护患者隐私	8	6	4	2	未询问患者感受扣 4 分；未注意保暖扣 2 分；未保护患者隐私扣 2 分

续表

项目		分值	技术操作要求	评分等级				评分说明
				A	B	C	D	
操作过程	湿热敷	42	观察局部皮肤	4	2	0	0	未观察皮肤扣4分;观察不全面扣2分
			告知相关注意事项:局部皮肤出现水疱、痒痛或破溃及时通知护士;中药可致皮肤着色、数日后自行消退	6	4	2	0	未告知扣2分/项,最高扣6分
	去除敷料	12	洗手,再次核对	4	2	0	0	未洗手扣2分;未核对扣2分
			撤除敷料,观察,清洁皮肤	6	4	2	0	未撤除敷料扣2分;未观察扣2分;未清洁皮肤扣2分
			协助患者取舒适体位,整理床单位	4	2	0	0	未安置体位扣2分;未整理床单位扣2分
			洗手,再次核对	2	1	0	0	未洗手扣1分;未核对扣1分
操作后处理		5	用物按《医疗机构消毒技术规范》处理	2	1	0	0	处置方法不正确扣1分/项,最高扣2分
			洗手	1	0	0	0	未洗手扣1分
			记录	2	1	0	0	未记录扣2分;记录不完全扣1分
评价		6	流程合理,技术熟练,询问患者感受	6	4	2	0	一项不合格扣2分
理论提问		10	中药湿热敷的适应证	5	3	0	0	回答不全面扣2分;未答出扣5分/题
			中药湿热敷的注意事项	5	3	0	0	
得分								

主考老师签名:　　　　　　　　　　　　　　　　　考核日期:　　　年　　月　　日

第十一节 中药涂药技术

中药涂药技术是将中药制成水剂、酊剂、油剂、膏剂等剂型,涂抹于患处或涂抹于纱布外敷于患处,达到祛风除湿、解毒消肿、止痒镇痛的一种操作方法。

一、适用范围

适用于跌打损伤、烫伤、烧伤、疖痈、静脉炎等。

二、评估

1. 病室环境,温度适宜。
2. 主要症状、既往史、药物过敏史、是否妊娠。
3. 对疼痛的耐受程度。
4. 涂药部位的皮肤情况。

三、告知

1. 涂药后如出现痛、痒、胀等不适,应及时告知护士,勿擅自触碰或抓挠局部皮肤。
2. 涂药后若敷料脱落或包扎松紧不适宜,应及时告知护士。
3. 涂药后可能出现药物颜色、油渍等污染衣物的情况。
4. 中药可致皮肤着色,数日后可自行消退。

四、物品准备

治疗盘、中药制剂、治疗碗、弯盘、涂药板(棉签)、镊子、盐水棉球、纱布或绵纸、胶布或弹力绷带、治疗巾等,必要时备中单、屏风、大毛巾。

五、基本操作方法

1. 核对医嘱,评估患者,做好解释,调节病室温度。
2. 备齐用物,携至床旁。根据涂药部位,取合理体位,暴露涂药部位,必要时屏风遮挡。
3. 患处铺治疗巾用生理盐水棉球清洁皮肤并观察局部皮肤情况。
4. 将中药制剂均匀涂抹于患处或涂抹于纱布外敷于患处,范围超出患处1~2cm为宜。
5. 各类剂型用法
(1)混悬液先摇匀后再用棉签涂抹。

（2）水、酊剂类药物用镊子夹棉球蘸取药物涂擦，干湿度适宜，以不滴水为度，涂药均匀。

（3）膏状类药物用棉签或涂药板取药涂擦，涂药厚薄均匀，以 2～3mm 为宜。

（4）霜剂应用手掌或手指反复擦抹，使之渗入肌肤。

（5）对初起有脓头或成脓阶段的肿疡，脓头部位不宜涂药。

（6）乳痈涂药时，在敷料上剪一缺口，使乳头露出，利于乳汁的排空。

6. 根据涂药的位置、药物的性质，必要时选择适当的敷料覆盖并固定。

7. 涂药过程中随时询问患者有无不适。

8. 操作完毕，协助患者着衣，安排舒适体位。

六、注意事项

1. 婴幼儿颜面部、过敏体质者及妊娠患者慎用。

2. 涂药前需清洁局部皮肤。

3. 涂药不宜过厚以防毛孔闭塞。

4. 涂药后，观察局部及全身的情况，如出现丘疹、瘙痒、水疱或局部肿胀等过敏现象，停止用药，将药物擦洗干净并报告医生，配合处理。

5. 患处若有敷料，不可强行撕脱，可用生理盐水棉球沾湿敷料后再揭，并擦去药迹。

附1

中药涂药技术操作流程图

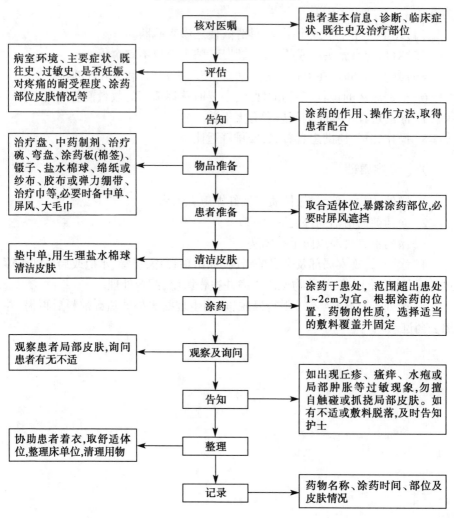

| | 核对医嘱 | → | 患者基本信息、诊断、临床症状、既往史及治疗部位 |

病室环境、主要症状、既往史、过敏史、是否妊娠、对疼痛的耐受程度、涂药部位皮肤情况等 ← 评估

告知 → 涂药的作用、操作方法,取得患者配合

治疗盘、中药制剂、治疗碗、弯盘、涂药板(棉签)、镊子、盐水棉球、绵纸或纱布、胶布或弹力绷带、治疗巾等,必要时备中单、屏风、大毛巾 ← 物品准备

患者准备 → 取合适体位,暴露涂药部位,必要时屏风遮挡

垫中单,用生理盐水棉球清洁皮肤 ← 清洁皮肤

涂药 → 涂药于患处,范围超出患处1~2cm为宜。根据涂药的位置,药物的性质,选择适当的敷料覆盖并固定

观察患者局部皮肤,询问患者有无不适 ← 观察及询问

告知 → 如出现丘疹、瘙痒、水疱或局部肿胀等过敏现象,勿擅自触碰或抓挠局部皮肤。如有不适或敷料脱落,及时告知护士

协助患者着衣,取舒适体位,整理床单位,清理用物 ← 整理

记录 → 药物名称、涂药时间、部位及皮肤情况

附2

中药涂药技术操作考核评分标准

项目		分值	技术操作要求	评分等级				评分说明
				A	B	C	D	
仪表		2	仪表端庄，戴表	2	1	0	0	一项未完成扣1分
核对		2	核对医嘱	2	1	0	0	未核对扣2分；内容不全面扣1分
评估		6	临床症状、既往史、药物过敏史，是否妊娠	4	3	2	1	一项未完成扣1分
			涂药部位皮肤情况，对疼痛的耐受程度	2	1	0	0	一项未完成扣1分
告知		4	解释作用，简单的操作方法，局部感受及配合要点，取得患者配合	4	3	2	1	一项未完成扣1分
用物准备		5	洗手，戴口罩	2	1	0	0	未洗手扣1分；未戴口罩扣1分
			备齐并检查用物	3	2	1	0	少备一项扣1分；未检查一项扣1分，最高扣3分
环境与患者准备		7	病室整洁、光线明亮、温度适宜	2	1	0	0	未进行环境准备扣2分；环境准备不全扣1分
			协助患者取舒适体位	2	1	0	0	未进行体位摆放扣2分；体位不舒适扣1分
			暴露患处，注意保暖，保护隐私	3	2	1	0	未充分暴露患处扣1分；未保暖扣1分；未保护隐私扣1分
操作过程	敷药	45	核对医嘱	2	1	0	0	未核对扣2分；内容不全面扣1分
			在涂药部位下方铺橡胶单、中单，将弯盘置于患处旁边	6	4	2	0	未正确铺单扣2分/项；未正确放置弯盘扣2分
			根据患处大小，沿单方向清洁局部皮肤，避免反复涂擦	4	2	0	0	未清洁局部皮肤扣4分；清洁方法不规范扣2分
			再次核对药物，将药物均匀涂于患处，范围：超出患处1～2cm，厚度：以1～3mm为宜	12	10	8	6	未再次核对扣2分；涂擦方法不准确扣4分；未超出患处扣1～2cm扣1～2分；厚薄不均匀扣4分，最高扣12分

续表

项目		分值	技术操作要求	评分等级				评分说明
				A	B	C	D	
操作过程	敷药	45	覆盖敷料,妥善固定	5	3	2	0	敷料选择不适当扣3分;未妥善固定扣2分
			告知相关注意事项:如有不适或敷料脱落及时告知护士	4	2	0	0	未告知扣4分;少告知一项扣2分
			观察局部皮肤情况,询问患者感受	6	4	2	0	未观察皮肤情况扣4分;未询问患者感受扣2分
			协助患者取舒适体位,整理床单位	4	2	0	0	未安置体位扣2分;未整理床单位扣2分
			洗手,再次核对	2	1	0	0	未洗手扣1分;未核对扣1分
	去除敷药	7	去除敷料及药物,清洁局部皮肤	1	0	0	0	未清洁扣1分
			观察皮肤情况,整理床单位	4	2	0	0	未观察扣2分;未整理床单位扣2分
			洗手,再次核对	2	1	0	0	未洗手扣1分;未核对扣1分
操作后处置		6	用物按《医疗机构消毒技术规范》处理	2	1	0	0	处置方法不正确扣1分/项,最高扣2分
			洗手	2	0	0	0	未洗手扣2分
			记录	2	1	0	0	未记录扣2分;记录不完全扣1分
评价		6	流程合理,技术熟练,局部皮肤无损伤,询问患者感受	6	4	2	0	一项不合格扣2分,最高扣6分
理论提问		10	中药涂药的禁忌证	5	3	0	0	回答不全面扣2分/题;未答出扣5分/题
			中药涂药的注意事项	5	3	0	0	
得分								

主考老师签名：　　　　　　　　　　　　　　　　　　考核日期：　　　　年　　月　　日

第十二节 中药熏蒸技术

中药熏蒸技术是借用中药热力及药理作用熏蒸患处达到疏通腠理、祛风除湿、温经通络、活血化瘀的一种操作方法。

一、适用范围

适用于风湿免疫疾病、骨伤、妇科、外科、肛肠科及皮肤科等各科疾病引起的疼痛、炎症、水肿、瘙痒等症状。

二、评估

1. 病室环境,温度适宜。
2. 主要症状、既往史及过敏史、是否妊娠或经期。
3. 体质及局部皮肤情况。
4. 进餐时间。

三、告知

1. 熏蒸时间为 20~30min。
2. 熏蒸过程中如出现不适及时告知护士。
3. 熏蒸前要饮淡盐水或温开水 200ml,避免出汗过多引起脱水。餐前餐后 30min 内,不宜熏蒸。
4. 熏蒸完毕,注意保暖,避免直接吹风。

四、用物准备

治疗盘、药液、中单、容器(根据熏蒸部位的不同选用)、水温计,治疗巾或浴巾,必要时备屏风及坐浴架(支架)。

五、基本操作方法

1. 核对医嘱,评估患者,做好解释,调节室内温度。
2. 备齐用物,携至床旁。协助患者取合理、舒适体位,暴露熏蒸部位。
3. 将 43~46℃ 药液倒入容器内,对准熏蒸部位。
4. 随时观察患者病情及局部皮肤变化情况,询问患者感受并及时调整药液温度。
5. 治疗结束观察并清洁患者皮肤,协助患者整理着衣,取舒适体位。

六、注意事项

1. 心脏病、严重高血压病、妇女妊娠和月经期间慎用。肢体动脉闭塞性疾病、糖尿病足、肢体干性坏疽者,熏蒸时药液温度不可超过38℃。

2. 熏蒸过程中密切观察患者有无胸闷、心慌等症状,注意避风,冬季注意保暖,洗毕应及时擦干药液和汗液,暴露部位尽量加盖衣被。

3. 包扎部位熏蒸时,应去除敷料。

4. 所用物品需清洁消毒,用具一人一份一消毒,避免交叉感染。

5. 施行熏蒸时,应注意防止烫伤。

附1

中药熏蒸技术操作流程

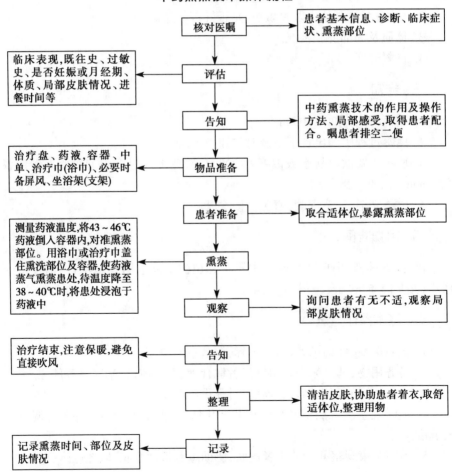

附2

中药熏蒸技术操作考核评分标准

项目	分值	技术操作要求	评分等级 A	B	C	D	评分说明
仪表	2	仪表端正,戴表	2	1	0	0	一项未完成扣1分
核对	2	核对医嘱	2	1	0	0	未核对扣2分;内容不全面扣1分
评估	6	主要症状、既往史、过敏史,是否妊娠	4	3	2	1	一项未完成扣1分
		体质及局部皮肤情况,进餐时间	2	1	0	0	一项未完成扣1分
告知	4	解释作用、操作方法,熏蒸时间、局部感受,取得患者配合	4	3	2	1	一项未完成扣1分
用物准备	6	洗手,戴口罩	2	1	0	0	未洗手扣1分;未戴口罩扣1分
		备齐并检查用物	4	3	2	1	少备一项扣1分;未检查一项扣1分,最高扣4分
环境与患者准备	6	病室整洁,温度适宜	2	1	0	0	一项未完成扣1分
		熏蒸前饮淡盐水或温开水200ml	1	0	0	0	未饮水扣1分
		协助患者取合理、舒适体位,暴露熏蒸部位	3	2	1	0	未摆放体位扣2分;体位不合理或不舒适扣1分;未充分暴露熏蒸部位扣1分
操作过程	52	核对医嘱	2	1	0	0	未核对扣2分;内容不全面扣1分
		药液温度:43~46℃,倒入容器内,对准熏蒸部位	10	8	6	4	药液温度过高或过低扣4分;未对准熏蒸部位扣2分;药液漏出容器扣4分
		熏蒸时间:20~30min,观察并询问患者感受	8	6	4	2	熏蒸时间不正确扣2分;未观察病情扣2分;未询问患者感受扣4分
		观察患者局部皮肤变化,调整药液温度	8	6	4	0	未观察皮肤变化扣4分;未及时调节药温扣4分

续表

项目	分值	技术操作要求	评分等级				评分说明
			A	B	C	D	
操作过程	52	治疗结束,清洁患者皮肤,观察局部皮肤有无瘀伤、过敏	8	4	0	0	未清洁皮肤扣 4 分;未观察皮肤扣 4 分
		操作过程保持衣服、床单位清洁	6	3	0	0	药液污染衣服扣 3 分;药液污染被服扣 3 分
		告知相关注意事项,如有不适及时通知护士	4	2	0	0	未告知扣 2 分/项
		协助患者取舒适体位,整理衣着,床单位	4	3	2	1	未安置体位扣 2 分;未整理衣着扣 1 分;未整理床单位扣 1 分
		洗手,再次核对	2	1	0	0	未洗手扣 1 分;未核对扣 1 分
操作后处置	6	用物按《医疗机构消毒技术规范》处理	2	1	0	0	处置方法不正确扣 1 分/项,最高扣 2 分
		洗手	2	0	0	0	未洗手扣 2 分
		记录	2	1	0	0	未记录扣 2 分;记录不完全扣 1 分
评价	6	流程合理,技术熟练,局部皮肤无损伤,询问患者感受	6	4	2	0	一项不合格扣 2 分,最高扣 6 分;出现瘀伤扣 6 分
理论提问	10	中药熏蒸的禁忌证	5	3	0	0	回答不全面扣 2 分/项;未答出扣 5 分/题
		中药熏蒸的注意事项	5	3	0	0	
得分							

主考老师签名:　　　　　　　　　　　　　　　　　考核日期:　　　年　　月　　日

第十三节　中药热熨敷技术

中药热熨敷是将中药加热后装入布袋,在人体局部或一定穴位上移动,利用温热之力使药性通过体表透入经络、血脉,从而达到温经通络、行气活血、散寒止痛、祛瘀消肿等作用的一种操作方法。

一、适用范围

适用于风湿痹证引起的关节冷痛、酸胀、沉重、麻木;跌打损伤等引起的局部瘀血、肿痛;扭伤引起的腰背不适、行动不便;脾胃虚寒所致的胃脘疼痛、腹冷泄泻、呕吐等症状。

二、评估

1. 病室环境,温度适宜。
2. 主要症状、既往史、药物过敏史、月经期及是否妊娠。
3. 对热和疼痛的耐受程度。
4. 热熨部位的皮肤情况。

三、告知

1. 药熨前,排空二便。
2. 感觉局部温度过高或出现红肿、丘疹、瘙痒、水疱等情况,应及时告知护士。
3. 操作时间:每次 15~30min,每日 1~2 次。

四、物品准备

治疗盘、遵医嘱准备药物及器具、凡士林、棉签、纱布袋 2 个、大毛巾、纱布或纸巾,必要时备屏风、毛毯、温度计等。

五、基本操作方法

1. 核对医嘱,评估患者,做好解释。嘱患者排空二便。调节病室温度。
2. 备齐用物,携至床旁。取适宜体位,暴露药熨部位,必要时屏风遮挡患者。
3. 根据医嘱,将药物加热至 60~70℃,备用。
4. 先用棉签在药熨部位涂一层凡士林,将药袋放到患处或相应穴位处用力来回推熨,以患者能耐受为宜。力量要均匀,开始时用力要轻,速度可稍快,随着药袋温度的降低,力量可增大,同时速度减慢。药袋温度过低时,及时更换药袋或加温。

5. 药熨操作过程中注意观察局部皮肤的颜色情况,及时询问患者对温度的感受。

6. 操作完毕擦净局部皮肤,协助患者着衣,安排舒适体位。嘱患者避风保暖,多饮温开水。

六、注意事项

1. 孕妇腹部及腰骶部、大血管处、皮肤破损及炎症、局部感觉障碍处忌用。

2. 操作过程中应保持药袋温度,温度过低则需及时更换或加热。

3. 药熨温度适宜,一般保持 50~60℃,不宜超过 70℃,年老、婴幼儿及感觉障碍者,药熨温度不宜超过 50℃。操作中注意保暖。

4. 药熨过程中应随时听取患者对温度的感受,观察皮肤颜色变化,一旦出现水疱或烫伤时应立即停止,并给予适当处理。

附1

中药热熨敷技术流程图

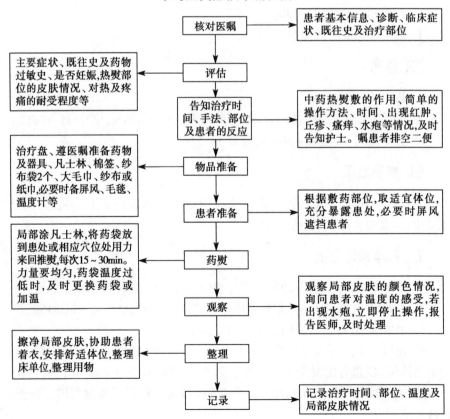

附2

中药热熨敷技术操作考核评分标准

项目	分值	技术操作要求	评分等级 A	B	C	D	评分说明
仪表	2	仪表端正,戴表	2	1	0	0	一项未完成扣1分
核对	2	核对医嘱	2	1	0	0	未核对扣2分;内容不全面扣1分
评估	6	临床症状,既往史,药物过敏史,是否妊娠	4	3	2	1	一项未完成扣1分
		热熨部位皮肤情况,对热的耐受程度	2	1	0	0	一项未完成扣1分
告知	4	解释作用,简单的操作方法,局部感受,热熨前排空二便,取得患者配合	4	3	2	1	一项未完成扣1分
用物准备	6	洗手,戴口罩	2	1	0	0	未洗手扣1分;未戴口罩扣1分
		备齐并检查用物	4	3	2	1	少备一项未备扣1分;未检查一项扣1分;最高扣4分
环境与患者准备	10	病室整洁,光线明亮	2	1	0	0	未进行环境准备扣2分;环境准备不全面扣1分
		协助患者取舒适体位	2	1	0	0	未进行体位摆放扣2分;体位不舒适扣1分
		暴露热熨部位,用垫巾保护衣物,注意保暖,保护隐私	6	4	2	0	未保护患者衣物扣2分;未注意保暖扣2分;未保护隐私扣2分
操作过程	48	核对医嘱	2	1	0	0	未核对扣2分;内容不全面扣1分
		将药物加热至60~70℃备用	4	0	0	0	温度不符合要求扣4分
		药熨部位涂少量凡士林	2	1	0	0	未涂抹扣2分;涂抹不均匀扣1分
		药熨温度应保持在50~60℃,老人、婴幼儿及感觉障碍者不宜超过50℃	2	0	0	0	温度不正确扣2分

项目	分值	技术操作要求	评分等级 A	B	C	D	评分说明
操作过程	48	推熨:力量均匀,开始时用力要轻,速度可稍快,随着药袋温度的降低,力量可增大,同时速度减慢。药袋温度过低时,及时更换药袋或加温。熨烫时间15~30min。操作中询问患者的感受	16	12	8	4	力度过轻或过重扣4分;未及时加温扣4分;时间过短或过长扣4分;未询问患者感受扣4分
		观察局部皮肤,询问患者对温度的感受,及时调整速度,温度或停止操作,防止烫伤	12	8	4	0	未观察皮肤扣4分;未询问患者扣4分;发现异常未及时处理扣4分
		操作完毕后擦净局部皮肤,协助患者着衣,安排舒适体位,整理床单位	4	3	2	1	未清洁皮肤扣1分;未协助着衣扣1分;体位不舒适扣1分;未整理床单扣1分
		询问患者对操作的感受,告知注意事项	4	2	0	0	未询问患者感受扣2分;未告知注意事项扣2分
		洗手,再次核对	2	1	0	0	未洗手扣1分;未核对扣1分
操作后处置	6	用物按《医疗机构消毒技术规范》处理	2	1	0	0	处置方法不正确扣1分/项,最高扣2分
		洗手	2	0	0	0	未洗手扣2分
		记录	2	1	0	0	未记录扣2分;记录不完整扣1分
评价	6	流程合理,技术熟练,局部皮肤无烫伤,询问患者感受	6	4	2	0	一项不合格扣2分,最高扣6分;出现烫伤扣6分
理论提问	10	中药热熨敷的适应证	5	3	0	0	回答不全面扣2分/题;未答出扣5分/题
		中药热熨敷的注意事项	5	3	0	0	
得分							

主考老师签名: 　　　　考核日期: 　年　月　日

第十四节　中药离子导入

中药离子导入是利用直流电将药物离子通过皮肤或穴位导入人体,作用于病灶,达到活血化瘀、软坚散结、抗炎镇痛等作用的一种操作方法。

一、适用范围

适用于各种急、慢性疾病引起的关节疼痛、腰背痛、颈肩痛及盆腔炎所致的腹痛等症状。

二、评估

1. 主要症状、既往史及过敏史、是否妊娠。
2. 感知觉及局部皮肤情况。

三、告知

1. 治疗时间一般为 20～30min。
2. 治疗期间会产生正常的针刺感和蚁走感,护士可根据患者感受调节电流强度。
3. 若局部有烧灼或针刺感不能耐受时,立即通知护士。
4. 中药可致着色,数日后可自行消退。

四、物品准备

中药制剂、离子导入治疗仪、治疗盘、镊子、棉衬套(垫片)2 个、绷带或松紧搭扣、沙袋、隔水布、小毛巾、水温计,必要时备听诊器。

五、基本操作方法

1. 核对医嘱,评估患者,做好解释,调节室温。
2. 备齐用物,携至床旁。
3. 协助患者取舒适体位,暴露治疗部位。
4. 打开电源开关,将 2 块棉衬套(垫片),浸入 38～42℃的中药液后取出,拧至不滴水为宜,将电极板放入衬套内,平置于治疗部位,2 个电极板相距 2～4cm,外用隔水布覆盖,绷带或松紧搭扣固定,必要时使用沙袋,启动输出,调节电流强度,至患者耐受为宜。具体操作参照仪器说明书进行。
5. 治疗中询问患者感受,调节电流强度。如患者主诉疼痛,立即停止治疗。

6. 治疗结束,取下电极板,擦干局部皮肤,观察皮肤情况。

7. 操作完毕,协助患者着衣,安排舒适体位,整理床单位。

六、注意事项

1. 治疗部位有金属异物者、带有心脏起搏器者慎用此治疗方法。

2. 同一输出线的两个电极不可分别放置于两侧肢体。

3. 注意操作顺序,防止电击患者。

4. 治疗时注意遮挡保护隐私,注意保暖。

5. 治疗过程中要注意观察患者的反应和机器运行情况。

6. 治疗部位皮肤出现红疹、疼痛、水疱等,应立即停止治疗并通知医生,配合处置。

附1

中药离子导入操作流程图

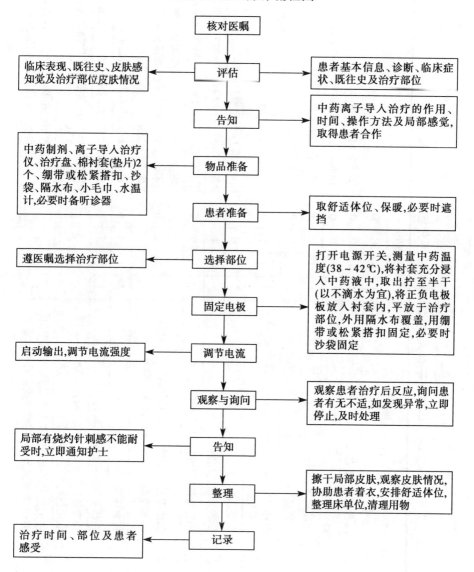

核对医嘱

临床表现、既往史、皮肤感知觉及治疗部位皮肤情况 ← 评估 → 患者基本信息、诊断、临床症状、既往史及治疗部位

告知 → 中药离子导入治疗的作用、时间、操作方法及局部感觉,取得患者合作

中药制剂、离子导入治疗仪、治疗盘、棉衬套(垫片)2个、绷带或松紧搭扣、沙袋、隔水布、小毛巾、水温计,必要时备听诊器 ← 物品准备

患者准备 → 取舒适体位、保暖,必要时遮挡

遵医嘱选择治疗部位 ← 选择部位

固定电极 → 打开电源开关,测量中药温度(38~42℃),将衬套充分浸入中药液中,取出拧至半干(以不滴水为宜),将正负电极板放入衬套内,平放于治疗部位,外用隔水布覆盖,用绷带或松紧搭扣固定,必要时沙袋固定

启动输出,调节电流强度 ← 调节电流

观察与询问 → 观察患者治疗后反应,询问患者有无不适,如发现异常,立即停止,及时处理

局部有烧灼针刺感不能耐受时,立即通知护士 ← 告知

整理 → 擦干局部皮肤,观察皮肤情况,协助患者着衣,安排舒适体位,整理床单位,清理用物

治疗时间、部位及患者感受 ← 记录

附2

中药离子导入技术操作考核评分标准

项目	分值	技术操作要求	评分等级				评分说明
			A	B	C	D	
仪表	2	仪表端庄、戴表	2	1	0	0	一项未完成扣1分
核对	2	核对医嘱	2	1	0	0	未核对扣2分;内容不全面扣1分
评估	6	临床症状、既往史、过敏史、是否妊娠	4	3	2	1	一项未完成扣1分
		皮肤感知觉、局部皮肤有无破溃及炎性渗出	2	1	0	0	一项未完成扣1分
告知	4	解释作用、简单的操作方法、局部感受,取得患者配合	4	3	2	1	一项未完成扣1分
用物准备	5	洗手、戴口罩	2	1	0	0	未洗手扣1分;未戴口罩扣1分
		备齐并检查用物	3	2	1	0	少备一项扣1分;未检查一项扣1分,最高扣3分
环境与患者准备	5	环境清洁、温度适宜、光线明亮	2	1	0	0	未进行环境准备扣2分;环境准备不全扣1分
		嘱患者排空二便,协助患者取舒适体位,暴露治疗部位,注意保护隐私	3	2	1	0	未嘱排二便扣1分;未进行体位摆放扣2分;体位不舒适扣1分;未充分暴露治疗部位扣1分;未保护隐私扣1分,最高扣3分
操作过程	45	核对医嘱	2	1	0	0	未核对扣2分;内容不全面扣1分
中药离子导入		连接电源及电极输出线,检查仪器性能	4	3	2	0	未连接扣1分/项;未检查性能扣2分
		将2块棉衬套浸入中药液加热至38～42℃,取出棉衬套拧至不滴水	6	4	2	0	未测温度扣2分;温度不准确扣2分;衬套过干或过湿扣2分
		将正负电极正确放入衬套内,平置于治疗部位,覆盖隔水布,用绷带松紧搭扣固定	8	6	4	2	电极板放置错误扣8分;电极板裸露扣4分;衬套及隔水布不平整扣2分;固定不牢固扣2分

续表

项目		分值	技术操作要求	评分等级 A	B	C	D	评分说明
操作过程	中药离子导入	45	启动输出，从低到高缓慢调节电流强度，询问患者感受至耐受为宜	10	5	0	0	未缓慢调节电流强度扣5分；未询问患者感受扣5分
			观察仪器运行情况，随时询问患者感受，及时调节电流强度，保暖	5	3	1	0	未观察扣2分；未询问感受扣2分；未及时调节电流强度扣2分；未保暖扣5分
			告知相关注意事项：治疗时间20~30min，如有不适及时通知护士	4	2	0	0	未告知扣2分/项
			协助患者取舒适体位，整理床单位	4	2	0	0	未安置体位扣2分；未整理床单位扣2分
			洗手，再次核对	2	1	0	0	未洗手扣1分；未核对扣1分
	治疗结束	10	取下电极板，擦干皮肤，关闭电源，协助患者取舒适体位，整理床单位	5	4	3	2	未擦干皮肤扣1分；顺序颠倒扣2分；未安置体位扣1分；未整理床单位扣1分
			观察皮肤有无红紫、烫伤、过敏	3	2	1	0	未观察3分；观察不全面扣1分/项
			洗手，核对	2	1	0	0	未洗手扣1分；未核对扣1分
操作后处置		5	用物按《医疗机构消毒技术规范》处理	2	1	0	0	处置方法不正确扣1分/项，最高扣2分
			洗手	1	0	0	0	未洗手扣1分
			记录	2	1	0	0	未记录2分；记录不完全扣1分
评价		6	流程合理、技术熟练，局部皮肤无损伤，询问患者感受	6	4	2	0	一项不合格扣2分，最高扣6分；出现电击伤或烫伤扣6分
理论提问		10	中药离子导入人的禁忌证	5	3	0	0	回答不全面扣2分/题；未答出扣5分/题
			中药离子导入人的注意事项	5	3	0	0	
得分								

主考老师签名：　　　　　　考核日期：　　年　　月　　日

第十五节　穴位注射技术

穴位注射技术又称水针,是将小剂量药物注入腧穴内,通过药物和穴位的双重作用,达到治疗疾病的一种操作方法。

一、适用范围

适用于多种慢性疾病引起的如眩晕、呃逆、腹胀、尿潴留、疼痛等症状。

二、评估

1. 主要症状、既往史、药物过敏史、是否妊娠。
2. 注射部位局部皮肤情况。
3. 对疼痛的耐受程度及合作程度。

三、告知

注射部位会出现疼痛、酸胀的感觉属于正常现象,如有不适及时告知护士。

四、物品准备

治疗盘、药物、一次性注射器、无菌棉签、皮肤消毒剂、污物碗、利器盒。

五、基本操作方法

1. 核对医嘱,评估患者,做好解释,嘱患者排空二便。
2. 配制药液。
3. 备齐用物,携至床旁。
4. 协助患者取舒适体位,暴露局部皮肤,注意保暖。
5. 遵医嘱取穴,通过询问患者感受确定穴位的准确位置。
6. 常规消毒皮肤。
7. 再次核对医嘱,排气。
8. 一手绷紧皮肤,另一手持注射器,对准穴位快速刺入皮下,然后用针刺手法将针身推至一定深度,上下提插至患者有酸胀等"得气"感应后,回抽无回血,即可将药物缓慢推入。
9. 注射完毕拔针,用无菌棉签按压针孔片刻。
10. 观察患者用药后症状改善情况,安置舒适体位。

六、注意事项

1. 局部皮肤有感染、瘢痕、有出血倾向及高度水肿者不宜进行注射。

2. 孕妇下腹部及腰骶部不宜进行注射。

3. 严格执行三查七对及无菌操作规程。

4. 遵医嘱配制药物剂量,注意配伍禁忌。

5. 注意针刺角度,观察有无回血。避开血管丰富部位,避免药液注入血管内,患者有触电感时针体往外退出少许后再进行注射。

6. 注射药物患者如出现不适症状时,应立即停止注射并观察病情变化。

附1

穴位注射操作流程图

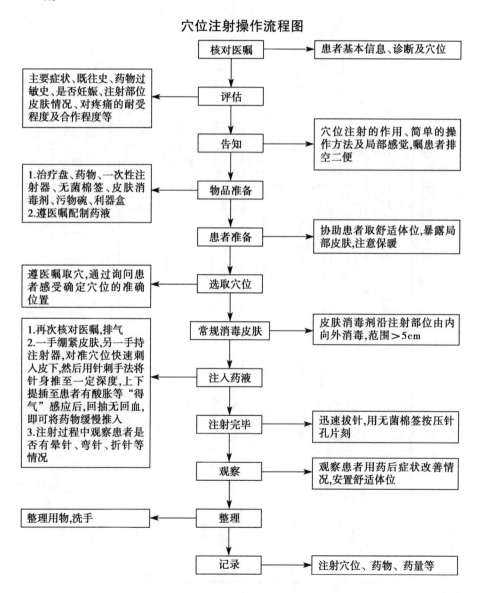

附2

穴位注射技术操作考核评分标准

项目	分值	技术操作要求	A	B	C	D	评分说明
仪表	2	仪表端正,戴表	2	1	0	0	一项未完成扣1分
核对	2	核对医嘱	2	1	0	0	未核对扣2分;内容不全面扣1分
评估	7	临床症状,既往史,药物过敏史,是否妊娠	4	3	2	1	一项未完成扣1分
		注射部位皮肤情况,对疼痛的耐受程度及患者合作程度	3	2	1	0	一项未完成扣1分
告知	4	解释作用,简单的操作方法,局部感受,取得患者配合	4	3	2	1	一项未完成扣1分
用物准备	9	洗手,戴口罩	2	1	0	0	未洗手扣1分;未戴口罩扣1分
		核对医嘱,配制药液	3	2	1	0	未核对扣2分;内容不全扣1分;配药不规范扣1分
		备齐并检查用物	4	3	2	1	少备一项扣1分;未检查一项扣1分,最高扣4分
环境与患者准备	5	病室整洁,光线明亮	2	1	0	0	未进行环境准备扣2分;环境准备不全扣1分
		协助患者取舒适体位,暴露操作部位,注意保暖	3	2	1	0	未进行体位摆放扣2分;体位不舒适扣1分;暴露不充分扣1分;未保暖扣1分,最高扣3分
操作过程	49	核对医嘱,询问患者感受	2	1	0	0	未核对扣2分;内容不全面扣1分
		确定穴位,询问患者感受	4	3	2	1	动作不规范扣1分;穴位不准确扣2分;未询问患者感受扣1分
		消毒方法正确:以所取穴中心由内向外消毒,范围>5cm	4	3	2	0	消毒方法不正确扣2分;消毒范围不规范扣2分
		再次核对医嘱,排气	4	3	2	1	未核对扣2分;内容不全面扣1分;未排气扣2分;排气不规范扣1分

372

续表

项目	分值	技术操作要求	评分等级				评分说明
			A	B	C	D	
操作过程	49	注射手法正确	8	6	4	2	未绷紧皮肤扣2分;未对准穴位扣4分;注射方法不正确扣2分
		将针身推至一定深度,询问患者感受	6	4	2	0	手法不规范扣4分;未询问患者感受扣2分
		确认无回血后,缓慢注入药液	6	4	2	0	未抽回血扣4分;注入药液速度不规范扣2分
		注射过程应观察是否有晕针、弯针、折针等异常情况	4	2	0	0	未观察扣4分;观察不全面扣2分
		拔针后用无菌棉签按压针孔片刻	2	0	0	0	未按要求按压扣2分
		观察注射部位皮肤,询问患者是否有不适	2	1	0	0	未观察皮肤扣1分;未询问患者扣1分
		告知患者注射部位24小时内避免着水	2	0	0	0	未告知扣2分
		协助患者着衣,取舒适体位,整理床单位	3	2	1	1	未协助着衣扣1分;体位不舒适扣1分;未整理床单位扣1分
		洗手,再次核对	2	1	0	0	未洗手扣1分;未核对扣1分
操作后处置	6	用物按《医疗机构消毒技术规范》处理	2	1	0	0	处置方法不正确扣1分/项,最高扣2分
		洗手	2	0	0	0	未洗手扣2分
		记录	2	1	0	0	未记录扣2分;记录不完全扣1分
评价	6	无菌观念,流程合理,技术熟练,询问患者感受	6	4	2	0	一项不合格扣2分,最高扣6分
理论提问	10	穴位注射的适应证、禁忌证	5	3	0	0	回答不全面扣2分/题;未答出扣5分/题
		穴位注射的注意事项	5	3	0	0	
		得分					

主考老师签名: 考核日期: 年 月 日

第十六节　耳穴贴压技术

耳穴贴压法是采用王不留行籽、莱菔籽等丸状物贴压于耳廓上的穴位或反应点,通过其疏通经络,调整脏腑气血功能,促进机体的阴阳平衡,达到防治疾病、改善症状的一种操作方法,属于耳针技术范畴。

一、适用范围

适用于减轻各种疾病及术后所致的疼痛、失眠、焦虑、眩晕、便秘、腹泻等症状。

二、评估

1. 主要症状、既往史,是否妊娠。
2. 对疼痛的耐受程度。
3. 有无对胶布、药物等过敏情况。
4. 耳部皮肤情况。

三、告知

1. 耳穴贴压的局部感觉:热、麻、胀、痛,如有不适及时通知护士。
2. 每日自行按压 3~5 次,每次每穴 1~2min。
3. 耳穴贴压脱落后,应通知护士。

四、物品准备

治疗盘、王不留行籽或莱菔籽等丸状物、胶布、75%酒精、棉签、探棒、止血钳或镊子、弯盘、污物碗,必要时可备耳穴模型。

五、基本操作方法

1. 核对医嘱,评估患者,做好解释。
2. 备齐用物,携至床旁。
3. 协助患者取合理、舒适体位。
4. 遵照医嘱,探查耳穴敏感点,确定贴压部位。
5. 75%酒精自上而下、由内到外、从前到后消毒耳部皮肤。
6. 选用质硬而光滑的王不留行籽或莱菔籽等丸状物粘附在 0.7cm×0.7cm 大小的胶布中央,用止血钳或镊子夹住贴敷于选好耳穴的部位上,并给予适当按压(揉),使患者有热、麻、胀、痛感觉,即"得气"。

7. 观察患者局部皮肤,询问有无不适感。

8. 常用按压手法:

(1)对压法:用示指和拇指的指腹置于患者耳廓的正面和背面,相对按压,至出现热、麻、胀、痛等感觉,示指和拇指可边压边左右移动,或做圆形移动,一旦找到敏感点,则持续对压 20～30s。对内脏痉挛性疼痛、躯体疼痛有较好的镇痛作用。

(2)直压法:用指尖垂直按压耳穴,至患者产生胀痛感,持续按压 20～30s,间隔少许,重复按压,每次按压 3～5min。

(3)点压法:用指尖一压一松地按压耳穴,每次间隔 0.5。本法以患者感到胀而略沉重刺痛为宜,用力不宜过重。一般每次每穴可按压 27 下,具体可视病情而定。

9. 操作完毕,安排舒适体位,整理床单位。

六、注意事项

1. 耳廓局部有炎症、冻疮或表面皮肤有溃破者、有习惯性流产史的孕妇不宜施行。

2. 耳穴贴压每次选择一侧耳穴,双侧耳穴轮流使用。夏季易出汗,留置时间 1～3 天,冬季留置 3～7 天。

3. 观察患者耳部皮肤情况,留置期间应防止胶布脱落或污染;对普通胶布过敏者改用脱敏胶布。

4. 患者侧卧位耳部感觉不适时,可适当调整。

附1

耳穴贴压技术操作流程图

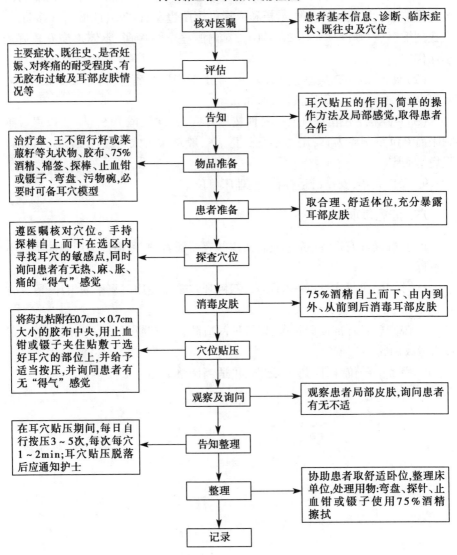

| 核对医嘱 | → | 患者基本信息、诊断、临床症状、既往史及穴位 |

主要症状、既往史、是否妊娠、对疼痛的耐受程度、有无胶布过敏及耳部皮肤情况等 ← 评估

告知 → 耳穴贴压的作用、简单的操作方法及局部感觉,取得患者合作

治疗盘、王不留行籽或莱菔籽等丸状物、胶布、75%酒精、棉签、探棒、止血钳或镊子、弯盘、污物碗,必要时可备耳穴模型 ← 物品准备

患者准备 → 取合理、舒适体位,充分暴露耳部皮肤

遵医嘱核对穴位。手持探棒自上而下在选区内寻找耳穴的敏感点,同时询问患者有无热、麻、胀、痛的"得气"感觉 ← 探查穴位

消毒皮肤 → 75%酒精自上而下、由内到外、从前到后消毒耳部皮肤

将药丸粘附在0.7cm×0.7cm大小的胶布中央,用止血钳或镊子夹住贴敷于选好耳穴的部位上,并给予适当按压,并询问患者有无"得气"感觉 ← 穴位贴压

观察及询问 → 观察患者局部皮肤,询问患者有无不适

在耳穴贴压期间,每日自行按压3～5次,每次每穴1～2min;耳穴贴压脱落后应通知护士 ← 告知整理

整理 → 协助患者取舒适卧位,整理床单位,处理用物:弯盘、探针、止血钳或镊子使用75%酒精擦拭

记录

附2

耳穴贴压技术操作考核评分标准

项目	分值	技术操作要求	评分等级 A	B	C	D	评分说明
仪表	2	仪表端庄，戴表	2	1	0	0	一项未完成扣1分
核对	2	核对医嘱	2	1	0	0	未核对扣2分；内容不全面扣1分
评估	5	临床症状、既往史、是否妊娠	3	2	1	0	一项未完成扣1分
		耳部皮肤情况，对疼痛的耐受程度	2	1	0	0	一项未完成扣1分
告知	3	解释作用、操作方法、局部感受，取得患者配合	3	2	1	0	一项未完成扣1分
用物准备	6	洗手，戴口罩	2	1	0	0	未洗手扣1分；未戴口罩扣1分
		备齐并检查用物	4	3	2	1	少备一项扣1分；未检查一项扣1分，最高扣4分
环境与患者准备	6	病室整洁，光线明亮	2	1	0	0	未进行环境准备扣2分；环境准备不全扣1分
		协助患者取舒适体位	2	1	0	0	未进行体位摆放扣2分；体位不舒适扣1分
		暴露耳部皮肤	2	0	0	0	未充分暴露耳部皮肤扣2分
操作过程	贴豆 48	核对医嘱	2	1	0	0	未核对扣2分；内容不全面扣1分
		持探棒由上而下寻找敏感点	6	4	2	0	动作生硬扣2分；穴位不准确扣2分/穴位，最高扣6分
		消毒方法：使用75%酒精自上而下、由内到外，从前到后消毒皮肤，待干	6	4	2	0	消毒液使用不规范扣2分；消毒顺序不正确扣2分；未待干扣2分
		用止血血钳或镊子夹住药贴，贴敷于选好的穴位上	10	8	6	4	贴敷穴位不准确扣2分/穴位，最高扣6分；贴敷不牢固扣2分/穴位，最高扣4分

续表

项目		分值	技术操作要求	A	B	C	D	评分说明
操作过程	贴豆	48	按压力度适宜,询问患者感受	8	6	4	2	按压力度过轻或过重扣2分/穴位,最高扣4分;未询问患者感受扣4分
			观察局部皮肤有无红肿,过敏或贴敷不牢固	6	3	0	0	未观察皮肤扣3分;贴敷不牢固扣3分
			告知相关注意事项;按压方法,疼痛难忍或药贴脱落及时通知护士	4	2	0	0	未告知扣2分/项
			协助患者取舒适体位,整理床单位	4	2	0	0	未安置体位扣2分;未整理床单位扣2分
			洗手,再次核对	2	1	0	0	未洗手扣1分;未核对扣1分
	取豆	6	用止血钳或镊子夹住胶布一角取下	2	1	0	0	未使用止血钳(镊子)扣1分;使用不当扣1分
			观察,清洁皮肤	2	1	0	0	未观察扣1分;未清洁扣1分
			洗手,再次核对	2	1	0	0	未洗手扣1分;未核对扣1分
操作后处置		6	整理用物;探针、止血钳(镊子)用75%酒精擦拭	2	1	0	0	消毒方法不正确扣1~2分
			洗手	2	0	0	0	未洗手扣2分
			记录	2	1	0	0	未记录扣2分;记录不完全扣1分
评价		6	流程合理,技术熟练,询问患者感受	6	4	2	0	一项不合格扣2分
理论提问		10	耳穴贴压的禁忌证	5	3	0	0	回答不全面扣2分/题;未答出扣5分/题
			耳穴贴压的注意事项	5	3	0	0	
得分								

主考老师签名:　　　　　　考核日期:　　年　　月　　日

第十七节 经穴推拿技术

经穴推拿技术是以按法、点法、推法、叩击法等手法作用于经络腧穴,具有减轻疼痛、调节胃肠功能、温经通络等作用的一种操作方法。

一、适用范围

适用于各种急慢性疾病所致的痛症,如头痛、肩颈痛、腰腿痛、痛经以及失眠、便秘等症状。

二、评估

1. 病室环境,保护患者隐私安全。
2. 主要症状、既往史、是否妊娠或月经期。
3. 推拿部位皮肤情况。
4. 对疼痛的耐受程度。

三、告知

1. 推拿时及推拿后局部可能出现酸痛的感觉,如有不适及时告知护士。
2. 推拿前后局部注意保暖,可喝温开水。

四、物品准备

治疗巾,必要时备纱块、介质、屏风。

五、基本操作方法

1. 核对医嘱,评估患者,做好解释,调节室温。腰腹部推拿时嘱患者排空二便。
2. 备齐用物,携至床旁。
3. 协助患者取合理、舒适体位。
4. 遵医嘱确定腧穴部位,选用适宜的推拿手法及强度。
5. 推拿时间一般宜在饭后 1~2h 进行。每个穴位施术 1~2min,以局部穴位透热为度。
6. 操作过程中询问患者的感受。若有不适,应及时调整手法或停止操作,以防发生意外。
7. 常见疾病推拿部位和穴位:
(1)头面部:取穴上印堂、太阳、头维、攒竹、上睛明、鱼腰、丝竹空、四白等。

（2）颈项部：取穴风池、风府、肩井、天柱、大椎等。

（3）胸腹部：取穴天突、膻中、中脘、下脘、气海、关元、天枢等。

（4）腰背部：取穴肺俞、肾俞、心俞、膈俞、华佗夹脊、大肠俞、命门、腰阳关等。

（5）肩部及上肢部：取穴肩髃、肩贞、手三里、天宗、曲池、极泉、小海、内关、合谷等。

（6）臀及下肢部：取穴环跳、居髎、风市、委中、昆仑、足三里、阳陵泉、梁丘、血海、膝眼等。

8. 常用的推拿手法

（1）点法：用指端或屈曲的指间关节部着力于施术部位，持续地进行点压，称为点法。此法包括有拇指端点法、屈拇指点法和屈示指点法等，临床以拇指端点法常用。

拇指端点法：手握空拳，拇指伸直并紧靠于示指中节，以拇指端着力于施术部位或穴位上。前臂与拇指主动发力、进行持续点压。亦可采用拇指按法的手法形态、用拇指端进行持续点压。

屈拇指点法：屈拇指，以拇指指间关节桡侧着力于施术部位或穴位，拇指端抵于示指中节桡侧缘以助力。前臂与拇指主动施力，进行持续点压。

屈示指点法：屈示指，其他手指相握，以示指第一指间关节突起部着力于施术部位或穴位上，拇指末节尺侧缘紧压示指指甲部以助力。前臂与示指主动施力，进行持续点压。

（2）揉法：以一定力按压在施术部位，带动皮下组织做环形运动的手法。

拇指揉法：以拇指罗纹面着力按压在施术部位，带动皮下组织做环形运动的手法。以拇指罗纹面置于施术部位上，余四指置于其相对或合适的位置以助力，腕关节微屈或伸直，拇指主动做环形运动，带动皮肤和皮下组织，每分钟操作 120~160 次。

中指揉法：以中指罗纹面着力按压在施术部位，带动皮下组织做环形运动的手法。中指指间关节伸直，掌指关节微屈，以中指罗纹面着力于施术部位上，前臂做主动运动，通过腕关节使中指罗纹面在施术部位上做轻柔灵活的小幅度的环形运动，带动皮肤和皮下组织，每分钟操作 120~160 次。为加强揉动的力量，可以示指罗纹面搭于中指远侧指间关节背侧进行操作，也可用环指罗纹面搭于中指远侧指尖关节背侧进行操作。

掌根揉法：以手掌掌面掌根部位着力按压在施术部位，带动皮下组织做环形运动的手法。肘关节微屈，腕关节放松并略背伸，手指自然弯曲，以掌根部附着于施术部位上，前臂做主动运动，带动腕掌做小幅度的环形运动，使掌根部在施术部位上环形运动，带动皮肤和皮下组织，每分钟操作 120~160 次。

在临床治疗的实际运用中,上述这些基本操作方法可以单独或复合运用,也可以选用属于经穴推拿技术的其他手法,比如按法、点法、弹拨法、叩击法、拿法、掐法等,视具体情况而定。

(3)叩击法:用手特定部位,或用特制的器械,在治疗部位反复拍打叩击的一类手法,称为叩击类手法。各种叩击法操作时,用力应果断、快速,击打后将术手立即抬起,叩击的时间要短暂。击打时,手腕既要保持一定的姿势,又要放松,以一种有控制的弹性力进行叩击,使手法既有一定的力度,又感觉缓和舒适,切忌用暴力打击,以免造成不必要的损伤。

9. 操作结束协助患者着衣,安置舒适卧位,整理床单位。

六、注意事项

1. 肿瘤或感染患者、女性经期腰腹部慎用,妊娠期腰腹部禁用经穴推拿技术。

2. 操作前应修剪指甲,以防损伤患者皮肤。

3. 操作时用力要适度。

4. 操作过程中,注意保暖,保护患者隐私。

5. 使用叩击法时,有严重心血管疾病禁用、心脏搭桥患者慎用。

附:经穴推拿技术操作流程图

附1

经穴推拿技术操作流程图

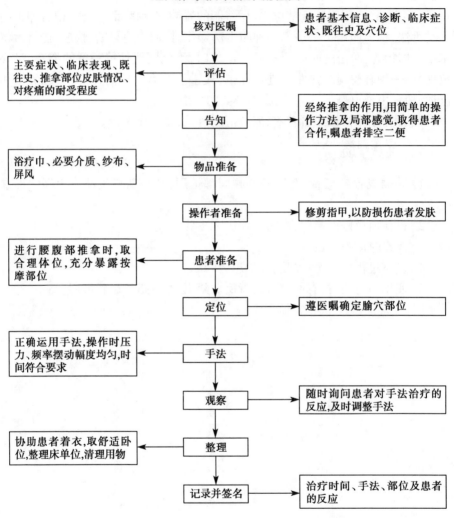

核对医嘱 → 患者基本信息、诊断、临床症状、既往史及穴位

主要症状、临床表现、既往史、推拿部位皮肤情况、对疼痛的耐受程度 ← 评估

告知 → 经络推拿的作用,用简单的操作方法及局部感觉,取得患者合作,嘱患者排空二便

浴疗巾、必要介质、纱布、屏风 ← 物品准备

操作者准备 → 修剪指甲,以防损伤患者发肤

进行腰腹部推拿时,取合理体位,充分暴露按摩部位 ← 患者准备

定位 → 遵医嘱确定腧穴部位

正确运用手法,操作时压力、频率摆动幅度均匀,时间符合要求 ← 手法

观察 → 随时询问患者对手法治疗的反应,及时调整手法

协助患者着衣,取舒适卧位,整理床单位,清理用物 ← 整理

记录并签名 → 治疗时间、手法、部位及患者的反应

附 2

经穴推拿技术操作考核评分标准

项目	分值	技术操作要求	评分等级 A	B	C	D	评分说明
仪表	2	仪表端庄、戴表	2	1	0	0	一项未完成扣 1 分
核对	2	核对医嘱	2	1	0	0	未核对扣 2 分;内容不全面扣 1 分
评估	6	临床症状、既往史、是否妊娠、是否月经期	4	3	2	1	一项未完成扣 1 分
		推拿部位皮肤情况,对疼痛的耐受程度	2	1	0	0	一项未完成扣 1 分
告知	8	解释操作用、简单的操作方法、局部感受,取得患者配合	4	3	2	1	一项未完成扣 1 分
		推拿时及推拿后局部可能出现酸痛的感觉,如有不适及时告知护士	2	1	0	0	一项未完成扣 1 分
		推拿前后局部注意保暖,可喝温开水	2	1	0	0	一项未完成扣 1 分
用物准备	4	洗手、戴口罩	2	1	0	0	未洗手扣 1 分;未戴口罩扣 1 分
		备齐并检查用物,必要时备屏风	2	1	0	0	少备一项扣 1 分;未检查一项扣 1 分,最高扣 2 分
环境与患者准备	6	病室整洁,光线明亮	2	1	0	0	未进行环境准备扣 2 分;环境准备不全扣 1 分
		操作者:修剪指甲,避免损伤患者皮肤	2	0	0	0	未剪指甲扣 2 分
		患者:取舒适体位,充分暴露按摩部位,注意保护隐私	2	1	0	0	体位不舒适扣 1 分;暴露不充分扣 1 分;未保护隐私扣 1 分,最高扣 2 分
操作过程	50	核对医嘱	2	1	0	0	未核对扣 2 分;内容不全面扣 1 分
		遵医嘱确定经络走向与腧穴部位	10	8	6	4	动作生硬扣 4 分;经络与穴位不准确扣 2 分/穴位,最高扣 10 分

续表

项目	分值	技术操作要求	评分等级				评分说明
			A	B	C	D	
操作过程	50	正确选择点、揉、按等手法	10	5	0	0	手法/每种不正确扣 5 分，最高扣 10 分
		力量及摆动幅度均匀	10	5	0	0	力量不均匀扣 5 分；摆动幅度不均匀扣 5 分
		摆动频率均匀，时间符合要求	10	5	0	0	频率不符合要求扣 5 分；时间不符合要求扣 5 分
		操作中询问患者对手法治疗的感受，及时调整手法及力度	6	4	2	0	未询问患者感受扣 2 分；未根据患者反应调整手法及力度扣 2 分/穴位，最高扣 6 分
		洗手，再次核对	2	1	0	0	未洗手扣 1 分；未核对扣 1 分
操作后处置	6	用物按《医疗机构消毒技术规范》处理	2	1	0	0	处置方法不正确扣 1 分/项，最高扣 2 分
		洗手	2	0	0	0	未洗手扣 2 分
		记录	2	1	0	0	未记录扣 2 分；记录不完全扣 1 分
评价	6	流程合理、技术熟练，局部皮肤无损伤，询问患者感受	6	4	2	0	一项不合格扣 2 分，最高扣 6 分
理论提问	10	经穴推拿的常用推拿手法	5	3	0	0	回答不全面扣 2 分/题；未答出扣 5 分/题
		经穴推拿的注意事项	5	3	0	0	
得分							

主考老师签名：　　　　　　　　　　　　　　　考核日期：　　年　　月　　日

第十八节 中药灌肠技术

中药灌肠技术是将中药药液从肛门灌入直肠或结肠,使药液保留在肠道内,通过肠黏膜的吸收达到清热解毒、软坚散结、泄浊排毒、活血化瘀等作用的一种操作方法。中药结肠滴注参照此项操作技术。

一、适用范围

适用于慢性肾衰竭、慢性疾病所致的腹痛、腹泻、便秘、发热、带下等症状。

二、评估

1. 病室环境、温度适宜。
2. 主要症状、既往史、排便情况、有无大便失禁、是否妊娠。
3. 肛周皮肤情况。
4. 有无药物过敏史。
5. 心理状况、合作程度。

三、告知

1. 操作前排空二便。
2. 局部感觉:胀、满、轻微疼痛。
3. 如有便意或不适,应及时告知护士。
4. 灌肠后体位视病情而定。
5. 灌肠液保留1小时以上为宜,保留时间长,利于药物吸收。

四、物品准备

治疗盘、弯盘、煎煮好的药液、一次性灌肠袋、水温计、纱布、一次性手套、垫枕、中单、石蜡油、棉签等,必要时备便盆、屏风。

五、基本操作方法

1. 核对医嘱,评估患者,做好解释,调节室温。嘱患者排空二便。
2. 备齐用物,携至床旁。
3. 关闭门窗,用隔帘或屏风遮挡。
4. 协助患者取左侧卧位(必要时根据病情选择右侧卧位),充分暴露肛门,垫中单于臀下,置垫枕以抬高臀部10cm。
5. 测量药液温度(39~41℃),液面距离肛门不超过30cm,用石蜡油润滑肛管前端,排液,暴露肛门,插肛管时,可嘱患者张口呼吸以使肛门松弛,便于肛管顺利插入。插入 10～15cm 缓慢滴入药液(滴入的速度视病情而定),滴注时间 15～20min。滴入过程中随时观察询问患者耐受情况,如有不适或便意,及时调节滴入速度,必要时终止滴入。中药灌肠药量不宜超过 200ml。

6. 药液滴完,夹紧并拔除肛管,协助患者擦干肛周皮肤,用纱布轻揉肛门处,协助取舒适卧位,抬高臀部。

六、注意事项

1. 肛门、直肠、结肠术后,大便失禁,孕妇急腹症和下消化道出血的患者禁用。

2. 慢性痢疾,病变多在直肠和乙状结肠,宜采取左侧卧位,插入深度 15～20cm 为宜;溃疡性结肠炎病变多在乙状结肠或降结肠,插入深度 18～25cm;阿米巴痢疾病变多在回盲部,应取右侧卧位。

3. 当患者出现脉搏细速、面色苍白、出冷汗、剧烈腹痛、心慌等,应立即停止灌肠并报告医生。

4. 灌肠液温度应在床旁使用水温计测量。

附:中药灌肠技术操作流程图

附1

中药灌肠技术操作流程图

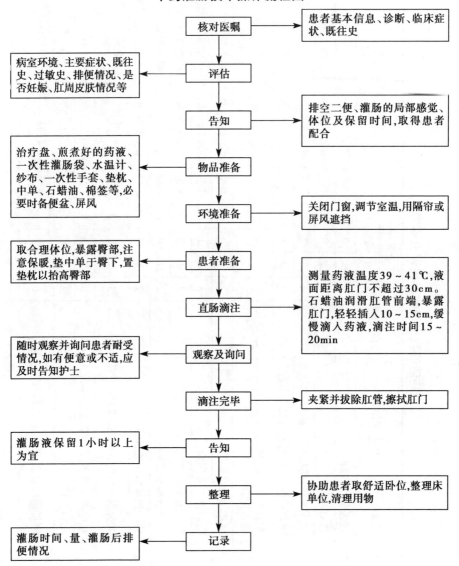

核对医嘱 → 患者基本信息、诊断、临床症状、既往史

病室环境、主要症状、既往史、过敏史、排便情况、是否妊娠、肛周皮肤情况等 ← 评估

告知 → 排空二便、灌肠的局部感觉、体位及保留时间,取得患者配合

治疗盘、煎煮好的药液、一次性灌肠袋、水温计、纱布、一次性手套、垫枕、中单、石蜡油、棉签等,必要时备便盆、屏风 ← 物品准备

环境准备 → 关闭门窗,调节室温,用隔帘或屏风遮挡

取合理体位,暴露臀部,注意保暖,垫中单于臀下,置垫枕以抬高臀部 ← 患者准备

直肠滴注 → 测量药液温度39~41℃,液面距离肛门不超过30cm。石蜡油润滑肛管前端,暴露肛门,轻轻插入10~15cm,缓慢滴入药液,滴注时间15~20min

随时观察并询问患者耐受情况,如有便意或不适,应及时告知护士 ← 观察及询问

滴注完毕 → 夹紧并拔除肛管,擦拭肛门

灌肠液保留1小时以上为宜 ← 告知

整理 → 协助患者取舒适卧位,整理床单位,清理用物

灌肠时间、量、灌肠后排便情况 ← 记录

附2

中药灌肠技术操作考核评分标准

项目	分值	技术操作要求	评分等级				评分说明
			A	B	C	D	
仪表	2	仪表端庄,戴表	2	1	0	0	一项未完成扣1分
核对	2	核对医嘱	2	1	0	0	未核对扣2分;内容不全面扣1分
评估	7	临床症状、既往史、过敏史、是否妊娠	4	3	2	1	一项未完成扣1分
		肛周皮肤情况、排便情况及患者合作程度	3	2	1	0	一项未完成扣1分
告知	4	解释作用、简单的操作方法、局部感受、取得患者配合	4	3	2	1	一项未完成扣1分
用物准备	5	洗手、戴口罩	2	1	0	0	未洗手扣1分;未戴口罩扣1分
		备齐并检查用物	3	2	1	0	少备一项扣1分;未检查一项扣1分,最高扣3分
环境与患者准备	12	病室整洁、光线明亮	2	1	0	0	未进行环境准备扣2分;环境准备不全扣1分
		嘱患者排空二便	2	1	0	0	未嘱咐扣2分;内容不全面扣1分
		协助患者取左侧卧位	2	1	0	0	未进行体位摆放扣2分;体位不舒适扣1分
		充分暴露肛门,注意保暖及保护隐私	3	2	1	0	未充分暴露部位扣1分;未保暖扣1分;未保护隐私扣1分
		垫中单于臀下,垫枕以抬高臀部10cm	3	2	1	0	未垫中单扣1分;未垫枕扣2分
操作过程	46	核对医嘱	2	1	0	0	未核对扣2分;内容不全面扣1分
		测量药液温度:39~41℃,药量不超过200ml	6	4	2	0	药液温度过高或过低扣4分;药量过多或过少扣2分

续表

项目	分值	技术操作要求	评分等级				评分说明
			A	B	C	D	
操作过程	46	液面距肛门不超过30cm，用石蜡油润滑肛管前端，排液	6	4	2	0	液面距肛门过高或过低扣2分；石蜡油未润滑至肛管前端扣2分；排液过多或空气未排净扣2分
		插肛管时，嘱患者深呼吸，使肛门松弛，插入10~15cm，缓慢滴入药液，滴注时间15~20min	8	6	4	2	未与患者沟通直接插入扣2分；未嘱患者深呼吸插入2分；插入深度<10cm扣2分；滴注时间过快扣2分
		询问患者耐受情况，及时调节滴速，必要时终止	6	3	0	0	未询问患者耐受情况扣3分；未及时调节滴速扣3分
		药液滴完，夹紧并拔除肛管，擦干肛周皮肤，用纱布轻揉肛门	6	4	2	0	拔除肛管污染床单位扣2分；未擦干肛周皮肤扣2分；未用纱布轻揉肛门处扣2分
		协助患者取舒适体位，抬高臀部	4	2	0	0	未按病情取卧位扣2分；未抬高臀部扣2分
		告知相关注意事项：保留时间，如有不适或便意及时通知护士	4	2	0	0	未告知扣2分/项
		整理床单位，洗手，再次核对	4	3	2	1	未整理床单位扣2分；未洗手扣1分；未核对扣1分
操作后处置	6	用物按《医疗机构消毒技术规范》处理	2	1	0	0	处置方法不正确扣1分/项，最高扣2分
		洗手	2	0	0	0	未洗手扣2分
		记录	2	1	0	0	未记录扣2分；记录不全扣1分
评价	6	流程合理，技术熟练，询问患者感受	6	4	2	0	一项不合格扣2分
理论提问	10	中药灌肠的禁忌证	5	3	0	0	回答不全面扣2分/题；未答出扣5分/题
		灌肠的重要注意事项	5	3	0	0	
得分							

主考老师签名：　　　　　　　　　考核日期：　　　年　　月　　日

389

第十二章　护理文书

护理文书是医疗文书的重要组成部分,是护士对患者进行病情观察和实施护理措施的原始记载,为医生的诊疗提供重要的参考依据。护理文书具有法律效力,应严肃对待,妥善保管。

第一节　中医护理文书书写基本要求

1. 护理文书书写应当客观、真实、准确、及时、完整、规范,体现病情的动态连续性。

2. 护理文书的文字应简明扼要,使用医学术语,通用的外文缩写以及无正式中文译名的症状、体征、疾病名称等可使用外文。度、量、衡单位一律采用中华人民共和国法定计量单位。

3. 因抢救急危重症,未能及时记录的,当班护士应在抢救结束后 6 小时内据实补记,并注明抢救完成时间和补记时间。

4. 护理文书书写应使用蓝黑墨水、碳素墨水;书写工整,字迹清晰,表述准确,语句通顺,标点正确;计算机打印的病历应该符合病历保存的要求。

5. 书写过程中如需要修改时,应当用同色笔双线横行划在需修改的原记录上,保证原记录清晰可辨,并注明修改时间,修改人签名;不得采用涂、刮等方法掩盖或去除原来的字迹。

6. 各项栏目应逐项填写完整,并由相应注册护士签全名。签名要清晰、可辨,盖章无效。未注册护士、实习护士、试用期护士书写的护理文书,应当经过本医疗机构注册的护理人员审阅、修改并签名。签名格式为:注册护士/未注册护士。进修护士应当由接受的医疗机构根据其胜任本专业的实际情况认定后书写护理文书。

7. 上级护士有审查修改下级护士护理文书书写质量的责任。

8. 护理文件除体温单中患者的入院、出院、分娩、死亡时间用中文书写以外(纵向书写,如八时三十分),其余一律使用阿拉伯数字书写日期和时间,采用 24 小时制记录,如 08:10、10:00。时间记录准确到分钟。

9. 护理文书中各种时间及书写内容,应保持护理文书与其他医疗文书一致。

10. 对需取得患者书面同意方可进行的护理活动应当由患者本人签署知情同意书。患者不具备完全民事行为能力时,应当由其法定代理人签字;患者因病无法签字时,应由其授权人员签字。

11. 中医护理文书书写中病情描述、护理评估应体现中医四诊和中医术语,护理措施体现辨证施护。

12. 严禁篡改、伪造、隐匿、抢夺、窃取和毁坏病历。

13. 电子病历书写要求

(1)有条件的医疗机构电子病历系统可以使用电子签名进行身份认证,可靠的电子签名与手写签名或签章具有同等的法律效力。"可靠的电子签名"是指符合《电子签名法》第十三条有关条件的电子签名。

(2)医务人员采用身份识别登录电子病历系统完成书写、审阅、修改等操作并予以确认后,系统应当显示医务人员姓名及完成时间。

(3)电子病历系统应对医护人员进入系统进行身份识别管理。与医院签订正式劳动合同的医护人员经科室提出申请、医院信息管理部门批准后为其设定唯一的登录号,作为进入本科室电子病历系统的身份识别手段。医护人员设置个人的登录密码,进入电子病历系统操作后及时保存数据,保存后及时退出系统,以保证个人登录号的安全。

(4)电子病历系统应当设置医务人员书写、审阅、修改的权限。护士审阅、修改、确认电子病历内容时,电子病历系统应当进行身份识别、保存历次操作痕迹、标记准确的操作时间和操作人信息。

(5)电子病历系统应当满足国家信息安全等级保护制度与标准。严禁篡改、伪造、隐匿、抢夺、窃取和毁坏电子病历。

第二节 中医护理文书书写规范

中医护理文书包括体温单、医嘱单、医嘱执行单、护理记录单、入院(转入)评估单、出院(转出)指导、手术护理记录单、手术清点记录单等。护理文书是否存入病历保存,应根据病历管理规范和卫生行政主管部门的相关要求而定。

一、中医护理文书书写规范依据

根据国家卫计委关于印发《医疗机构病历管理规定(2013 年版)》的通知(国卫医发〔2013〕31 号)、国家中医药管理局关于印发《中医电子病历基本规范》的通知(国中医药发〔2010〕18号)、《四川省医院护理管理质量评价标准(2014年版)》《四川省护理文件书写规范(2017年版试行)》《三级中医医院等级评审标准(2017版)》等文件精神要求,修订中医护理文书写规范。

二、书写规范

(一)体温单

体温单主要用于记录患者的生命体征及有关情况,体温单按项目分为眉栏、一般项目栏、生命体征绘制栏、特殊项目栏。

1. 眉栏　包括患者姓名、年龄、性别、科别、床号、入院日期、住院病历号(或病案号)。

2. 一般项目栏　包括日期、住院天数、手术后天数。

(1)日期:住院日期填写,入院第1日及跨年第1日需填写年-月-日(如:2018-01-01)。次页体温单的第1日及跨月的第1日需填写月-日(如01-07),其余只填写日期(如:14)。

(2)住院天数:自入院当日开始计数,使用阿拉伯数字。院内转科续他科住院天数填写,直至出院。

(3)手术后天数:自手术次日开始计数,连续书写14天(1……14);若在14天内进行第二次手术,则在第二次手术次日写1/2,表示第二次手术后第1天,第二次术后第2天直至第14天,用2/2……14/2来表示,分子为第二次术后天数,分母表示第二次手术,以此类推。

(4)产后天数:自分娩次日开始计数,连续书写14天。

3. 描记栏　包括体温、脉搏、呼吸、疼痛评分记录区。

(1)体温

40~42℃的记录:用红色笔在40~42℃纵向填写患者入院、转入、手术、分娩、出院、死亡等。除手术不写具体时间外,其余均要书写时间,转科由转入科室填写转入时间。如:"入院于十三时二十分""转入于八时零五分"。

测量体温、脉搏、呼吸的频率:一般患者常规每日测量2次;新入院患者、发热患者(体温<39℃)、危重患者、手术后患者每日测量4次,连续3天;高热患者(体温39℃及以上)或体温不升患者每日测量6次,体温正常后连续测量3天。手术患者术前日晚6时和术日晨6时需测量体温。

测量及绘制体温的时间:2-6-10-14-18-22。

体温符号:口温以蓝"●"表示,腋温以蓝"×"表示,肛温以蓝"○"表示。

每小格为0.2℃,按实际测量度数,用蓝色笔绘制于体温单35~42℃,相邻温度用蓝线相连。

体温低于35℃时,为体温不升,应在体温35℃线下纵向填写"不升"二字,与前后体温不连线。

物理降温或药物降温30min后测量的体温以红圈"○"表示,画在物理降温前温度的同一纵格内,以红虚线与降温前温度相连,下次体温应与降温前的体温相连;若降温后体温不降反而上升,则将"○"画在两纵格之间的线上,下一次体温与上升体温相连;若降温后体温无改变,则在原体温符号外画一"○";患者高热行物理降温,应将体温及病情变化记录于护理记录单上。

体温上升或下降幅度较大者,应重复测试。无误者在原温度符号上方以蓝色"V"表示核实。

人工冬眠(冬眠降温、亚低温治疗)的体温绘制,在35℃线处用蓝"●"表示,并在蓝点处画一向下蓝色箭头表示,箭头长度不超过2小格,蓝"●"与相邻的温度相连,在体温单相应日期的空格内填写"人工冬眠"。

测量体温时,若患者不在病房,应回病房后补测,并在补测体温时间栏内描记;如不能补测,则在体温单呼吸栏注明"外出";如患者拒测体温,则在体温单呼吸栏注明"拒测";外出、拒测患者的体温、脉搏前后不连线。

(2)脉搏、心率

脉搏符号:以红色"●"表示,相邻的脉搏以红直线相连。

脉搏与体温重叠时,先画体温符号,再用红色笔在体温符号外画"○"。

脉搏短绌时,心率以红色"○"表示,相邻的心率用红线相连,在脉搏与心率两曲线之间用红笔斜行画线填满。

使用心脏起博器的患者,心率应以红色"H"表示,相邻两次心率用红线相连。

(3)呼吸

用红色笔以阿拉伯数字表述每分钟呼吸次数。

如每日记录呼吸2次以上,应当在相应的栏目内上下交错记录,第1次呼吸应当记录在上方。

使用呼吸机患者的呼吸以红色"R"表示,呼吸次数在护理记录单上体现。

(4)疼痛评分:一般情况下,采用疼痛模拟数字评分法(VAS)进行疼痛评分;分值0~10分,在体温单体温33℃栏以下用红色"○"表示,相邻的"○"用红线相连。重度疼痛处理后复评疼痛分值用红色"○"标记在处理前同一纵格内,用红虚线相连。评估时机为患者疼痛时、处理后,疼痛处理措施在护理记录单上记录。

4. 特殊项目栏 包括血压、入量、出量、大便、体重、身高等需要观察和记录的内容;均使用阿拉伯数字表述,不书写计量单位。

（1）大便

记录频次：将前 1 日 24 小时大便次数记录在前 1 日日期对应大便栏内，每隔 24 小时填写一次。

大便次数的表示：患者无大便，以"0"表示；灌肠后大便以"E"表示，分子记录大便次数，例：1/E 表示灌肠后大便 1 次；0/E 表示灌肠后无排便；1 1/E 表示自行排便 1 次灌肠后又排便 1 次；"※"表示大便失禁，"☆"表示人工肛门。

（2）入量

记录频次：将前一日 24 小时总入量记录在前一日对应入量栏内，每 24 小时填写 1 次，不足 24 小时，应注明入院后多少小时。

入量包括经口进食、鼻饲、饮水、药物、液体等。

单位：毫升（ml）。

（3）出量

记录频次：将前一日 24 小时总出量记录在前一日日期对应出量栏内，每 24 小时填写 1 次，不足 24 小时，应注明入院后多少小时。

出量包括尿量、呕吐量、大便、出汗、各种引流液量等。

单位：毫升（ml）。

（4）血压

记录频次：新入院患者当日应测量并记录血压，以后根据患者病情及医嘱测量并记录；医嘱 qd、q12h 测量血压者，记录在体温单日期对应的血压栏内；每日两次以上测量血压者，记录在护理记录单上；患者住院期间，常规每周测量一次血压，记录在体温单首日对应的血压栏内；如为下肢血压应当标注。

记录方式：收缩压/舒张压（如 130/80）。

单位：毫米汞柱（mmHg）。

（5）体重

记录频次：新入院患者测量体重并记录，住院期间根据患者病情及医嘱测量并记录，一般为每周 1 次。

入院时或住院期间因病情不允许或特殊原因不能测量者，在体重栏内用"平车""轮椅"或"卧床"表示。

单位：公斤（kg）。

（6）身高

记录频次：新入院当日应测量身高或询问患者的身高。

单位：厘米（cm）。

（7）空格栏：体温单空格栏可根据需要增加观察内容和项目，如药物过敏、引流量等。

（二）医嘱单

医嘱是医生在医疗活动中根据患者病情需要，依据诊疗常规下达的医学指令，包括长期医嘱单和临时医嘱单。

1. 医嘱书写要求

（1）长期医嘱：有效时间在24小时以上，医嘱内容及起始、停止时间应由医生书写。

（2）长期备用医嘱（prn 医嘱）：长期备用医嘱有效时间在24小时以上，医师注明停止时间后失效。长期备用医嘱每次执行时应由医生下临时医嘱，护士每次执行后应在临时医嘱单上记录执行日期并签名。

（3）临时医嘱：有效期在24小时内，应在短时间内执行，对限定执行时间的临时医嘱，应在限定时间内执行，st 的医嘱，应立刻执行；执行后在临时医嘱单执行者栏签名注明执行时间，谁执行谁签名。

（4）临时备用医嘱（SOS 医嘱）：仅在12小时内有效，执行后在临时医嘱单执行者栏签名注明执行时间，谁执行谁签名。

（5）医嘱内容应当准确、清楚，每项医嘱应当只包含一个内容，并注明下达时间，时间具体到分钟，执行时间也要具体到分钟。

（6）一般情况下，医师不得下达口头医嘱；因抢救急危患者需要下达口头医嘱时，护士应当复诵一遍，得到确认后方可执行；抢救结束后，医师应当即刻据实补记医嘱，护士应当据实补记执行时间并签名。

（7）药物过敏皮试结果，记录在临时医嘱单上，阳性用红笔画（+），阴性用蓝（黑）笔画（-）表示。

（8）医嘱内容不得涂改，需要取消时，应由医生下达取消医嘱。

（9）纸质版长期医嘱也可由医生直接下在医嘱执行单上或由办公室护士或当班护士及时分别转抄于长期医嘱执行单上（输液、注射、口服等），每项医嘱护士执行后均应及时注明执行日期、时间并签名。

（10）手术、分娩、转科时，应标明"术后医嘱""分娩医嘱""转科医嘱"。

（11）医生下达计算机医嘱后，应及时提交，计算机医嘱由办公护士打印执行单，责任护士或当班护士及时执行，执行后的医嘱医生不得取消或更改。

2. 医嘱处理要求

（1）处理医嘱前首先查对医嘱内容，对有疑问的医嘱，护士应与开具医嘱的医师沟通，确认无误后方可执行。

（2）手写医嘱由医师下达医嘱后，应及时将患者病历交予办公护士处理。

（3）医嘱生成后，分别打印各类长期医嘱执行单，手写医嘱应由办公护士抄写医嘱执行单，执行单由办公护士与执行护士共同核对并双人签字。

（4）护士按医嘱要求准确执行，在医嘱执行单上注明执行时间并签名。

(5)对易发生过敏反应的药物,在未做皮试之前不予执行。

(6)停止医嘱时,医师在长期医嘱单上注明停止日期及时间,护士及时注销与其相关的各类医嘱执行单,并签名。

3. 医嘱执行单

医嘱执行单是护士执行医嘱时的客观、真实的原始记录。

(1)医嘱执行单要求签全名,字迹清晰可辨、无涂改、无污染。

(2)医嘱执行单执行时间应准确到分钟,不可提前或延后签名或执行时间。

(3)医嘱执行单停止后按照各级医院及上级主管部门的要求归入病历保存。

(4)使用床旁 PDA 扫描者,按国家卫计委《电子病历应用管理规范(试行)》(国卫办医发〔2017〕8 号)相关要求执行。

(三) 护理记录

护理记录是护士根据医嘱和病情对患者住院期间病情变化及各项护理活动的客观资料,记录原则为病情变化随时记录。

1. **总体要求**

(1)适用范围 护理记录适用于所有住院患者,特别是病危(病重)、病情不稳定需要监护及观察的患者。

(2)护理记录在书写时应填写科别、床号、姓名、性别、年龄、住院号。日期每天只填写 1 次,由首班填写。如记录时间跨月,则在相应栏填写新日期,首次及跨年应填写年月日。

(3)入院时间和记录时间不能是同一时间,记录时间应晚于入院时间。入院(转入)护理评估单应在当班内完成。

(4)护理记录应根据医嘱、护理常规和专科特点记录患者客观的病情变化、实施的护理措施和效果,中医护理记录体现中医病情观察及描述特点,护理措施体现辨证施护。

(5)患者出现病情变化时,护士除了及时观察处理外,须立即报告医生,并做好记录。

(6)对新入院(转入)患者进行全面评估,若有护理阳性体征、压疮、跌倒/坠床、误吸、管道滑脱、深静脉血栓等高危风险,应落实防范措施并做好记录,并做好风险告知。

(7)患者有特殊检查、特殊治疗、特殊用药、输血等应及时记录;病情发生变化随时记录。

(8)护士根据患者因病情需要采取的护理措施,如患者或家属拒绝,经医护人员解释劝说无效者,护士应在护理记录单上记录,做好交班,并上报护士长。

（9）护理记录内容应与其他资料有机结合，相互统一，避免重复和矛盾。

2. 书写要求

（1）眉栏部分：眉栏项目包括科别、姓名、年龄、性别、床号、住院病历号、入院日期、诊断（中医、西医）。

（2）填写内容

入量：单位为毫升（ml），入量项目包括：静脉输注的药物、口服食物和饮料以及经鼻胃管、肠管输注的营养液等。入量的途径包括口服、鼻饲、ivgtt、iv、im、ih、泵入等。

出量：单位为毫升（ml），出量项目包括：尿、便、呕吐物、引流物等，需要时，写明颜色、性状。

意识：根据患者实际意识状态选择，填写备注中意识状态的序号。

生命体征：体温：单位为℃，脉搏：单位为次/min，呼吸：单位为次/min，血压：单位为毫米汞柱（mmHg）。直接在相应栏内填入测得数值，不需要填写数据单位。

血氧饱和度（SPO_2）：单位为%，根据实际填写数值，不需要填写数据单位。

病情观察及措施：如实记录患者客观的病情变化，采取的护理措施和护理效果，体现辨证施护。

签名：护理记录单满页打印，相关护士手写签名清晰可辨。经电子签名认证，方可使用电子签名。

备注：未列出的观察项目内容记录在病情观察及措施栏内，如患者的皮肤情况、管道情况、病情变化等。意识状态：清醒、嗜睡、意识模糊、昏睡、浅昏迷、深昏迷。

页码：页码不能重复，转科患者护理记录应续写，需要更换专科护理记录单者需要在前一页记录后说明。

3. 特殊护理记录要求

（1）病重（病危）患者及需要严密观察病情的患者日间至少2小时记录1次生命体征和病情变化，夜间至少4小时记录1次，病情有变化随时记录。病情稳定后至少每班记录1次生命体征和病情变化。安置心电监护的患者遵医嘱监测生命体征及心电示波变化，至少每小时记录一次。危重患者护理记录白班在每日19:00总结12小时（日间）出入量，夜班在7:00前总结24小时出入量，不足12小时或24小时按实际时间记录。总结的出入量用红笔在文字下划双线标识。总结前应先分类后总量，加入液体在总结时未输完者，总结实际输入量，余量在病情观察记录中说明，下一次总结时应加上上次总结时的余量。

（2）急诊入院的患者当天每班要有记录，至少连续记录两天。

（3）特殊专科记录单：根据患者病情、专科特点制定专科护理记录单，如：ICU、CCU、神经外科等。

（4）仅要求记录尿量、血压、饮食、引流量等专项的患者，记录在护理记录单上，可不记录其他内容。

（5）手术后患者根据术后情况随时记录。

手术前一日记录术前准备、术前指导。

术晨记录生命体征、术晨准备、送入手术室的时间。

术后当天重点记录手术时间、手术名称、麻醉方式、返回病房的时间及情况、麻醉清醒状态、生命体征、伤口情况、引流情况、疼痛评分及镇痛情况，术后医嘱执行情况、给予护理措施（如体位、饮食、健康教育）、注意事项等。

生命体征记录：术后安置有心电监护的患者，根据患者病情及医嘱至少每小时记录一次生命体征，直至停心电监护；没有安置心电监护的患者，测量生命体征6～8次，每小时一次，直到生命体征平稳为止；局麻手术患者术后至少测量一次生命体征，如有异常根据病情及医嘱观察并记录。

术后记录，体现病情观察、护理措施的落实和并发症的预防。病情变化随时记录。有引流管者应每日观察记录引流情况。

（四）其他护理相关记录

1. 入院（转入）护理评估单　入院（转入）护理评估单适用于所有新入院和转科的患者。有选项的项目在选项上打"√"，需要补充和填写的内容填在"＿＿＿＿＿"内。

（1）眉栏包括患者科别、姓名、床号、性别、年龄、住院号、入院、转入日期、时间、入院诊断（中、西医）、辨证等项目。诊断应包含患者入院时的所有诊断。

（2）护理评估

一般评估：包括舌象、脉象、入院方式、主诉、既往史、生命体征、神志、过敏史（用红笔填写）、皮肤（有压力性损伤者需要另填评估报告表）、生活习惯、睡眠、大便、小便、心理状态、生活自理能力等。

专科评估：入院时患者的主客观症状。

（3）入院宣教

常规指导：包括住院环境、住院制度、饮食、起居、用药、情志、功能锻炼等项目。

辨证施护：针对入院时专科疾病的辨证分型及患者的相关疾病，给予辨证施护措施。

（4）护士签名：谁评估谁签名。

2. 出院（转出）指导　出院（转出）指导适用于所有出院及转出患者。表单中有选项的项目在选项上打"√"，需要补充和填写的内容填在"_____"内。

（1）栏目包括：出院日期、时间、出院诊断（中、西医）等项目。

（2）出院指导

常规指导：包括饮食、起居、用药、情志、功能锻炼、随访等项目。

护士签名：谁指导谁签名。

3. 手术护理记录单 手术护理记录单是指巡回护士对手术患者入手术室后，对患者进行术前评估、术中护理措施的落实、术后去向的记录，由巡回护士签名。内容包括：

（1）术前评估：内容包括意识状态、语言表达、心理状态、药物过敏史、皮肤情况、压力性损伤风险评估等内容。

（2）术中护理

手术开始时间，生命体征记录。

术中观察及护理：内容包括术中低体温预防措施，术中体位管理、压疮性损伤预防、静脉通道建立情况、止血带使用情况、电刀使用情况、体外循环记录、抢救记录、导管及引流情况、皮肤管理、标本管理、术中输液、术中输血等。

手术结束时间，生命体征记录。

（3）术后去向

4. 手术清点记录单

手术清点记录是器械护士和巡回护士共同对患者手术所用的器械、敷料的种类和数量据实记录，应当在手术前、手术中、手术后及时完成。由手术器械护士和巡回护士双签名。

（1）内容包括患者科别、姓名、性别、年龄、住院病历号（或病案号）、手术日期、手术名称、手术间、术中所用器械及敷料的种类和数量。

（2）清点器械敷料时段：手术开始前、术中追加、关闭空腔脏器前、关闭体腔前、关闭体腔后、缝皮后。

（3）手术过程中需交接班时，器械护士、巡回护士要共同交接手术进展及该台手术所用器械、敷料情况，器械护士、巡回护士双签名。

（4）器械护士和巡回护士共同清点台上、台下的器械、敷料，确认数量核对无误后告知医师；如发现器械、敷料的数量与术前不符或器械有缺损，器械护士和巡回护士应立即报告手术医师，并要求共同查找；如经查找后的数量仍与术前不符或手术医师拒绝查找，护士应在手术清点记录单上的"其他"栏内注明，并报告科室负责人。

（5）手术完毕，巡回护士将手术无菌包的灭菌指示卡和手术植入物（如人工关节、人工瓣膜、人工晶体、吻合器等）的合格标识,粘贴于手术清点记录单的背面;手术清点记录单归入患者病历保存。

（6）手术物品清点原则:双人逐项清点原则、同步唱点原则、逐项即刻记录原则、原位清点原则。

主要参考书目

1. 周学胜. 中医基础理论图表解[M]. 3 版. 北京:人民卫生出版社,2011.

2. 孙秋华. 中医护理学[M]. 3 版. 北京:人民卫生出版社,2012.

3. 李德新,刘燕池. 中医基础理论[M]. 2 版. 北京:人民卫生出版社,2011.

4. 陈家旭,邹小娟. 中医诊断学[M]. 3 版. 北京:人民卫生出版社,2016.

5. 李家邦. 中医学[M]. 7 版. 北京:人民卫生出版社,2008.

6. 吴承玉. 中医诊断学[M]. 上海:上海科学技术出版社,2006.

7. 季绍良,成肇智. 中医诊断学[M]. 北京:人民卫生出版社,2002.

8. 郑守增. 中医学[M]. 5 版. 北京:人民卫生出版社,1999.

9. 梁繁荣. 针灸学[M]. 2 版. 上海:上海科学技术出版社,2006.

10. 丛德毓,王立新,黄铁银. 推拿学[M]. 长春:吉林科学技术出版社,2008.

11. 宋新. 推拿学[M]. 西安:第四军医大学出版社,2005.

12. 罗才贵,刘明军,陈立. 实用中医推拿学[M]. 成都:四川科学技术出版社,2004.

13. 廖品东. 小儿推拿学[M]. 2 版. 北京:人民卫生出版社,2016.

14. 陈佩仪. 中医护理学基础[M]. 北京:人民卫生出版社,2012.

15. 刘革新. 中医护理学[M]. 北京:人民卫生出版社,2002.

16. 郭海英. 中医养生学[M]. 北京:中国中医药出版社,2009.

17. 温贤秀,蒋文春. 护理质量成效管理[M]. 成都:西南交通大学出版社,2013.